Clowns für Menschen mit Demenz

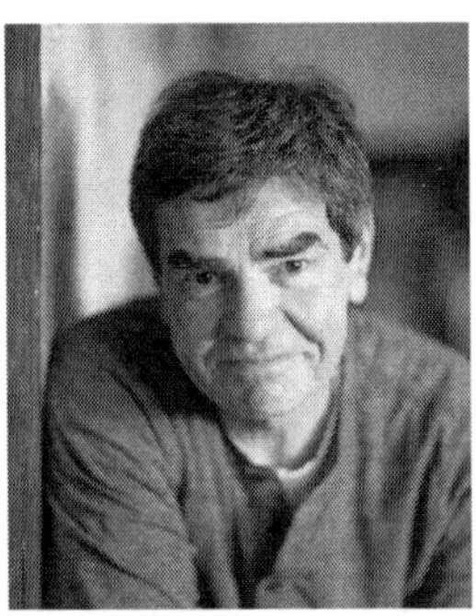

Ulrich Fey war Lehrer und Redakteur, ehe er Clown wurde. Seit 2003 geht er als Clown Albert in Alten- und Pflegeheime, dort vornehmlich zu Menschen mit Demenz. Vier Jahre länger schon ist er Mitglied der Clown-Doktoren, die kranke Kinder in Kliniken des Rhein-Main-Gebietes besuchen. Über diese Arbeit hat er das Buch verfasst: „Wirklich komisch – wenn Clowns Kinder im Krankenhaus besuchen", das auch im Mabuse-Verlag erschienen ist. Seine Erfahrungen in Altenheimen und Kliniken gibt er in Kursen und Vorträgen weiter: *www.clownsundmehr.de*

Wissenschaftlicher Beirat: Prof. Dr. Dr. Rolf Dieter Hirsch

Ulrich Fey

Clowns für Menschen mit Demenz

Das Potenzial einer komischen Kunst

Mit einem Vorwort von
Prof. Dr. Dr. Rolf Dieter Hirsch

Mabuse-Verlag
Frankfurt am Main

Bibliografische Information der Deutschen Nationalbibliothek

Die Deutsche Nationalbibliothek verzeichnet diese Publikation in der Deutschen Nationalbibliografie; detaillierte bibliografische Angaben sind im Internet unter http://dnb.d-nb.de abrufbar.

Informationen zu unserem gesamten Programm, unseren Autor:innen und zum Verlag finden Sie unter: www.mabuse-verlag.de.

Wenn Sie unseren Newsletter zu aktuellen Neuerscheinungen und anderen Neuigkeiten abonnieren möchten, schicken Sie einfach eine E-Mail mit dem Vermerk „Newsletter" an: online@mabuse-verlag.de.

5. Auflage 2026

Kasseler Str. 1 a
60486 Frankfurt am Main
Tel.: 069 – 70 79 96-22
Fax: 069 – 70 41 52
vertrieb@mabuse-verlag.de
www.mabuse-verlag.de
www.facebook.com/mabuseverlag
www.instagram.com/mabuseverlag

Satz: Björn Bordon/MetaLexis, Niedernhausen
Korrektorat: Inga Westerteicher, Bielefeld
Umschlaggestaltung: Marion Ullrich, Frankfurt am Main
Umschlagfoto: privat

Druck: Stückle Druck und Verlag, Ettenheim
ISBN: 978-3-86321-655-91
Printed in Germany

There is a crack in everything
That's, how the light gets in.

Leonhard Cohen

Mögen hätt' ich schon wollen,
aber dürfen hab' ich mich nicht getraut!

Karl Valentin

Inhalt

Vorwort

Ein Clown stellt keine Fragen. Ist bei Demenz Schluss mit lustig? Lassen sich verwirrte Menschen mit Humor erreichen? Ein Clown fragt nicht, ein Clown handelt. Er lebt im Augenblick, wie die Menschen mit Demenz. Und er versucht, mit ihnen diesen Augenblick zu genießen. Der Clown wirkt dabei als Initiator, Übersetzer von (scheinbarer) In-Kompetenz, von unverständlichem und absurdem Verhalten. Auch er durchbricht Regeln und Normen, indem er sie durch sein kurioses Verhalten oder ein Lied ad absurdum führt. Betritt ein Clown einen Raum, verändert sich dieser schlagartig. Er wird bunt, lebendig, heiter. Dieser wohltuende Sog erreicht auch Menschen mit Demenz.

Clowns stellen für diese Menschen eine echte Hilfe dar. Das sehen alle, die mal einen Clown im Altenheim begleiten, das belegen entsprechende Untersuchungen inzwischen eindeutig. Clowns verbessern nicht nur die Lebensqualität der alten Menschen deutlich, sie verbessern auch die Stimmung in den Einrichtungen insgesamt. Sie sind ein Gewinn für alle. Clowns sind deshalb in immer mehr Altenheimen anzutreffen, sie sind ein Indiz für Qualität.

Ich bin sehr erfreut, dass dieses wunderbare Buch von Ulrich Fey so breiten Anklang gefunden hat und nun in der vierten Auflage erscheint. Die Gründe dafür sind vielfach: Neben vielen Informationen zu Komik und Humor beschreibt er ebenso lesbar den wissenschaftlichen Stand zu Demenz. Er vernachlässigt nicht deren Schattenseiten mit ihren oft sehr belastenden Folgen. Fey geht auch auf die möglichen Auswirkungen von Krieg, Vertreibung und anderen traumatischen Lebensumständen ein, die das Erleben vieler Betroffener heute noch so mächtig prägen.

Deutlich wird aber auch, dass Fey aus der Praxis kommt, seit Jahrzehnten alte Menschen besucht als Clown. Besonders anschaulich, ja berührend, beschreibt er diese Begegnungen, in denen deutlich wird: Mit Zeit, Geduld, Offenheit, Neugier und Zuneigung lässt sich ganz viel erreichen. Zwei neue Kapitel – eines zu Corona, eines über Risiken und Prophylaxe – runden diese neue Ausgabe ab.

Ulrich Fey schreibt hier nicht über die Tätigkeiten eines Clowns, sondern lässt alle Lesenden miterleben, was ein Clown denkt, fühlt, tut, auch wo er seine Grenzen findet. Dabei verdeutlicht er, dass die Würde eines Menschen durch einen humorvollen Umgang nicht gefährdet, sondern bestärkt wird. Fey sieht nicht nur einen verwirrten alten Menschen, sondern einen Menschen, der fühlt, der Wünsche und einen Willen hat. Als Clown ist er ihm seelenverwandt und kann ihn so in besonderer Intensität erleben.

Für alle, die als Clowns Menschen mit Demenz besuchen oder besuchen wollen, ist dieses Buch inzwischen eine Art Lehrbuch geworden. Aber auch für alle anderen, die mit diesen alten Menschen arbeiten, die sich Anregungen und Hilfe erhoffen. Besonders Angehörige werden neue, heitere Sichtweisen auf ihre oft sehr belastenden Situationen kennenlernen.

Ich wünsche mir, dass dieses Buch weit verbreitet wird, um dem Stigma der Demenz entgegenzuwirken und den Blick für die Komik in heiklen Situationen zu weiten. Alle, wirklich alle, die sich um alte Menschen kümmern, können von diesem Buch sehr profitieren. Ich wünsche mir besonders, dass viele Wissenschaftlerinnen dieses Buch lesen über die Beziehungsarbeit von Clowns bei Menschen mit Demenz – und die segensreichen Kräfte des Humors in ihre Forschung einbeziehen. Es lohnt sich! Humor ist nicht alles, aber ohne Humor ist alles nichts. Der Clown als Mediator ist hierbei ein großartiger Vermittler.

Prof. Dr. Dr. Rolf D. Hirsch
Bonn, aktualisierte Fassung vom November 2023

Die Gedanken sind frei,
Wer kann sie erraten?
Sie fliegen vorbei
Wie nächtliche Schatten.
Kein Mensch kann sie wissen,
Kein Jäger sie schießen.
Mit Pulver und Blei:
Die Gedanken sind frei.

Ich denke was ich will
Und was mich beglücket,
Doch alles in der Still
Und wie es sich schicket.
Mein Wunsch und Begehren
Kann niemand verwehren.
Es bleibet dabei:
Die Gedanken sind frei.

Und sperrt man mich ein
Im finsteren Kerker,
Das alles sind rein
Vergebliche Werke;
Denn meine Gedanken
Zerreißen die Schranken
Und Mauern entzwei:
Die Gedanken sind frei.

Drum will ich auf immer
Den Sorgen entsagen,
Und will mich auch nimmer
Mit Grillen mehr plagen.
Man kann ja im Herzen
Stets lachen und scherzen
Und denken dabei:
Die Gedanken sind frei.

Ich liebe den Wein,
Mein Mädchen vor allen,
Sie tut mir allein
Am besten gefallen.
Ich sitz nicht alleine
Bei einem Glas Weine,
Mein Mädchen dabei:
Die Gedanken sind frei.

Der ursprüngliche Text dieses Volksliedes soll vor 1800 entstanden sein. Die meisten heutigen Fassungen beruhen auf der, die Heinrich Hoffmann von Fallersleben 1842 schuf.

Einblick

Clowns für Menschen mit Demenz, Clowns für Menschen in Alten- und Pflegeheimen – das klingt nach Nische, das klingt nach Minderheitenprogramm. Ist es aber nicht. Im Gegenteil. Wir alle haben Eltern und Großeltern, die immer älter werden, zum Teil sehr alt. Einen Großteil von uns hat die Demenz inzwischen in irgendeiner Form erreicht. Fast jeder weiß in seiner Familie, seinem Bekanntenkreis jemanden mit Demenz, mit Alzheimer zu benennen. Zudem werden wir selbst bald zu den Alten zählen – und mit dem Alter steigt das Risiko, dement zu werden. So ist Demenz ein Thema für viele. Und Clowns können da eine wichtige Rolle spielen.

In einer Umgebung, in der die betreuenden Menschen immer wieder daran scheitern, einen angemessenen Umgang mit den verwirrten Menschen zu finden, kann der Clown helfen. Denn der ist ein seltsames Wesen. Er scheitert auch, aber bei ihm ist das Programm. Er muss sich nicht anstrengen, um die Menschen mit Demenz zu erreichen, weil er sich bereits auf einer Ebene mit ihnen befindet. Sie sind wie der Clown: nicht rational, sondern emotional. Sie machen Sachen, die sonst niemand versteht, manchmal verstehen es beide, Verwirrte und Clown, sogar selbst nicht. Es ist aber auch gar nicht so wichtig, Hauptsache, sie verstehen einander.

Verständnis für die Menschen mit Demenz zu wecken, stellt ein Ziel dieses Buches dar. Im Zentrum stehen die Chancen, die alle Menschen im Umgang mit Demenz haben können: die, die betroffen sind, und die, die sie betreuen. Es geht um einen Perspektivwechsel.

Wer ist hier ver-rückt?

So muss man zum Beispiel, angesichts vieler Erscheinungsformen in unserer Welt, erst einmal fragen: Wer ist hier ver-rückt? Sind es die, die als Ausdruck ihrer demenziellen Veränderung nicht mehr wissen, was sie mit einem Löffel anfangen sollen oder wie ihr verstorbener Ehemann mit Vornamen hieß? Oder sind es die, die sich bei klarem Verstand sonderbar verhalten? Die mit ihren Kindern in den Zoo gehen, mit dem Handy den Braunbären fotografieren und sich dann nur noch die Fotos ansehen, aber keinen Blick mehr haben für den lebendigen Bären vor sich? Oder die, die ihre Frau mit dem Laptop unter dem Arm in den Kreißsaal begleiten und sich dann mehr für ihre E-Mails als die Geburt ihres Kindes interessieren – wie eine Hebamme berichtete?

Ein Perspektivwechsel bedeutet auch, die Demenz selbst anders zu betrachten. Dabei muss etwas in den Vordergrund rücken, was oft genug verdrängt und dann im Untergrund wirksam wird: die Gefühle.

Denn Demenz macht erst einmal Angst. Große Angst. Denen, die unmittelbar von ihr betroffen sind, aber auch denen, die Sorge haben, eines Tages dement werden zu können.

> *„Demenz wird zur Projektionsfläche vieler tief gehender Ängste, da sie allen narzisstischen Selbstidealen wie Autonomie, Kraft, Stärke widerspricht."*[1]

Das gilt für den Einzelnen wie für die Gesellschaft insgesamt. Demente Menschen werden ausgeschlossen, Heime schützen die Gesellschaft vor der Konfrontation mit ihnen, auch wenn wir Jüngeren Angst davor haben, selbst einmal so ausgeschlossen zu werden[2].

Hölle oder Paradies?

Aber: „Das Leben mit Demenz bedeutet keinesfalls nur Unglück und Leiden, genauso wenig wie das Leben ohne Demenz nur Glückseligkeit und Wohlbefinden bedeutet."[3] Unbestritten ist, dass das Altern und noch viel mehr die Demenz ein Loslassen erfordern, ja erzwingen. Doch was bleibt, wenn der Urlaub auf Gran Canaria, der neue Mercedes, die beruflichen Erfolge von Kindern und Enkeln uninteressant werden, ja geradezu belanglos? Für die einen ist dies die Hölle, für andere eine Art Paradies: Menschen unabhängig von ihrem Wohlstand und Ansehen einfach für ihr Sein schätzen zu lernen, zu mögen, vielleicht zu lieben.

Einfach Mensch sein

Menschen mit Demenz bringen uns mit diesem Wunsch in Verbindung. Nicht mit Absicht, sie tun es, weil sie nicht anders können. Ihr Gehirn funktioniert nicht mehr in der Weise, wie es in unserer Gesellschaft funktionieren sollte, in einer Gesellschaft mit einem geradezu katastrophal überschätzten Stellenwert des Intellekts[4]. Der Psychoanalytiker Arno Gruen schrieb sogar:

> *„Die wahren Geschädigten sind nicht die seelisch Erkrankten, die als psychiatrische Patienten von der Gesellschaft gemieden werden. Es sind diejenigen, die uns ein reduziertes Mensch-Sein suggerieren wollen. Die Kranken weisen uns unbewusst den Weg zu uns selbst zurück.“*[5]

Als Clown habe ich das erlebt. Und ich habe es als Gewinn erlebt. Auch das ist ein Perspektivwechsel. Viele Menschen mit Demenz fordern nicht nur, sie können den Betreuenden etwas geben: ehrlichen, bedingungslosen Kontakt – immer authentisch, immer glaubhaft. Sie können nicht anders. Sie verschenken Lächeln, Umarmungen, Mitsingen, sogar Trost. Das alles kann man nicht kaufen, auch nicht online, und auch nicht bei Facebook oder Instagram posten.

Nach etwa dreißig Minuten, in denen sich Stille und Gesang abgewechselt haben, kündigt der Clown seinen Aufbruch an.
„So, jetzt packe ich ein und gehe.“
„Ooch.“
„Aber Frau Mertens, ich komme doch in zwei Wochen wieder.“

Sie hält einen Moment Ruhe, schaut und sagt dann: „Das ist das Tröstliche.“

Zu dem Wechsel der Perspektive gehört, den Blick auf die Chancen zu betonen. Nicht nur für Clowns.

„Ich habe den Eindruck, dass die Abhängigkeit und die Hilflosigkeit, die durch die Krankheit verursacht wurde, eine große Nähe zwischen meinem Mann und mir ermöglicht hat, die sonst so nicht hätte entstehen können. … Mein Mann muss nicht mehr seine männliche Rolle spielen. Er ist so arglos und vertrauensvoll, dass ich ihm ganz nah sein kann, und das ist ein großes Geschenk.“[6]

Menschen mit Demenz verlassen ihre klassischen Rollensysteme. Notgedrungen. Sie mögen uns zwar unberechenbar erscheinen, doch können wir gewiss sein: Sie lügen und betrügen nicht, sind nicht nachtragend. Alles Manipulative und Materielle ist ihnen fremd.[7] Beim Blick auf das Ganze bedeutet das nicht, alles Schwierige auszublenden. Doch hilft es ungemein, das Schöne, das Nahe, ja das Heitere in den Blick zu rücken – der Alltag ist schon mühsam genug.

Emotionales Sachbuch

Dieses Buch soll zwar auch ein Sachbuch sein, zuerst aber ist es ein Buch über und voller Emotionen. Denn Gefühle sind der entscheidende, oft der einzige Zugang zu Menschen mit Demenz. Und der Clown agiert vor allem auf dieser Ebene.

Den Innenansichten eines Clowns stehen indes Außenansichten gegenüber, die häufig geprägt sind von Klischees. Clowns sind doch diese bunten Kerle aus dem Zirkus, die Eimer voller Wasser umstoßen oder mit Torten werfen. Clowns sind etwas für Kinder, allenfalls noch im Krankenhaus vorstellbar – das wird inzwischen akzeptiert. Aber für Demente? Die Sorge vor einer „Verarschung“ (so ein Heimleiter) der Menschen mit Demenz liegt an einem vorurteilsbehafteten Blick der vernunftgesteuerten Menschen auf den Clown – Menschen mit Demenz haben diese Sorge nie. Sie würden auch schnell spüren, ob sie ernst genommen werden oder nicht. Denn das ist keine Frage an die Großhirnrinde. Dabei sind Menschen mit Demenz selbst manchmal so komisch, wie ein Clown es kaum sein kann. Daran darf man sich erfreuen, sogar lachen darüber, aber, und das ist ganz wichtig: Niemals sollte der Clown einen Menschen – ob mit oder ohne Demenz – auslachen.

„Wie geht es Dir, Papa?"
„Also, ich muss sagen, es geht mir gut. Allerdings unter Anführungszeichen, denn ich bin nicht imstande, es zu beurteilen."[8]

Die rote Nase

Um einen Clown und seine Arbeit zu verstehen, muss man die Bedeutung der roten Nase verstehen. Die sogenannte „kleinste Maske der Welt" verhilft dem Privatmenschen zu einem Rollenwechsel, zu einer anderen Identität. Diese ist natürlich auch Teil seines privaten Selbstverständnisses, aber noch weit mehr.

Der Mann, der als Clown arbeiten will, muss sich heute in einem leeren Bewohnerzimmer umziehen. Frau Schuster, eine demenziell sehr eingeschränkte Frau mit starkem Bewegungsdrang, kommt in das Zimmer. „Frau Schuster, Sie sind falsch, das ist nicht Ihr Zimmer."
Doch Frau Schuster setzt sich unbeeindruckt aufs Bett, verharrt einen Moment, schiebt dann ihren Rollator wieder hinaus. Der Nochnicht-Clown atmet auf. Wenige Minuten später öffnet sich die Tür abermals, Frau Schuster kommt wieder herein.
„Frau Schuster, das ist nicht Ihr Zimmer." Das klingt schon etwas genervter. Frau Schuster dreht eine Runde in dem kleinen Raum und verlässt ihn wieder. Kurze Zeit später kommt sie ein drittes Mal.

Inzwischen hat sich der Mann komplett umgekleidet, nur die rote Nase fehlt noch. Er schaut Frau Schuster verärgert an. Dann setzt er die rote Nase auf und sagt (zu seiner eigenen Überraschung): „Guten Tag, Frau Schuster. Wie schön, dass Sie mich besuchen kommen."

Eine Reihe von ähnlichen Beispielen wird in diesem Buch beschrieben, und immer wird von dem Clown in der dritten Person gesprochen, auch wenn ich viele der Szenen selbst erlebt habe. Denn ich schildere diese ja als Autor, nicht als Clown. Und die rote Nase verwandelt jeden Menschen, der sie aufzieht. Als Clown traue ich mich Dinge, die ich als Privatmensch so nicht täte. Der große Clown Oleg Popov sagt dazu: „Als Mensch bin ich kontrolliert, mit Maske bin ich frei."[9]

Die von mir geschilderten Szenen stellen im Übrigen mehr dar als nur nette Anekdoten. Sie zeigen, wie unmittelbar, wie herzlich, wie – unwissentlich – umwerfend komisch Menschen mit Demenz sein können, wie innig der Kontakt sein kann. Daran erfreue ich mich immer wieder bei meiner Arbeit und frage mich manchmal: Wer erheitert hier eigentlich wen?

Anneliese Messerschmidt hat die achtzig Jahre überschritten und ist immer wieder sehr müde. Zudem immer wieder recht verwirrt. Kommt der Clown, zeigt sie sich aber oft orientiert. Auch heute besucht er sie. Frau Messerschmidt sitzt versunken im Rollstuhl vor dem kleinen Tisch, auf dem eine Kaffeetasse steht und ein letztes Stückchen Weißbrot mit Erdbeermarmelade. Als sie den Clown erkennt, strahlt sie. „Das ist aber schön, dass Sie mich besuchen." Der Clown strahlt auch und setzt sich. Sie plaudern. Da sieht er, wie ein Tropfen an ihrer Nase entsteht. Also nimmt er ein Papiertaschentuch, faltet es auseinander und reicht es ihr. Sie schaut dies lange ruhig und konzentriert an. Dann reicht sie es ihm zurück und sagt: „Ich kann das nicht lesen." Der Clown ist verblüfft, legt das Tuch aber zurück auf den Tisch. Dann sagt Frau Messerschmidt: „Lies du doch." Der Clown lächelt, schaut auf das Papiertaschentuch und erwidert: „Ich kann das auch nicht lesen." Und beide lachen.

Menschen mit Würde bis zuletzt

Der letzte und entscheidende Perspektivwechsel gilt den Menschen mit Demenz. Nicht der Blick von außen, des Clowns, des Pflegepersonals, der Ärztin oder des Arztes ist maßgeblich, sondern der Blick von innen. Dafür muss man sich bemühen, die zu verstehen, die erst nicht zu verstehen sind, denen zu verzeihen, die einen verletzt haben, auf die zuzugehen, vor denen man weglaufen will. Das ist nicht einfach, aber notwendig. Die Menschen mit Demenz mögen vielleicht schwach sein und hilfsbedürftig, aber selbst dann bleiben sie Menschen mit Gefühlen, Würde und Vergangenheit. Gerade so wie wir.

Und zuletzt: Menschen mit Demenz stellen ebenso wenig eine homogene Gruppe dar, wie Menschen ohne Demenz. Deshalb sind Verallgemeinerungen immer heikel und fast nie zutreffend. Wenn ich in diesem Buch von Menschen mit Demenz spreche, versuche ich – soweit es geht –, zu präzisieren und zu differenzieren. Alle in diesem Buch erwähnten Namen von alten Menschen sind verändert und frei erfunden. Die Gedichte und Liedtexte, die meist am Anfang der Kapitel stehen, stellen eine Auswahl dar, auf die Menschen mit Demenz oft positiv reagieren.

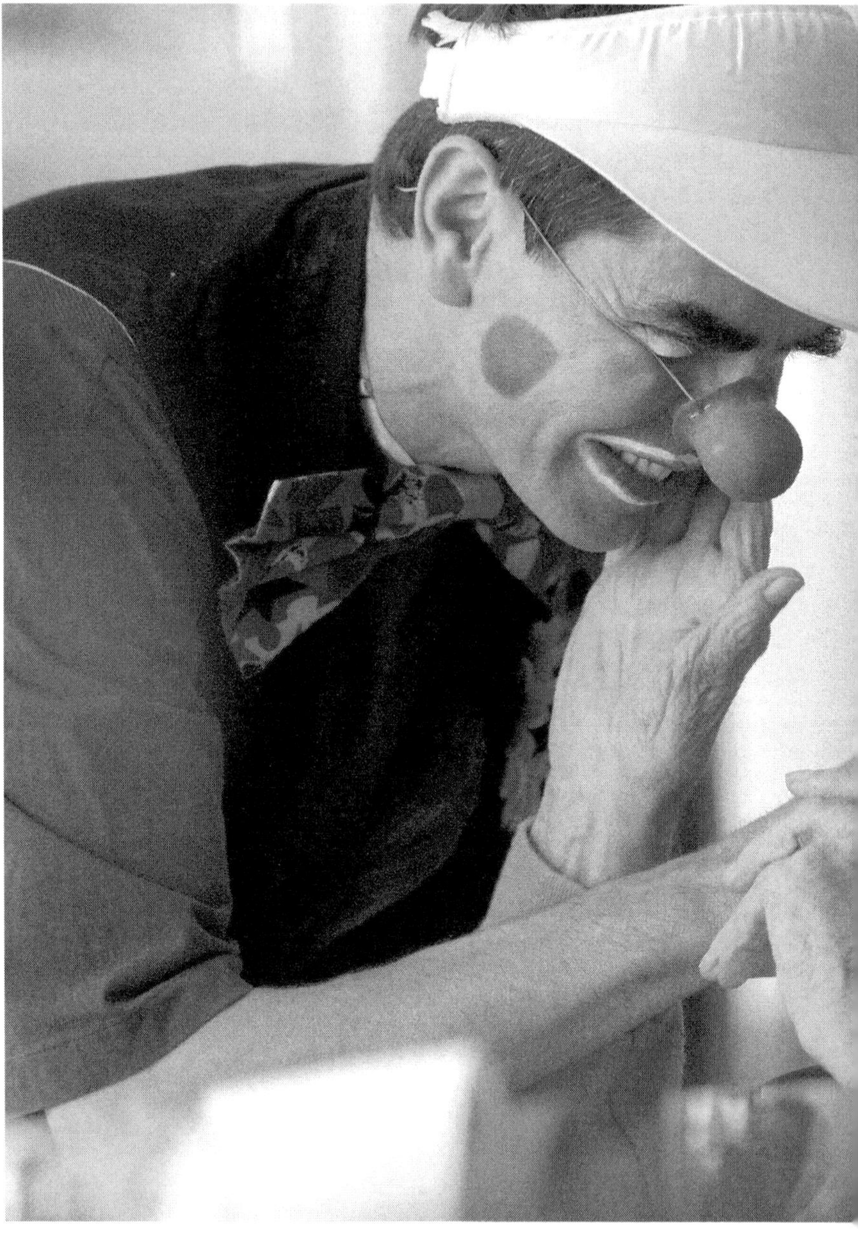

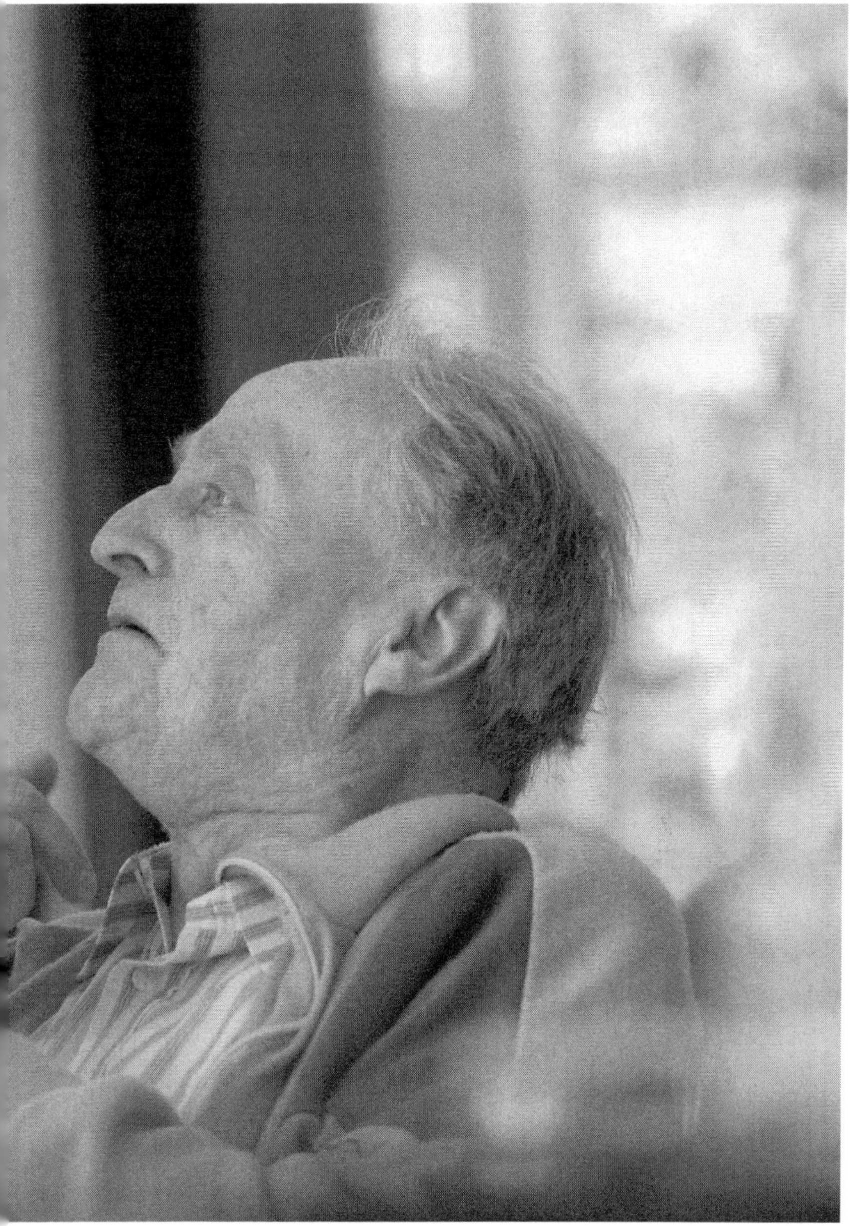

Ännchen von Tharau

Ännchen von Tharau ist, die mir gefällt,
Sie ist mein Leben, mein Gut und mein Geld.
Ännchen von Tharau hat wieder ihr Herz
Auf mich gerichtet in Liebe und Schmerz.
Ännchen von Tharau, mein Reichthum, mein Gut,
Du meine Seele, mein Fleisch und mein Blut!

Das samländisch-niederdeutsche Original aus Ostpreußen von Johann Simon Dach (1636) wurde ins Deutsche übertragen von Johann Gottfried Herder (1778). Die erste *Melodie* stammt von Heinrich Albert (1642), die zweite, heute gebräuchliche, von Friedrich Silcher (1827).

Kapitel 1
Alte Menschen in Schräglage

Um heute als alter Mensch verwirrt zu sein, muss man keine demenziellen Veränderungen aufweisen. Wer auf die Welt schaut und einen Vergleich zu den Fünfziger- oder Sechzigerjahren zieht, selbst zu den Siebzigern, sieht einen enormen Wandel. Und das gilt nicht nur für den elektronisierten Alltag mit Handy, Internet und E-Book. Vor allem sind Säulen der Vergangenheit zusammengebrochen oder ins Wanken geraten: ob Familie, Nachbarschaft, Kirche, Gewerkschaften, überall massive Erosionen. Nicht, dass all diese Säulen immer glänzend gewesen wären, aber sie gaben Halt in schweren Zeiten.[10]

Alte Menschen müssen heute mit einem völlig anderen Rollenbild zurechtkommen. Verkürzt gesagt, haben sich viele von Ratgebenden zu einer Art Ballast entwickelt. Vor vierzig, fünfzig Jahren lehrte man die Kinder „Respekt vor dem Alter". Theoretisch, aber auch ganz praktisch: „Frag mal die Oma", war keine ungewöhnliche Auskunft. Davon kann heute fast keine Rede mehr sein. Denn die Oma ist nicht da oder wird kaum gefragt. Mit all diesen Neuerungen kennt sie sich auch nicht aus. Das Diktat der Technisierung überfordert oft. Selbst wenn die Alten PC-Kurse in der Volkshochschule besuchen und mit (altengerechten) Handys für ihre Enkel erreichbar sind – die Siebzig- bis Achtzigjährigen hecheln einer rasenden Entwicklung hinterher, der sie kaum folgen können. Mit weitreichenden Folgen. „Die entfesselte Marktgesellschaft beseitigt [die] Möglichkeit zur Weisheit und dem daraus erwachsenden Respekt."[11]

„Krankheit des Jahrhunderts"

So einiges geriet durcheinander in unseren nachindustriellen Gesellschaften. Angesichts der enormen Differenzierung des Alltags ging der Überblick verloren. Lebte in den Sechzigerjahren bei uns nur eine überschaubare Anzahl von Menschen, die gebürtig aus anderen Ländern kamen, so weiß heute kaum noch jemand, wie viele Nationalitäten in einer deutschen Kleinstadt vertreten sind. Bei Konsumgütern stehen wir einer schwindelerregenden Vielfalt gegenüber. Schließlich: „Pausenlose Neuerungen erzeugen Orientierungsprobleme und Zukunftsängste. Von Alzheimer reden heißt, von der Krankheit des Jahrhunderts reden.“[12]

Aber nicht nur symbolisch, sondern ganz real hat sich die Demenz zum bedeutsamen Phänomen entwickelt. Der Grund ist einfach: Wir werden alle immer älter und das Alter stellt das größte Risiko dar, dement zu werden.[13] Schon jetzt zählt Deutschland zu den zehn Ländern mit dem höchsten Anteil an Menschen mit Demenz weltweit.[14] Daran wird sich aller Voraussicht nach nichts ändern. Ein paar Fakten und einige Annahmen verdeutlichen das: Die Zahl der über Sechzigjährigen hat sich im zwanzigsten Jahrhundert verdreifacht, die Zahl der über 85-Jährigen verzehnfacht.[15] Diese Entwicklung hält weiter an.

Das Risiko, dement zu werden, ist gegenüber früher jedoch nicht gestiegen – im Gegenteil. Die Zahl der Menschen, die neu an Demenz leiden, steigt zwar in vielen westlichen Ländern, das liegt aber vor allem daran, dass sie immer älter werden. Der Anteil im Vergleich zu anderen alten Menschen indes sinkt, denn viele bleiben länger gesund. Ende des Jahres 2021 lebten rund 1,8 Millionen Menschen in Deutschland mit Demenz, davon über zwei Drittel Frauen.[16] Dieser hohe Anteil liegt vor allem an ihrer höheren Lebenserwartung, die zudem an ihren sozialen Status gekoppelt ist. Denn Menschen mit niedrigem Einkommen sterben deutlich früher: Frauen mehr als acht Jahre, Männer sogar mehr als zehn Jahre.[17] Alte Frauen besitzen oft noch die alte Hypothek einer sozialen Benachteiligung: schlechtere Ausbildung und Berufe, niedrigere Gehälter und Renten, häufiger belastende Lebenssituationen mit verlorener Selbstsicherheit und geringem Selbstwert, wiederkehrende körperliche und depressive Erkrankungen.[18]

Die Deutsche Alzheimer-Gesellschaft vermutet, dass sich die Zahl der Menschen mit Demenz in Deutschland bis zum Jahr 2050 auf etwa

2,4 bis 2,8 Millionen Menschen erhöhen wird.[19] Die sogenannte Prävalenz, also der Anteil der Menschen, die neu an Demenz leiden, steigt zwar mit Alter, doch ist diese Steigerung nicht linear. Bei Hundertjährigen endet die Prävalenz bei etwa sechzig Prozent. Es muss also noch andere Risikofaktoren geben als das Alter.

Verdrängen hilft nicht

Doch sind diese Zahlen mit Vorsicht zu bewerten. Denn dabei handelt es sich um Vorausberechnungen eines ebenso komplexen wie medizinisch diffusen Phänomens. Angst zu bekommen jedoch, wäre bei diesen Nachrichten wenig hilfreich. Verunsicherung dagegen könnte helfen, vom Verdrängen und Ignorieren wegzukommen. Fakt ist: Ein Mensch mit Demenz braucht Betreuung, je länger er lebt, desto mehr. In Deutschland erhalten diese heute etwa fünf von sechs der Betroffenen zu Hause.[20] Und dort in der Regel von Frauen – Ehefrauen, Töchtern und Schwiegertöchtern.[21] Eben das dürfte in Zukunft seltener werden. Es werden einfach weniger Frauen dafür zur Verfügung stehen. Immer mehr von ihnen werden berufstätig sein, und das länger als früher.[22]

Zudem haben sich die Lebensformen sehr verändert. Lebte um 1900 lediglich ein Viertel der alten Menschen allein oder nur mit dem Ehepartner zusammen,[23] wohnen heute rund sechzig Prozent in einem Zweipersonenhaushalt und etwa dreißig Prozent allein. Das gilt besonders für die Altersgruppe von 85 Jahren und mehr.[24] Und die Tendenz geht weiter in diese Richtung.[25] Das bedeutet nicht nur mehr Risiko im Notfall, sondern auch Töchter oder Schwiegertöchter fern vom eigenen Haushalt.

Es fehlen die Kinder

Und nicht nur das: Der Arbeitsmarkt von heute erfordert Mobilität. In den vergangenen Jahren sank der Anteil der Paare, deren Kinder in der

Nachbarschaft oder zumindest am gleichen Ort wohnen, von 55 auf 45 Prozent. Zudem änderte sich die Größe der Familien: Immer häufiger gibt es die Ein-Kind-Familie. So werden später die Geschwister fehlen, die sich die Betreuung der Eltern teilen können. Etwa zwanzig Prozent der Ehepaare bleiben überhaupt kinderlos. Auch sind die Familien zerbrechlicher geworden. Im Vergleich zu 1960 hat sich die Zahl der Eheschließungen fast halbiert, die der Scheidungen jedoch mehr als verdoppelt.[26] Damit reduziert sich zusätzlich die Zahl der Schwiegertöchter als potenzielle Betreuungskräfte.[27] Da sind Söhne und Schwiegersöhne gefordert, diese Lücke zu füllen – was sie oft genug schon tun. Aber auch ihre Zahl ist limitiert.

Und nun kommen wir, die geburtenstarken Jahrgänge der Fünfziger- und Sechzigerjahre. Die Baby-Boomer. Das bedeutet von jetzt an: Eine Menge Menschen mehr erreicht das Rentenalter, wird immer älter und vielleicht pflegebedürftig. Ihre Zahl wird in Deutschland bis 2055 um fast vierzig Prozent zunehmen.[28] Diese dann Alten besitzen aber nur wenige bis keine Familienangehörigen, die eine Betreuung übernehmen können. Damit wächst die Bedeutung der professionellen Hilfe.[29] Zudem leiden heute schon etwa zwei Drittel der über 65-Jährigen an mindestens zwei chronischen Erkrankungen,[30] zeigen sich ebenfalls etwa zwei Drittel aller Pflegeheimbewohnerinnen und -bewohner demenziell verändert.[31] Das wird zunehmen und damit der Engpass in der professionellen Pflege. Das ist seit Jahren bekannt – aber ein anderes Thema.

Hier geht es um einen anderen Aspekt der künftig alten Menschen, die vereinsamt leben oder separiert in einem Pflegeheim. Diese Menschen werden ihren Kindern und Enkeln als Lehrkraft des Lebens und Sterbens fehlen.

Denn: „Wenn es einmal so ist, dass der Vater seinen Kindern sonst nichts mehr beibringen kann, dann zumindest noch, was es heißt, alt und krank zu sein.“[32]

Den Menschen mit Demenz werden wiederum die fehlen, die sie am besten verstehen, die Enkel.

> *„Eva, die jüngste Enkelin des Vaters, war das beste Beispiel. Sie kannte ihren Großvater nicht anders als mit Alzheimer und die Zuneigung, mit der sie ihm begegnete, war von solcher Unbefangenheit, dass er ganz selbstverständlich darauf anspricht. Weil das Mädchen in ihrem Kopf frei ist, ist ihr Großvater es in ihrem Beisein auch."*[33]

Clowns füllen die Enkel-Lücke

Hier können die Clowns helfen. Denn sie füllen die Enkel-Lücke. Natürlich nicht vollständig, aber zumindest zeitweise. Sie kommen mit eben dieser Offenheit, Unbefangenheit und Echtheit, ohne Berührungsängste und wollen nichts von den alten Menschen als den Kontakt.

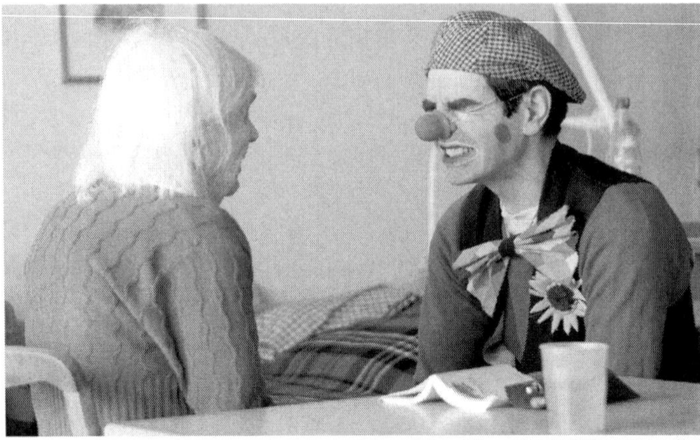

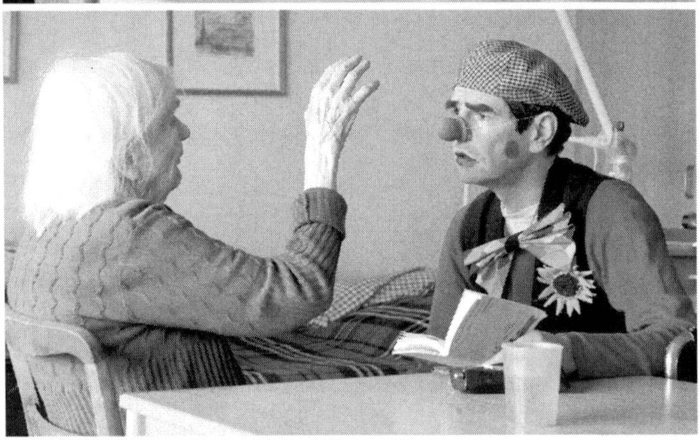

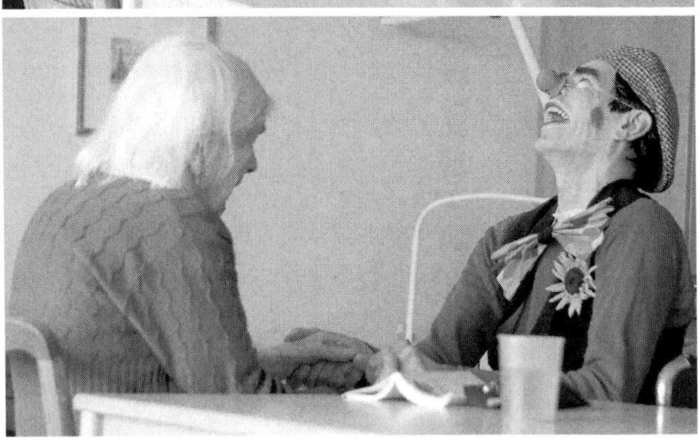

Am Brunnen vor dem Tore

Am Brunnen vor dem Tore,
Da steht ein Lindenbaum:
Ich träumt' in seinem Schatten
So manchen süßen Traum.
Ich schnitt in seine Rinde
so manches liebe Wort;
Es zog in Freud und Leide
Zu ihm mich immer fort.

Ich mußt' auch heute wandern
Vorbei in tiefer Nacht,
Da hab ich noch im Dunkel
Die Augen zugemacht.
Und seine Zweige rauschten,
Als riefen sie mir zu:
Komm her zu mir, Geselle,
Hier findst du deine Ruh!

Die kalten Winde bliesen
Mir grad in's Angesicht;
Der Hut flog mir vom Kopfe,
Ich wendete mich nicht.
Nun bin ich manche Stunde
entfernt von jenem Ort,
Und immer hör ich's rauschen:
Du fändest Ruhe dort!

Text: Wilhelm Müller (1794–1827)
Melodie: Franz Schubert (1797–1828)

Kapitel 2
Demenz – Ein Phänomen

Demenz – vor vielleicht fünfzig oder sechzig Jahren beschäftigte sich nur eine überschaubare Zahl von Betroffenen und Forschenden damit. In der Öffentlichkeit gab es allenfalls ein paar Witze über Alzheimer. Das hat sich geändert, zwangsläufig. Dennoch ist Demenz immer noch schwer zu fassen, wird auch in der Fachliteratur vieles im Konjunktiv beschrieben. Sicher ist – leider – nach wir vor nur eines: Eine wirkliche Heilung gibt es nicht, auch auf absehbare Zeit nicht.[34] Aber am Verständnis von Demenz, am Blick auf die Menschen, die darunter leiden, und am Wissen über alles, was helfen kann, Demenzen zu vermeiden, zu verzögern oder zu lindern, hat sich viel verändert. Aber der Reihe nach.

Sammelbegriff Demenz

Der Begriff Demenz ist aus zwei lateinischen Wörtern abgeleitet: aus: „de", das heißt „weg", und „mens", was „Geist" oder „Verstand" bedeutet. Der Geist bewegt sich weg vom Menschen, verlässt ihn. Medizinisch gesehen stellt Demenz nur einen Oberbegriff dar, der mehr als fünfzig verschiedene Symptome und krankhafte Veränderungen zusammenfasst.[35] Demenz wird inzwischen nicht nur als Ausdruck kognitiver Störungen, sondern einer umfassenden Veränderung des Erlebens und Verhaltens Betroffener gesehen.[36] Die Beeinträchtigungen betreffen das Kurz- und Langzeitgedächtnis, die Möglichkeiten des abstrakten Denkens und des Urteilsvermögens, die Sprache sowie die Fähigkeit, zum Beispiel eine Gabel als eine Gabel zu erkennen und zu verwenden.[37] Zudem ist die räumliche und zeitliche Orientierung eingeschränkt.

Den vermutlich größten Effekt aber hat die Demenz für die Betreffenden in einem veränderten Erleben von sich selbst. Sie verlieren mehr und mehr die Kontrolle über sich, erleben sich im Fühlen und Handeln nicht mehr als Einheit, erkennen sich nicht wieder.[38] Eine schwere, manchmal unerträgliche Last.

Grundsätzlich wird unterschieden zwischen zwei Formen der Demenz. Der überwiegende Teil, etwa zwei Drittel, beruht auf krankhaften Veränderungen von Nervenzellen im Gehirn.[39] Bei den übrigen Formen wurde das Gehirn geschädigt durch äußere Einwirkung auf die Nervenzellen dort: durch Erkrankungen (Tumor), Verletzungen (Trauma) oder aufgrund langjährigen Missbrauchs von Drogen (Alkohol, Nikotin, Medikamente etc.).[40] Auch Stoffwechselerkrankungen, Vergiftungen, Vitaminmangel oder Depressionen zählen dazu.[41]

Die schädlichen Veränderungen im Gehirn werden ausgelöst durch giftige Abbauprodukte des Eiweißstoffwechsels, die nicht oder nur unvollständig vom Körper entsorgt werden. Das gilt nicht nur für Alzheimer, der mit Abstand häufigsten Form der Degeneration, sondern auch für andere Demenzen (Frontallappen-Demenz und Lewy-Body-Demenz). Warum die Entsorgung nicht gelingt, ist nicht umfassend geklärt. Diese giftigen Eiweiße binden sich einerseits außen an die Nervenzellen und bilden dort sogenannte Amyloid-Beta-Plaques, die eine Reizleitung der Nervenzellen untereinander erschweren oder ganz unmöglich machen.[42] Auch im Inneren der Nervenzellen finden sich abgestorbene Eiweißzellen, die ebenfalls nicht richtig abtransportiert werden und toxische Fäden bilden, die sogenannten Fibrillenbündel. Diese lassen die Nervenzellen dann von innen absterben.[43]

„Molekulares Rätsel"

Viele Studien weisen darauf hin, dass diese giftigen Eiweißstoffe eine zentrale Rolle bei der Alzheimerdemenz einnehmen, doch ganz gesichert ist das noch immer nicht.[44] Die Ursachen und auslösenden Faktoren sind weiter unklar, letztlich ein „molekulares Rätsel".[45] Auch lassen sich bei etwa einem Drittel der Menschen mit alzheimertypischem Verhalten keinerlei Amyloid-Plaques nachweisen. Und in der berühmt gewordenen Nonnenstudie fanden sich Menschen mit völlig unauffälligem Verhalten, deren Gehirne bei der Untersuchung nach deren Tod Plaques in großer Zahl aufwiesen.[46]

Als Lösung wird die sogenannte „kognitive Reserve“ genannt. Das bedeutet, dass selbst starke Beeinträchtigungen von Teilen des Gehirns durch andere, besonders aktivierte Teile kompensiert werden können. Die in einem US-amerikanischen Kloster lebenden Nonnen waren zeitlebens Lehrerinnen, also kognitiv bis ins hohe Alter gefordert. Der Alltag dort besaß zudem für alle eine klare Struktur mit viel Arbeit, aber auch innerer Einkehr und viel zwischenmenschlichem Kontakt.[47] Alles Elemente, die das Gehirn zur Vitalität anregen (siehe Kapitel 3: Prophylaxe und Risiken).

Demenzschübe irritieren

Ein weiterer Aspekt, der bei der Suche nach medizinischer Eindeutigkeit Verwirrung stiftet: Neurologisch verändernde Prozesse wie bei Alzheimer vollziehen sich normalerweise stetig und langsam. Extrem schnelle Entwicklungen, sogenannte Demenzschübe, nach krisenhaften Veränderungen wie Tod des Partners oder Unfall, passen nicht ins Schema, kommen aber gar nicht so selten vor.[48] Und das sogar bei Menschen, die vorher keinerlei Symptome aufgewiesen haben.[49] Vieles deutet darauf hin, dass Stressfaktoren (und das durch Stress vermehrt ausgeschüttete Hormon Cortisol) den Zelltod im Gehirn beschleunigen.[50]

Als zweithäufigste Form der Demenz gilt die sogenannte vaskuläre Demenz. Störungen der Durchblutung in Teilen des Gehirns verursachen dort viele kleine und größere Infarkte, die oft vom Betroffenen gar nicht wahrgenommen werden, aber in der Summe große Schäden verursachen.[51]

Medizinisch anerkannt ist noch eine Reihe weiterer Demenzformen, diese treten jedoch eher selten auf. Es mehren sich zudem die Anzeichen, dass Alzheimerphänomene fast immer beteiligt sind. Etwa drei Viertel aller Fälle sind davon betroffen, daher ist es müßig, hier noch zu unterscheiden.[52]

Ausnahme Gehirn

Auch wenn es uns nicht gefällt: Wir altern. Das beginnt im Grunde schon gleich nach der Geburt. Aber etwa von dreißig, vierzig Jahren an regenerieren sich verschiedene Zellen nicht mehr so gut, werden neue mit leichten Fehlern gebildet und Abfallprodukte des Stoffwechsels nicht mehr umfassend entsorgt. Das gilt für alle Organe, die nach und nach an Leistungsfähigkeit verlieren. Für alle? Nein, nicht für alle. Die eine Ausnahme stellt das Gehirn dar. Es ist das einzige Organ, in dem Zellen lebenslang nachwachsen und neue Verbindungen eingehen können. Das nennt man „adulte Neurogenese". Das Gehirn ist aber auch mit Abstand unser empfindlichstes Organ, was die Sache kompliziert macht.

Die kleinsten Blutgefäße des Körpers, die Kapillaren, sind im Gehirn besonders klein, machen aber 85 Prozent aller Blutgefäße dort aus. Insgesamt weisen sie gar eine Länge von etwa 644 Kilometern auf.[53] Im Gehirn! Und leider: Je kleiner, desto anfälliger. Da zum Beispiel die Gifte im Tabak einen gefäßverengenden Effekt besitzen, ziehen sich mit jeder Zigarette Kapillaren im Gehirn so eng zusammen, dass Teile nicht mehr versorgt werden. Auch wenn sich das vielleicht erst nach Jahrzehnten bemerkbar macht, es hat einen Effekt. Ähnliches gilt für Alkohol oder viele kleine Kopfverletzungen zum Beispiel beim Sport.

Besonderheit Hippocampus

Ein Bestandteil des Gehirns sei hier besonders erwähnt, weil der sowohl im Alltag wie auch bei Alzheimer eine herausragende Rolle einnimmt: der sogenannte Hippocampus.[54] Dieser Hippocampus (es sind zwei Teile jeweils in der Form eines Seepferdchens, daher der lateinische Name dafür) stellt nichts weniger dar als die Zentrale und Schnittstelle unserer Erinnerungen. Und wegen der ständig neuen Informationen muss er ständig wachsen. Was er auch lebenslang tut. Im Hippocampus wird entschieden, was merk-würdig ist: Vor allem Erlebnisse, die einen Bezug zum Ich haben und hochemotional besetzt sind, werden erst hier verankert und dann zum Speichern ins Langzeitgedächtnis verschoben.[55] Diese Auswahl ist zwingend, denn die Masse an Erlebnissen übersteigt die Kapazität des Hippocampus bei Weitem. Das Inhaltsverzeichnis bleibt jedoch dort, sodass wir schnellen Zugriff haben.[56] Interessanterweise beginnt Alzheimer eben dort, wo im Hippocampus neue Hirnzellen gebildet werden.[57]

Eine Ursache dafür kann unsere oft einseitige Lebensweise darstellen. Wer weder im Beruf noch daheim dem Gehirn neue Reize bietet, trägt zum Rückbau der Zellen bei.[58] Denn was nicht benutzt wird, bildet unser auf Effektivität fokussierter Körper zurück – auch Gehirnzellen. Ähnlich wirkt sich mangelnde Anregung auf die Verbindungen zwischen den Nervenzellen, die Synapsen, aus. Fehlende Aktivität kann synaptische Verbindungen lösen und beteiligte Neuronen schädigen. Dabei gilt das Vermehren von synaptischen Verbindungen als Schlüssel aller Lernprozesse.[59]

Allerweltsbezeichnung Alzheimer

Emotionales Erleben hat also einen neurologischen Effekt. Deutlich wird das zum Beispiel bei pflegebedürftigen alten Menschen, die ihre Wohnung aufgeben müssen und in ein Pflegeheim ziehen. Sie sind in der neuen Umgebung häufig überfordert, verlieren ihren heimischen Schutzraum, fühlen sich nicht nur bei der Intimpflege durch fremde Pflegekräfte entblößt. Das kann einen Schock mit demenzartigen Folgen bewirken.[60] Entscheidend ist dabei nicht die objektive Schwere der Veränderung, sondern das subjektive Erleben dieser Veränderung.[61]

Auch die emotionale Grundstruktur eines Menschen kann Alzheimer hemmen oder fördern. Eher zurückhaltende, sich und ihre

Bedürfnisse verleugnende Menschen, vielleicht mit einem dominanten Partner zusammenlebend und in ihren sozialen Kontakten eingeschränkt, erleiden deutlich häufiger Alzheimer als psychosozial aktive Vergleichspersonen.[62] Ergebnisse der Zwillingsforschung belegen zudem, dass es einen zentralen Zusammenhang gibt zwischen erlebter Umgebung und Gehirnalterung.[63]

Je umfassender und präziser Demenz, und hier besonders Alzheimer, erforscht wird, desto deutlich wird, wie vielfältig die Ursachen sein können. Man könnte sagen, „dass wir es mit einer Allerweltsbezeichnung für eine ganze Bandbreite von Symptomatiken und klinischen Manifestationen zu tun haben".[64] Das macht Diagnostik und Heilung erheblich komplizierter.

Diagnostische Fortschritte

Anders als beim Bemühen um Heilung von Demenzen gibt es in der Diagnostik Fortschritte.[65] Zwei Verfahren scheinen Erfolg versprechend. Mithilfe von elektronischen MRT-Bildern lässt sich lange vor Ausbruch von Alzheimer erkennen, ob sich Beta-Amyloid im Gehirn zu akkumulieren und verklumpen beginnt.[66] Auch die sogenannten Biomarker können einen Hinweis auf den Anstieg schädlicher Abbauprodukte geben. Dabei wird aus dem Rückenmark Nervenwasser entnommen und auf vermehrte Amyloide hin untersucht. Lassen sich die in größerer Zahl finden, könnte das ein Zeichen für Alzheimer sein.

Unproblematisch ist eine solche Diagnose nicht, selbst wenn die Verfahren zuverlässiger werden. Nicht wenige Fachleute bezweifeln den Wert grundsätzlich, da bei der Diagnose lediglich eine wahrscheinliche Alzheimererkrankung erkannt wird.[67] Zudem bedeuten selbst zahlreiche Hinweise auf Beta-Amyloide noch keinen belastbaren Beleg, dass es später zum Ausbruch von Alzheimer kommt – siehe Nonnenstudie. Da es noch keinerlei Möglichkeiten der Heilung gibt, stellt sich die Frage nach dem Sinn einer Diagnose Demenz. Der betroffene Mensch wird psychisch belastet, erlebt massiven Stress. Der wiederum schadet dem Gehirn und beschleunigt eine Verschlechterung. Etwa zwei Drittel der Menschen mit entsprechender Diagnose werden noch im selben Jahre pflegebedürftig.[68] Auch wird eine solche Diagnose eine Außenwirkung haben. Im schlechtesten Fall mit den Folgen, dass andere Menschen jegliches Vergessen, Verirren oder Versäumen beim Betroffenen mit der Demenz in Verbindung bringen. Ein Stigma ist geschaffen.[69]

Für viele Fachleute übersteigt bei einer frühen Diagnostik der Schaden den Nutzen bei Weitem.[70]

Kaum Medikamente

Das gilt auch für die medikamentöse Behandlung von Demenz – mit Einschränkungen. Ein gewisser Nutzen durch sogenannte Antidementiva wurde nachgewiesen vor allem für das Frühstadium. Der Nutzen bleibt allerdings darauf beschränkt, den Verlauf etwas zu verzögern. Mehr leisten Medikamente bislang nicht, mehr ist auch in absehbarer Zeit nicht zu erwarten.[71] Mehr als hundert Präparate sind bislang erprobt worden, doch gab es in den vergangenen 25 Jahren nicht einen einzigen nennenswerten Fortschritt.[72] Wegen der Schwierigkeit, auch nur Ansätze für eine echte Therapie zu finden, haben verschiedene Pharmaunternehmen inzwischen ihre Arbeit auf diesem Feld eingeschränkt oder gar ganz beendet.[73]

Ein weiterer Nachteil der Medikamente: Ihre Nebenwirkungen sind teils erheblich:[74] Verstopfung, erhöhte Sturzgefahr, Stimmungsschwankungen, Appetitlosigkeit und Schlafstörungen können die Folge sein.[75] Oft verordnete Neuroleptika, die Menschen mit Demenz beruhigen sollen, erhöhen zudem das Risiko eines früheren Todes erheblich.[76] Die Biologin und Wissenschaftsjournalistin Cornelia Stolze berichtet sogar von 136 Präparaten, die Demenzsymptome hervorrufen können.[77] Die Kritik gipfelt in der These des Soziologen und Theologen Reimer Gronemeyer: „Die Medikalisierung der Demenz ist ein Irrweg, der – angesichts der Hilflosigkeit der Medizin im Umgang mit der Demenz – mehr zum Elend der Menschen mit Demenz beiträgt, als dass er aus dem Elend herausführt oder es mildert."[78]

Ausflug ins Gehirn

Anders als bei Demenz hat die neurologische Forschung auf einem anderen Feld wesentliche Fortschritte erzielt. Was das Denken und das Fühlen miteinander verbindet, wo es stattfindet, nach welchen Kriterien und an welchen Orten Erinnerung entsteht, konnte detailliert erkundet werden. Ein zentrales Ergebnis lautet: Eine Trennung zwischen Fühlen und Denken gibt es nicht. Körper und Geist, Denken und Fühlen bilden eine Einheit.[79] Erfahrungen werden immer gleichzeitig auf der kognitiven, emotionalen und körperlichen Ebene in Form von Denk-, Gefühls- und körperlichen Reaktionsmustern verankert und aneinandergekoppelt („Embodiment").[80] Alles ist mit allem verbunden: Ein körperlicher Reiz hat emotionale und kognitive Folgen, ein emotionaler Reiz körperliche und kognitive Folgen usw. Diese Erkenntnis stellt einen wesentlichen Hinweis dar für die Betreuung von Menschen mit Demenz.

Gefühle verantworten auch beim Transfer von Erinnerungen in das Langzeitgedächtnis maßgeblich, was behalten wird und was nicht.[81] Erinnerungen werden hergestellt, indem Zusammenhänge zwischen Neuem und im Gehirn bereits Gespeichertem verschaltet werden. Je wichtiger ein Erlebnis ist, je häufiger eine bestimmte Verknüpfung geschieht, desto dicker wird sozusagen das Kabel, desto schneller ist diese Verbindung und damit die Erinnerung aktiviert. Die Verknüpfungen entstehen ein Leben lang.[82] Entscheidendes Kriterium stellt nicht das Alter dar, sondern die Wichtigkeit und die Häufigkeit des Reizes. Bei existenziell bedeutsamen Erlebnissen genügt allein die Wichtigkeit, ein Aspekt, der für die Traumaforschung wesentlich ist.[83] So wird die lange Wirksamkeit früher Traumata unter anderem bei Kriegskindern verständlich.

Buchregal als falsches Bild

Menschen mit Demenz können sich deshalb besser an sehr weit zurückliegende Erlebnisse erinnern, weil diese oft mit großen Gefühlen verbunden sind, und sie sich vor der Demenz häufig daran erinnert haben. Oft gewählte Vergleiche des Gehirns zum Beispiel mit einer Bibliothek, in der im Falle einer Demenz zuerst die neuen Jahresbücher aus dem Regal fallen, die alten aber lange stehen bleiben, klingen einleuchtend, sind aber falsch. Denn der Tod des Ehemanns im vergangenen Jahr kann bei Menschen mit Demenz gleich neben lange zurückliegenden Kriegsereignissen stehen – beide Erfahrungen sind mit starken Gefühlen verknüpft.[84]

Wenn – wie bei Menschen mit Demenz – aber die Fähigkeit eingeschränkt oder verloren ist, Neues mit Altem zu verbinden, ist die Möglichkeit des Erinnerns behindert. Neue Bahnen können kaum gebildet werden, alte, nicht mehr genutzte, werden abgebaut. So können aktuelle Ereignisse nicht mehr eingeordnet werden. Sich so fremd zu werden, weil die eigene Geschichte brüchig wird, belastet erheblich. Ein weiterer, unmittelbarer Effekt: Wenn das Gehirn nicht die passende Verbindung zwischen Neuem und bereits Gespeichertem herstellen kann, sucht es sich eine andere, in irgendeiner Form sinnvolle Verknüpfung. So kann es sein, dass plötzlich der längst verlassene Arbeitsplatz oder eine Situation im Krieg lebendig werden. So lassen sich etwa Wahnvorstellungen bei Menschen mit Demenz erklären.[85]

Das „Wunder" Leibgedächtnis

Szene aus einer kreativtherapeutischen Gruppe: Bei einer Frau, Mitte siebzig, war die demenzielle Veränderung schon weit fortgeschritten. Sie sprach vielleicht zwei, drei Worte am Tag, reagierte kaum, wenn sie angesprochen wurde, war desorientiert, kannte weder ihren Namen noch den anderer. Ihr Körper wirkte verworren. Wie ein Knäuel lagen Arme und Beine über und umeinander. Ich legte eine Tangomusik

auf, ging auf sie zu und setzte mich vor sie. Meine Hände griffen nach ihren Händen. Ich beabsichtigte, mit ihr sitzend zu tanzen, indem ich ihre Hände bewegte. Sie schaute mich an, als sie die ersten Takte des Tangos hörte. Dann stand sie in einer fließenden Bewegung auf, ergriff mich und schob mich durch den Raum. Sie tanzte Tango mit mir, bis die Musik verklang. Dann verbeugte sie sich.
„Ich danke Ihnen, junger Mann."
Anschließend setzte sie sich und lächelte vor sich hin.[86]

Wie lassen sich solche kleinen Wunder erklären? Das bewusste Wahrnehmen und damit das Erinnern stellen nur zum Teil kognitive Leistungen dar. Vielmehr werden emotional belegte Erregungsmuster im Gehirn zu inneren Bildern geformt. Je mehr Erregung, je häufiger ein bestimmtes Muster, desto stabiler und komplexer werden diese Bilder gespeichert. Das gilt für alle Sinne. Es gibt Sehbilder, Tastbilder, Hörbilder, Riechbilder. Sogar Bewegungsbilder als Erinnerung an verschiedene Muskelspannungen werden abgelegt.[87] Manche nennen dieses sehr umfassende und differenzierte Gedächtnis das Gedächtnis des Leibes, das Leibgedächtnis. Bei anderen heißt es prozedurales oder implizites Gedächtnis.[88] Wird es aktiviert, wird ein Verhalten möglich, das eigentlich unmöglich erscheint – wie der Tango-Tanz.[89]

Im Gegensatz zu anderen Formen des Gedächtnisses, wo zum Beispiel Erinnerungen und Wissen gespeichert werden, stellt das Leibgedächtnis ein ganz anderes, eigenständiges Gedächtnissystem dar. Hier sind erlebte Situationen oder Handlungen „gleichsam eingeschmolzen".[90] Denn vieles von dem, was wir erlernt haben, haben wir sinnvollerweise wieder vergessen, um unser Gehirn nicht zu überfordern.[91] Wir müssen uns jedenfalls nicht bewusst daran erinnern, um es zu tun: wie Radfahren, Tanzen oder Klavier spielen. Wir tun es einfach, weil wir es so oft geübt haben, dass unser Körper „weiß", was zu tun ist.

Intuitives Handeln

Zu diesem Leibgedächtnis zählt auch das situative Gedächtnis, das Erlebnisse von Räumen und Situationen ganzheitlich, sinnlich und atmosphärisch speichert. So lassen sich Spaziergänge am Strand, ein begeisterndes Konzert, die Heimkehr aus Gefangenschaft ziemlich bewusst nacherleben – obwohl alles längst vergangen ist. Ein Stürmer profitiert vom situativen Gedächtnis in Form eines „Torriechers", ein erfahrener Seemann, der bei klarem Himmel den Sturm ahnt. Und ein Clown im Altenheim berührt gerade jene Frau am Rücken, die nur darauf gewartet hat oder singt dem alten Mann genau das Lied vor, das ihn aus seiner Lethargie holt. Alle handeln mehr intuitiv – geleitet vom Leibgedächtnis. Und alle wissen mehr, als sie zu sagen wissen.[92]

Diese Erkenntnisse eröffnen beim Blick auf Menschen mit Demenz eine weitere Perspektive. Auch wenn in fortgeschrittenen Stadien das explizite Gedächtnis verloren gegangen ist, so sind Teile des impliziten Gedächtnisses unbeeinträchtigt. Selbst dann sind die verwirrten Menschen oft noch in der Lage, mimisch und gestisch ihr Empfinden und ihre Wünsche auszudrücken. Für den Psychiater und Philosophen Thomas Fuchs stellt das Leibgedächtnis die eigentliche Basis „meines Selbstseins dar, und damit auch meines expliziten Gedächtnisses – ohne leibliche Selbstvertrautheit blieben alle autobiographischen Erinnerungen nur leere Bilder."[93] Die Lebensgeschichte eines Menschen bleibt erhalten in „vertrauten Anblicken, Gerüchen, Berührungen und Handhabungen der Dinge. Es ist ein sprachloses, aber treues Gedächtnis."[94]

Spiegelneuronen helfen

Frau Breitenstein sitzt in ihrem Rollstuhl an einem Tisch im Aufenthaltsraum. Ihr gegenüber sitzt eine Dame, die ebenfalls stark verwirrt ist – und dabei recht laut. Das scheint Frau Breitenstein zu ängstigen. Sie schaut den Clown, der sich neben sie setzt, unsicher an. Der

Clown begrüßt sie, schaut sie freundlich an, beginnt ihre Hand zu streicheln. Minutenlang geschieht nichts weiter. Jedenfalls nichts, was von außen sichtbar wäre. Irgendetwas muss aber passiert sein, denn Frau Breitenstein beginnt zu lächeln. Worte kann sie kaum noch bilden, sie drückt sich oft nur mit Lauten aus. Jetzt blickt sie den Clown an und sagt auf einmal deutlich vernehmbar: „Mein Schatz."

Wieder ein kleines Wunder? Das Wissen um die enge Vernetzung von Körper, Gefühl und Verstand hilft auch hier weiter. Vielleicht hat das Streicheln etwas angeregt, vielleicht die freundlichen Worte, vielleicht das Lächeln. Vielleicht wurden so die Spiegelneuronen der alten Dame angesprochen: Mithilfe dieser Nervenzellen ahmen wir unter Umgehen des Verstandes nach, was wir sehen oder erleben – auf ein Gähnen folgt deshalb oft ein Gähnen, auf ein Lächeln häufig ein Lächeln. Denn Resonanz erfolgt sogar dann, wenn wir das, worauf wir reagieren, gar nicht bewusst wahrnehmen.[95] Kinder lernen mithilfe der Spiegelneuronen Verhaltensweisen von ihren Eltern, übernehmen sogar deren Gefühle. Spiegelneuronen stellen die körperliche Basis von Empathie dar.[96] Damit wir aber nicht dauernd nur nachahmen, entwickeln wir nach und nach eine Art Signalbremse. Menschen mit Demenz jedoch scheint diese Bremse verloren zu gehen.[97] Sie reagieren sehr häufig ähnlich wie ihr Gegenüber – mit allen Vor- und Nachteilen.

Phasen von Alzheimer

Menschen mit Demenz sind so verschieden wie Menschen ohne Demenz. Das bedeutet, dass sämtliche Modelle zum Verlauf der Verwirrtheit nur als Modelle betrachtet werden können. In den meisten Fällen, so lässt sich mit einiger Sicherheit behaupten, ist die Demenz ein langsamer, schleichender Prozess.

Ganz grob lässt sich der Verlauf vor allem der Alzheimerdemenz in drei Phasen einteilen: Im ersten Stadium fällt tatsächlich die Vergesslichkeit auf. Die Menschen sind mit dem Nennen von Tag und Datum überfordert, wissen nicht mehr, was sie gefrühstückt haben und ob überhaupt. Ihre Defizite nehmen sie aber bewusst war, was sie verunsichert oder depressiv stimmt. Viele ziehen sich zurück oder versuchen – aus der Not heraus – ihr Erleben irgendwie zu überspielen.

Elisabeth und der Clown kennen sich gut. Und mögen sich. Mit ihren knapp neunzig Jahren ist sie noch recht gut orientiert, singt sehr gerne, bei „Kein schöner Land" sogar oft die zweite Stimme. An diesem späten Nachmittag sitzt sie ganz alleine im Speiseraum der Station. Sie habe nicht auf das Sommerfest des Hauses gewollt, hieß es, das nun im Garten langsam zu Ende geht. Dabei waren die Bedingungen ideal: Die Sonne schien, es gab Kuchen, Bratwurst, Bier und viel Musik. Und viele Gäste. Das Altenheim liegt am Rande eines Dorfes. Viele Bewohnerinnen stammen aus der unmittelbaren, ländlichen Umgebung, kennen sich zum Teil aus der Schulzeit. Doch Elisabeth wollte nicht aufs Fest. „Ach, weißt du", sagt sie zum Clown, „da sprechen mich so viele Leute an – und ich weiß nicht mehr, wer das ist. Das möchte ich nicht. Da bleibe ich lieber hier." Der Clown versteht und nickt.

Im mittleren Stadium wächst die Zeitspanne des Vergessens, ganze Jahrzehnte fehlen. Viele halten sich zudem für deutlich jünger. Die Orientierung in der Welt, vor allem einer unbekannten, nimmt ebenso stark ab wie manche motorischen Fähigkeiten. Bei der dann fehlenden Körperpflege wird das sichtbar. Hörbar werden fehlerhafte Verbindungen zum Sprachzentrum. Diese Veränderungen werden von den Betroffenen nun mehr und mehr unbewusst wahrgenommen. Die einen ziehen sich darauf noch mehr zurück, andere entwickeln Wut auf sich und diese Entwicklung und reagieren eher aggressiv. Alles aus der Not heraus und sehr verständlich. Andere finden wieder andere Lösungen.

Gisela mag den Clown, der Clown mag Gisela. Beide kennen sich schon lange, duzen sich. Gisela schwankt immer wieder zwischen sehr verwirrten und orientierten Phasen. Heute sagt sie nach einer

Weile: „Weißt du, ich habe einen Gehirnschlag gehabt, deswegen bin ich durcheinander." Der Clown weiß das. Er sagt: „Ich habe heute meine Schminke vergessen und meine Nase. Weißt du, ich bin auch durcheinander." Und fügt hinzu: „Ich habe zwar keinen Gehirnschlag gehabt, aber ich bin frisch verliebt." Darauf lächelt Gisela und sagt: „Na, dann sind wir ja beide durcheinander, da können wir uns die Hand reichen", und streckt ihm die Hand hin. Der Clown schlägt ein. Beide fühlen sich verstanden.

Im späten Stadium sind die Menschen auf umfassende Hilfe angewiesen, vom Alltag überfordert. Zudem können sie sich kaum noch verbal verständigen oder ihr Gegenüber erkennen, werden häufig inkontinent. Im Endstadium müssen sie im Bett betreut und gepflegt werden.[98]

Sie zählt zu den alten Menschen, die der Clown seine Adoptivomas nennt. Auch Martha Becher besitzt eine zarte, fast zerbrechliche Statur und – wenn sie einen wahrnehmen kann – einen umwerfenden Charme. Martha Becher kann meist aber niemanden wahrnehmen, sitzt versunken in ihrem Rollstuhl, mit Essen und Trinken grenzwertig gefordert. Heute aber hat sie den Kopf erhoben, als der Clown hereinkommt, lächelt ihn an. Dann erinnert sie sich vermutlich an die schönen Begegnungen zwischen beiden, die vor allem von Liedern geprägt waren. Der Clown rückt seinen Stuhl nahe an ihren Rollstuhl heran und schaut sie liebevoll an. Da scheint sie etwas sagen zu wollen, was ihr schwerfällt. Immer wieder versucht sie leise, Worte zu formen. Irgendwann gelingt der Satz. Sie sagt: „Du, du, bist … so schick", und lächelt. Und der Clown lächelt beglückt zurück, hat Tränen in den Augen.

Andere Sichtweise

Nahezu alle Menschen, die mit Demenz konfrontiert sind, eint eine Emotion: Angst stellt (erst einmal) das vorherrschende Gefühl dar.

Das hat seine Gründe, sogar seine Geschichte. Seit den Zeiten der Aufklärung (Ende des 18. Jahrhunderts) wird der Mensch vornehmlich als vernunftgesteuertes Wesen gesehen, was bis heute zu einer absurden Überbewertung des Kognitiven führte, und „das Menschsein auf ein intaktes Gehirn" reduziert.[99] Mit der wachsenden Individualisierung wuchs zudem die Bedeutung der Autonomie. Die gilt inzwischen als „eines der höchsten Güter" unserer Gesellschaft.[100] Nun droht im Alter eine Entwicklung, die einen Frontalangriff auf unser Gehirn, auf unsere Autonomie darstellt. Das muss Angst, ja Panik auslösen.

Wem es allerdings gelingt, sich von der Fixierung auf Ratio und Autonomie zu lösen, dem eröffnen sich neue Perspektiven.

In den Menschen mit Demenz begegnen wir unserer eigenen Verletzlichkeit, Vergänglichkeit, Endlichkeit. Das kann auch etwas Positives bedeuten, nämlich die „Reflexion unseres Menschenbildes".[101] Was macht mein Sein, meine menschliche Existenz aus? Einen Partner, eine Familie zu haben? Eine Arbeit? Ein Haus, ein Auto? Zählt es zu meinem Wert zu wissen, wer gerade die Bundesrepublik Deutschland regiert, wer Mendelssohn Bartholdy war, was DSDS ist oder wie ein *Post* versendet wird? Ist das vielleicht auch etwas Bedrohliches an den Verwirrten?

> *„Sie arbeiten nicht. Sie beherrschen sich nicht. Sie waschen sich nicht. Sie haben (wahrscheinlich) keine Schuldgefühle. Sie haben keine Termine, keine Pflichten. … Entsteht da etwa ein für die Vernünftigen bedrohlicher Raum der absoluten Freiheit …?"*[102]

Interessanterweise wird bei Babys oder Kleinkindern nie nach deren Wert gefragt, obwohl auch sie fast nichts wissen und für die Gesellschaft nichts leisten. Doch Kinder symbolisieren ein Versprechen auf die Zukunft, auf Wachstum, alte Menschen nicht. Doch das ist falsch. Denn Wachstum kann immer stattfinden, allerdings keines im volkswirtschaftlichen Sinne. Es geht um inneres Wachstum. Auch in der letzten Lebensphase kann das einem Menschen mit Demenz – bei guter Fürsorge – gelingen. Für alte Mütter kann das zum Beispiel bedeuten, das annehmen zu lernen, was sie ihr Leben lang nur gegeben haben: Zuneigung und Fürsorge, wie die Schweizer Ärztin Elisabeth Kübler-Ross über die letzten Jahre ihrer Mutter schrieb.[103]

Vielleicht gelingt es mithilfe der Demenz, „eine Akzeptanz der Hinfälligkeit als eine Kunst des Alterns“[104] zu reaktivieren. Vielleicht können wir so unser absurd überzogenes Selbstbild auf ein freundliches Maß reduzieren: Es genügt, einfach zu sein.

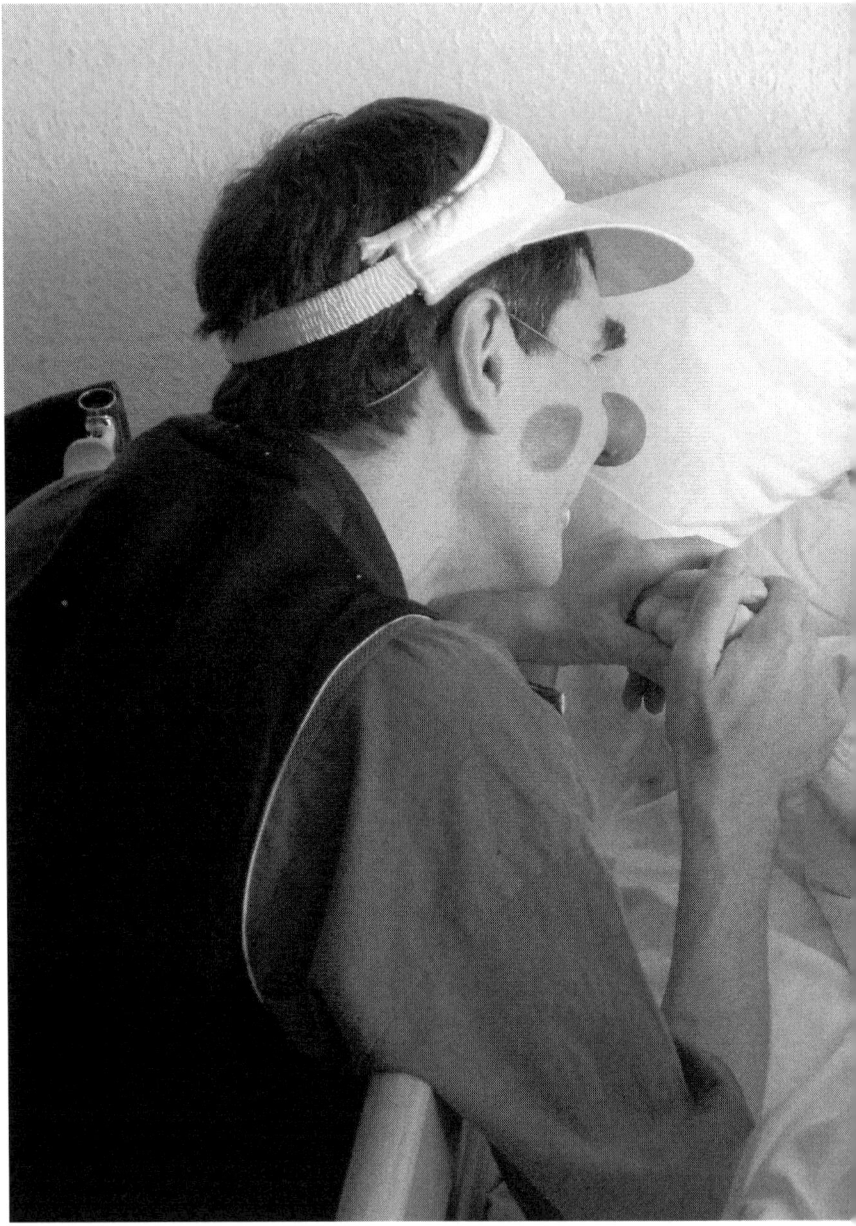

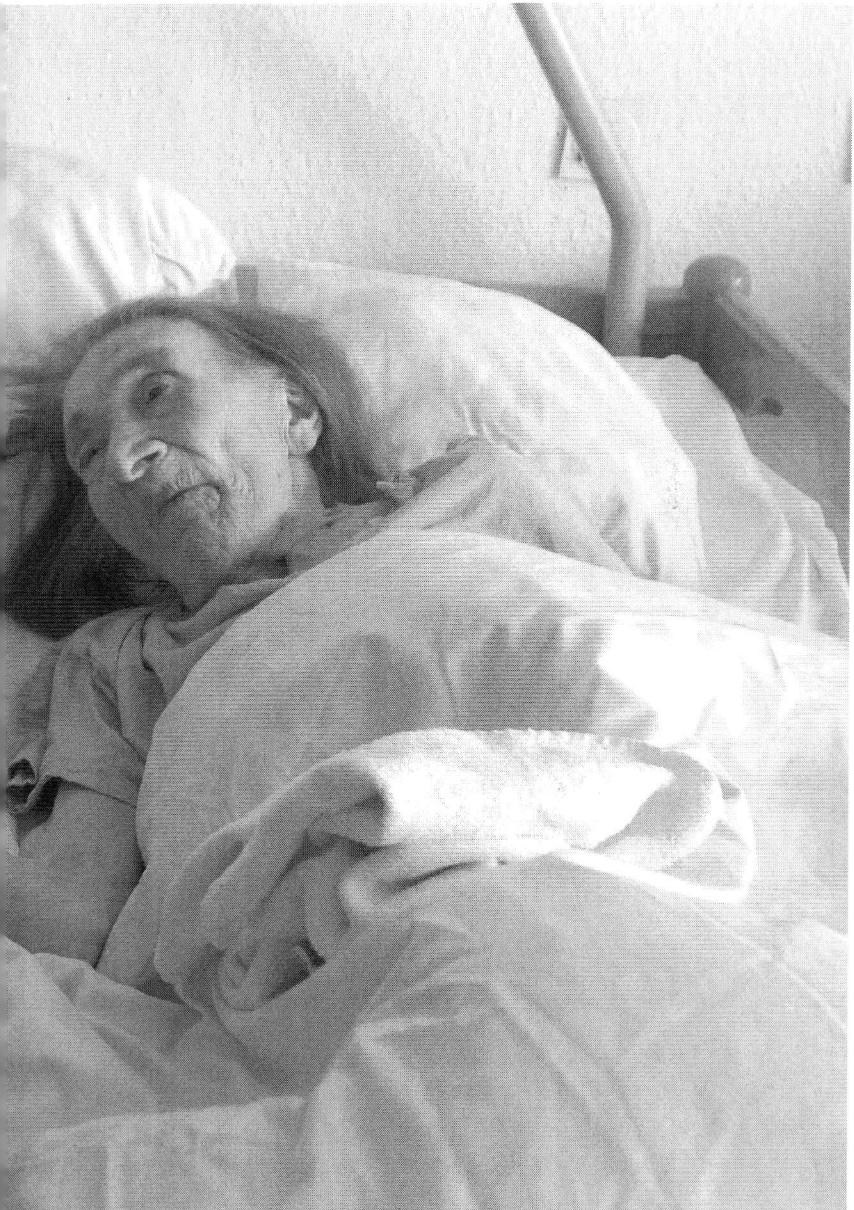

Ich weiß nicht, was soll es bedeuten

Ich weiß nicht, was soll es bedeuten,
Dass ich so traurig bin;
Ein Märchen aus uralten Zeiten,
Das kommt mir nicht aus dem Sinn.

Die Luft ist kühl und es dunkelt,
Und ruhig fließet der Rhein;
Der Gipfel des Berges funkelt
Im Abendsonnenschein.

Die schönste Jungfrau sitzet
Dort oben wunderbar
Ihr gold'nes Geschmeide blitzet,
Sie kämmt ihr goldenes Haar.

Sie kämmt es mit goldenem Kamme,
Und singt ein Lied dabei;
Das hat eine wundersame,
Gewaltige Melodei.

Den Schiffer im kleinen Schiffe
Ergreift es mit wildem Weh;
Er schaut nicht die Felsenriffe,
Er schaut nur hinauf in die Höh'.

Ich glaube, die Wellen verschlingen
Am Ende Schiffer und Kahn;
Und das hat mit ihrem Singen
Die Lorelei getan.

Das Lied basiert auf einem Gedicht von Heinrich Heine aus dem Jahre 1824, Friedrich Silcher hat es 1837 vertont. Insgesamt gibt es über vierzig Liedfassungen.

Kapitel 3
Prophylaxe und Risiken

Anders als bei der Suche nach Ursachen und gar Heilung von Demenzen gelangen der Wissenschaft bei der Suche nach Risikofaktoren wesentliche Fortschritte. Auch wenn wir den wichtigsten Faktor, nämlich das Alter, nicht beeinflussen können. Aber wir haben maßgeblichen Einfluss auf dessen Qualität. Denn sechzig ist nicht gleich sechzig. Je älter wir werden, desto mehr driften wir auseinander. Alle sechzig Jahre alten Menschen gleich zu betrachten, wäre in etwa so, wie alle Menschen zwischen zwanzig und fünfzig gleich zu betrachten.[105] Es gibt also Spielraum. Zudem ist der Vorlauf einer Demenz lang: Es können mehr als zwanzig Jahre vergehen, ehe erste Symptome deutlich werden.[106] Es gibt also viele gute Gründe, sich der Demenzvorsorge zu widmen.

Inzwischen bin ich selbst, Jahrgang 1957, Rentner und bekomme Einladungen der Stadt zum Seniorennachmittag. Seniorennachmittag! Bei der ersten Auflage dieses Buches im Jahr 2012, war ich davon noch weit entfernt. Inzwischen gehöre ich eben der Zielgruppe an, die dieses Buch betrifft: Die älteren Menschen. Deshalb gleich ein Geständnis: Ein Rentnerdasein war für mich immer ein Zustand, den ich mit beigen Windjacken, braunen Mephisto-Schuhen und Ausflügen zu den irgendwelchen Festspielen assoziiert habe (mit und ohne Rheumadecken). Wer keine Geldsorgen hat, kümmert sich dann vor allem um den Garten, die Enkel und plant den nächsten Urlaub. Das war's. Gepflegte Langeweile. Für mich ein Horror.

Toxische Altersbilder

Weshalb ich das schreibe? Weil ich exemplarisch bin für einen wichtigen Aspekt der Demenzprophylaxe: unsere toxischen Altersbilder. In den meisten nachindustriellen Ländern Europas und Amerikas finden sich vor allem negative Bilder von alten Menschen: Die wären senil, langsam, schwerhörig, dickköpfig. Diese Vorurteile sind weit verbreitet, ohne dass uns das bewusst ist. Die treffen uns dann selbst, wenn wir älter geworden sind – wie mich jetzt. Sie beeinflussen, wie wir über uns denken, wie wir fühlen und handeln. Mit fatalen Folgen.[107]

Wie eine Art sich selbst erfüllende Prophezeiung besitzen diese negativen Altersbilder eine negative Wirkung: Wer im Alter von 35 Jahren seine Geldbörse verlegt hat, macht sich vielleicht Sorgen um Geld und Ausweise. Wem das im Alter von 75 Jahren widerfährt, fragt sich sofort: Bin ich schon dement? Das und Ähnliches bewirkt immer wieder Stress. Der Körper produziert dann unter anderem das Stresshormon Cortisol, das – zu viel vorhanden – schädlich wirkt. Es steigert entzündliche Reaktionen im Gehirn, beschleunigt so zum Beispiel Demenz. Die gute Nachricht aber lautet: Ebenso wie negative Altersstereotype den Stress fördern, verringern positive diesen. Es hilft also, sich freundlich zu betrachten. Die Bedeutung des eigenen Altersbildes wird in der Wirkung von manchen Fachleuten sogar höher eingeschätzt als das von Geschlecht, sozialem Status, Höhe des Cholesterinspiegels oder Blutdruckes.[108]

Deswegen ist es in unserem ureigensten Interesse, diese Altersdiskriminierung als solche wahrzunehmen, sie nicht als Normalität zu betrachten.[109] Das fällt umso schwerer, da dieses Bild so verbreitet ist und immer wieder reproduziert wird. Ein Beispiel: Joe Biden war viele Jahre seiner Amtszeit als Präsident der Vereinigten Staaten über achtzig Jahre alt. Ein Alter, in dem die allermeisten schon lange nicht mehr arbeiten, geschweige denn in einer solch herausragenden Position. Und was machen wir? Wir machen uns über ihn lustig, wenn er über ein Kabel stolpert oder an einer Treppe. Sein tägliches Arbeitspensum von 15 Stunden und mehr, das viele von uns Jüngeren nicht bewältigen würden, wird dagegen nie so exponiert betrachtet.

Bewusstheit hilft

Es geht um das Bewusstmachen dieser toxischen Altersbilder, weil wir nur dann unsere Sicht auf die Alten und später auf uns ändern können. Zahlreiche Studien belegen, dass ältere Menschen mit einem positiven Selbstbild körperlich und kognitiv den Menschen mit negativerer Auffassung von sich überlegen waren: Sie erholten sich besser von schwereren Erkrankungen, hatten ein besseres Gedächtnis, gingen flotter, lebten länger. Und: Ein positives Altersbild besitzt einen Schneeballeffekt, es zieht weitere positive nach sich.[110] Bei Personen, die ihr Leben und ihren Alltag als sinnvoll empfinden, ist das Risiko, Alzheimer zu erleiden, sogar mehr als halbiert.[111]

Wer sein Risiko verringern möchte, einmal dement zu werden, sollte also nur mehr nachdenken und muss nicht einmal Hanteln stemmen oder joggen gehen. Obwohl: Besser wäre das. Denn es gibt ein weiteres, bedeutsames Mittel, einer Demenz vorzubeugen: sportliche Bewegung.

Ausflug in die Physiologie

Rein organisch geht es mit uns nämlich schon vom dreißigsten Lebensjahr an bergab. Dann baut der Körper pro Jahr etwa ein Prozent der Muskulatur in Fettgewebe um. In höherem Alter, von fünfzig, sechzig Jahren an, beschleunigt sich der Prozess, bis zum Alter von achtzig Jahren verschwinden dreißig bis fünfzig Prozent unserer Muskelmasse. Das alles schleichend und fast unbemerkt. Das bedeutet, weniger Muskeln tragen bei brüchigeren Knochen immer mehr Gewicht. Eine ungünstige Konstellation. Dieser altersbedingte Muskelabbau, Sarkopenie genannt, lässt uns älter aussehen, reduziert unsere Mobilität und Autonomie und erhöht unsere spätere Abhängigkeit, kurz: Er verkürzt unser Leben.[112]

Dabei können unsere Muskeln noch weit mehr als nur uns halten und fortbewegen. Muskeln produzieren, wenn sie beansprucht werden, hormonähnliche Botenstoffe, die sogenannten Myokine. Diese sind noch nicht so lange bekannt, ihre umfassenden Wirkungen nur zum Teil erforscht. So viel aber ist schon klar: Sie stärken das Immunsystem, aktivieren den Stoffwechsel, mindern das Risiko von Adipositas und Diabetes, verbessern den Aufbau von Nervenzellen, schützen vor Depression, stimulieren den Knochenbau und wirken präventiv bei verschiedenen Arten von Krebs.[113] Eine beeindruckende Liste. Aber es braucht halt Bewegung dafür.

Zwei Myokine seien hier besonders erwähnt: Irisin und BDNF. Das Irisin schwächt das Amyolid- wie das Tau-Protein, die als wesentliche Faktoren für Alzheimer gelten. Zudem steigert es die Beweglichkeit der Nervenzellen und damit die kognitive Leistungsfähigkeit. Besonders durch Ausdauerbewegung wird das BDNF gebildet, das als Nährstoff für die Gehirnzellen dient und das Langzeitgedächtnis stärkt.[114]

Sport nicht gleich Sport

Wie beim Alter gilt auch bei der Demenzprophylaxe: Sport ist nicht gleich Sport. Eine halbe Stunde pro Tag zügig spazieren zu gehen, hat auch einen guten Effekt. Menschen, die Hunde besitzen, leben nachweislich länger als Menschen ohne.[115] Eine bessere Wirkung besitzt aber echtes Training, vor allem Krafttraining, zumal bei gut dosiertem Krafttraining die Ausdauer ebenfalls gefördert wird.[116] Beim Krafttraining werden viele Muskelgruppen aktiviert, viele Myokine produziert. Ein weiterer Effekt: Die Eigenwahrnehmung (Propriozeption) von uns im Raum wird gestärkt. Ohne diese – von vielen Sensoren im Körper gesteuert – wären wir nicht einmal in der Lage, geradeaus zu gehen. Bei Menschen mit Demenz ist diese Fähigkeit erheblich gestört und damit deren Gefahr zu stürzen, massiv erhöht.[117] Da hilft es, eine stabile Basis zu besitzen.

Muskeln reagieren im Alter zwar schlechter auf Trainingsreize,[118] aber sie reagieren. Und niemand ist zu alt, um mit dem Training zu beginnen.[119] Dabei sollte es regelmäßig stattfinden, denn Muskeln bauen sich leider viermal so schnell ab wie auf.[120]

Bewegung stärkt auch das Gehirn

Bewegung, vor allem sportliche, besitzt einen weiteren, wesentlichen Effekt: Es stärkt die Durchblutung des Gehirns und damit das Zellenwachstum dort.[121] Das Gehirn ist zwar das mit Abstand beweglichste Organ des Menschen, es kann als einziges lebenslang wachsen. Es ist aber auch das empfindlichste, hat die mit Abstand feinsten Blutbahnen des Körpers, die schnell beeinträchtigt werden können.[122] Zum Beispiel durch Rauchen oder Alkohol.[123] Zudem schädigt jede Krankheit, vor allem chronische, das Gehirn (erhöhter Blutdruck, erhöhte Blutfettwerte, Diabetes). Gleiches gilt für dauerhaft erhöhte Belastungen wie Übergewicht, chronischen Schlafmangel, Depression oder Dauerstress.[124]

Es ist also eine gute Idee, das Gehirn zu pflegen und zu stärken. Besonders im Zusammenhang mit Demenz. Ein Schlüsselwort hier lautet: kognitive Reserve.

Kognitive Reserve

Kognitive Reserve bedeutet, dass unser Gehirn in der Lage ist, den Ausfall bestimmter Regionen zu kompensieren und damit die Auswirkungen zu begrenzen.[125] Wie groß oder klein diese Reserve ausfällt, hängt zwar auch von genetischen Faktoren ab,[126] lässt sich aber wesentlich beeinflussen – durch Training. Denn ähnlich wie Muskelzellen brauchen auch die grauen Zellen neue Anreize, um gesund zu bleiben oder zu wachsen. Das geschieht zum Beispiel, wenn wir neue Lieder lernen im Chor oder mit den Enkeln neue Spiele spielen. Meine Mutter war zwar immer stolz darauf, Kreuzworträtsel gut lösen zu können, und glaubte, häufiges Rätseln stärke ihr Gehirn. Es ging ihr gut damit, insofern war es auch gut. Nur: Das Wiederholen ein und derselben Tätigkeit hat kaum einen Effekt auf das Gehirn. Es stärkt allenfalls, wie hier, die Fähigkeit, Kreuzworträtsel zu lösen.[127] Ebenfalls in besonderem Maße vorbeugend wirken soziale Kontakte, eine erfüllende Partnerschaft.[128]

Allerdings, und das gilt für alles: Es muss uns erfreuen, Spaß machen. Allein positives Erleben entscheidet über eine positive Wirkung im Gehirn.[129] Den größten Effekt hat somit alles, was geprägt ist von Freude, Begeisterung, Leidenschaft und Hingabe.[130]

Prävention auf psychischer Ebene

Besonders aufwendig ist die Demenzprävention auf psychischer Ebene. Um alte, belastende Muster besser zu verstehen, um diesen die Dominanz zu nehmen, braucht es Jahre. Naomi Feil, eine Pionierin der wertschätzenden Betreuung von Menschen mit Demenz, schrieb darüber:

> *„Sich unangenehme Gefühle einzugestehen, ist unheimlich. Einen unbekannten Weg einzuschlagen, ist riskant. In eine unbekannte Richtung gehen zu lernen, kann Panik verursachen. Wir müssen zu uns selber bis zur Schmerzgrenze ehrlich sein, Fehler riskieren, uns an Scham und Verzweiflung gewöhnen, bevor wir neue Lebensweisen perfektionieren können. Je besser wir uns kennen, desto weniger leicht geraten wir aus dem Gleichgewicht.“*[131]

Der Schweizer Psychoanalytiker C. G. Jung beschrieb die Dimensionen mit diesem Satz:

> *„Solange wir uns das Unbewusste nicht bewusst machen, wird es unser Leben lenken und wir werden es Schicksal nennen.“*[132]

Es gibt aber auch noch vergleichsweise banal wirkende Maßnahmen, ein Demenzrisiko zu verringern: gut hören und gut kauen. Schwerhörigkeit bedeutet eben nicht nur sozialen Ausschluss, sondern auch verringerte Reizung der für das Hören im Gehirn zuständigen Areale. Das Risiko einer Demenz erhöht sich damit immens.[133] Relativ neu ist der Zusammenhang zwischen Zahnverlust und Demenz. Kurz: Je mehr Zähne, desto besser die Kauleistung, desto besser die Verdauung, desto besser die kognitive Leistungsfähigkeit.[134]

Ausflug in die Klinik

Als eines der größten Risiken für alte Menschen erweist sich der Ort, der für Heilung und Gesundung steht: das Krankenhaus. In dieser technisierten und funktionalisierten Organisation sind Menschen, die sich nicht so einpassen können, überfordert. Das gilt für Kinder, die aber immerhin von Mutter oder Vater begleitet werden, besonders aber für alte Menschen. Vor allem die weniger orientierten, die sich alleine zurechtfinden müssen. Sie sind oft genug schon mit ihrer akuten Erkrankung, ihrem Unfall belastet. Hinzu kommt die neue, so völlig andere Umgebung. Da brauchen sie Hilfe. Doch etwa ein Drittel der Pflegekräfte fühlt sich im Umgang mit ihnen nicht qualifiziert – und ebenfalls überfordert. Zwar gibt es inzwischen die Initiative, Krankenhäuser für Menschen mit Demenz zu sensibilisieren, doch ist die Zahl der Kliniken noch überschaubar.[135]

Ein Beispiel aus der Praxis: Inge Jens beschreibt das Dilemma ihres Mannes Walter, der als Alzheimerpatient operiert worden war. Walter Jens zählte als Rhetorikprofessor in Tübingen in den Siebziger- und Achtzigerjahren des vergangenen Jahrhunderts zu den bedeutendsten Intellektuellen des Landes. Zudem hatte er sich kritisch über eine mögliche eigene Demenz geäußert – und war damit einer der prominentesten Menschen mit Alzheimer.

Nach der OP wurde Walter auf der Intensivstation gefragt, ob er Hunger habe. Natürlich verstand er die Frage nicht. Dennoch machte sich der Pfleger auf die Suche nach etwas Essbarem. Er stellte das, was abends noch aufzutreiben war, meinem Mann in Reichweite auf den Tisch – ein Tablett mit Deckel über dem Teller. Dort blieb es natürlich unangetastet, mein Mann konnte nicht erkennen, dass der Deckel Essen verbarg. Später kam wohl die Stationshilfe und räumte alles ab.

Als ich am nächsten Morgen auf die Station kam, erfuhr ich, dass Walter die halbe Nacht hindurch getobt hatte, immer wieder die Schläuche herausgerissen und alle Menschen um sich herum schwer beleidigt.[136] *„Er hatte Hunger gehabt – ein Gefühl, dass ihm neben Unbehagen auch Angst machte – und folglich um sich geschlagen.“*[137]

Risiko Delir

Das besondere Risiko für alte Menschen in der Klinik hat einen Namen: Delir, auch Durchgangssyndrom genannt. Das Delir ähnelt einer Demenz und wird oft ausgelöst durch Medikamente.[138] Fatal sind besonders Operationen. Die starken Mittel der Anästhesie sind für jedes Gehirn riskant. Die grauen Zellen von alten Menschen, die sich nicht so schnell regenerieren und die Gifte abbauen können, sind vielfach überfordert. Viele mit vorher nur leichter Verwirrtheit bekommen so einen deutlichen negativen Schub.[139] Etwa dreißig bis fünfzig Prozent der über siebzig Jahre alten Patienten weisen nach einer OP ein Delir auf, nach einer Herz-OP fast achtzig Prozent.[140] Zudem ist bei älteren Patienten eine vollständige Genesung vom Delir unwahrscheinlich, was bei jüngeren Menschen möglich ist.[141]

Die Ohnmacht der Gene

Nach einem weiteren Risiko von Demenz wird oft als Erstes gefragt: Ist das erblich? Auch wenn die Antwort klarer wird, bleiben immer noch Zusammenhänge ungeklärt. Die Genetik bei Demenz sei umfassend, hochkomplex und vermutlich seien manche Risikogene noch gar nicht identifiziert, heißt es. Als gesichert darf aber gelten, dass die meisten Fälle von Alzheimerdemenz unabhängig davon entstehen und nur ein leicht erhöhtes Risiko besteht, wenn Demenz in der Familie vorkommt.[142]

Es gibt aber Risikogene. Das am besten untersuchte heißt ApoE4. Etwa fünfzehn bis zwanzig Prozent der Bevölkerung westlicher Länder besitzt dieses Gen, mit dem das Risiko einer Demenz um das Zwei- bis Dreifache steigt[143] – aber lediglich die Hälfte von ihnen bekommt eine Demenz.[144] Insgesamt liegt deren Anteil an der Gesamtzahl der Erkrankten sogar nur bei einem bis drei Prozent.[145] Die Gründe bleiben diffus. Inzwischen sind über zwei Dutzend Gene bekannt, die den Verlauf von Demenz in irgendeiner Form beeinflussen. Dazu zählen aber auch Gene, die vor Alzheimer schützen.[146] Insgesamt lässt sich nach aktuellem Forschungsstand sagen: Der Lebensstil trägt wesentlich mehr dazu bei, das Risiko einer Demenz zu erhöhen oder zu senken als die Gene.[147]

Reduktion der Risiken

Im Jahr 2020 hat die Lancet-Kommission, von der renommierten englischen Fachzeitschrift „Lancet" eingesetzt, nach einer großen Untersuchung zwölf Risikofaktoren für eine Demenz aufgelistet: Bluthochdruck, Hörstörungen, Rauchen, Fettleibigkeit, Depressionen, körperliche Inaktivität, Diabetes, übermäßiger Alkoholkonsum, ein Schädel-Hirn-Trauma, geringe soziale Kontakte, geringe Bildung und Luftverschmutzung. Zusammen verursachten diese Faktoren rund vierzig Prozent der weltweiten Fälle von Demenz.[148] Die besondere Bedeutung sportlicher Bewegung war nicht Gegenstand dieser Untersuchung. Doch soll diese hier noch einmal betont werden. Denn gänzlich unbestritten ist, dass sportliche Bewegung das Risiko für viele Erkrankungen nachweislich senkt, die Demenz befördern: Diabetes, Bluthochdruck, Schlaganfall, Parkinson, Übergewicht. In einer kanadischen Studie war das Risiko von sportlich aktiven alten Menschen, Alzheimer zu erleiden, um zwanzig Prozent reduziert. Bei anderen Studien um 13 und 37 Prozent, der Hälfte bis hin zu 88 Prozent.[149]

Da wir wissen, dass alles mit allem zusammenhängt, lässt sich das Demenzrisiko maßgeblich senken, wenn man sich um alles kümmert: Körper, Geist und Seele. Auch wenn es keine Garantien gibt.

Guter Mond, du gehst so stille

Guter Mond, du gehst so stille
Durch die Abendwolken hin;
Deines Schöpfers weiser Wille
Hieß auf jener Bahn dich ziehn.
Leuchte freundlich jedem Müden
In das stille Kämmerlein!
Und dein Schimmer gieße Frieden
In's bedrängte Herz hinein!

Guter Mond, du wandelst leise
An dem blauen Himmelszelt,
Wo dich Gott zu seinem Preise
Hat als Leuchte hingestellt.
Blicke traulich zu uns nieder
Durch die Nacht auf's Erdenrund!
Als ein treuer Menschenhüter
Tust du Gottes Liebe kund!

Guter Mond, so sanft und milde
Glänzest du im Sternenmeer,
Wallest in dem Lichtgefilde
Hehr und feierlich daher.
Menschentröster, Gottesbote,
Der auf Friedenswolken thront:
Zu der schönsten Morgenröte
Führst du uns, o guter Mond!

Ursprünglich war es ein volkstümliches Liebeslied, das von 1800 an überliefert ist. Karl Enslin schuf 1851 diese Fassung, die heute zu der geläufigsten zählt.

Kapitel 4
Die Pandemie und ihre Folgen

Auch wenn die Erinnerung verblasst und viele daran gar nicht erinnert werden wollen: Die Coronaepidemie hat Spuren hinterlassen. In den Köpfen und Herzen der Menschen, nicht nur derer, die Angehörige verloren haben oder selbst betroffen waren oder sind. Spuren auch in unserer Gesellschaft, in deren Institutionen. Sei es, dass Notfallpläne überarbeitet oder erstellt, sei es, dass zusätzliche Router für die WLAN-Verbindung angeschafft worden sind. Die Covid-19-Epidemie fühlt sich zwar an wie ein Albtraum, war aber keiner. Dass ein ähnlicher sich wieder ereignen kann, ist nicht ausgeschlossen. Und nicht nur deshalb ist es wichtig, an ein paar Details aus dieser Zeit zu erinnern.

Sehr schnell stellte sich heraus, dass alte Menschen besonders gefährdet waren, dass sie zu sogenannten vulnerablen Gruppen gehörten. Ihr Risiko, an Corona zu erkranken, war doppelt so hoch wie bei jüngeren Personen.[150] Zudem wiesen besonders Menschen mit Demenz ein deutlich erhöhtes Risiko auf für schwere Krankheitsverläufe. Die Folge: Etwa ein Sechstel der Todesfälle im Zusammenhang mit dem Virus betraf Menschen mit Demenz, die meist in Pflegeeinrichtungen lebten.[151]

Die Gründe dafür sind schnell aufgezählt: schwaches Immunsystem, Vorerkrankungen wie zum Beispiel beim Herz-Kreislauf-System, Diabetes oder Adipositas. Auch war ihre Blut-Hirn-Schranke gestört, die bei gesunden Menschen das Gehirn vor Infektionen des Körpers schützt. Und natürlich kamen diese pflegebedürftigen Menschen intensiv mit ihren Pflegekräften in Kontakt, was das Infektionsrisiko weiter erhöhte. Sie verstanden auch nicht, wieso sie nun eine Gesichtsmaske tragen und sich ständig die Hände desinfizieren sollten, und kamen dem nur unzureichend nach.[152]

Ethisches Dilemma

So befanden sich die Entscheidungskräfte in einem ethischen Dilemma: den Schutz vor einer Infektion der Menschen mit Demenz abzustimmen mit deren Bedürfnis nach Autonomie und Recht auf Selbstbestimmung.[153] Dieses Dilemma wurde schnell zugunsten der unmittelbaren Sicherheit entschieden: Besuchsverbot, Einschränkungen aller Kontakte auf ein Mindestmaß.

Davon waren auch Clowns betroffen. Sie zählten zu den ersten, die unter die Rubrik fielen: nicht systemrelevant. Dabei waren sie zu keiner Zeit mehr systemrelevant als zu jener.

Denn Besuchsverbote und das Einstellen vieler hausinterner, gewohnter Angebote hatten Folgen nicht nur für die Statistik der Opfer von Covid: Natürlich verschlechterte sich der Zustand der betroffenen Menschen. Einerseits bauten sie geistig und körperlich ab, andererseits nahmen psychische Symptome wie Apathie, Depression, Angst und Agitation zu, wobei vor allem Apathie beobachtet wurde.[154]

Da wären Clowns außerordentlich hilfreich gewesen.

In meiner Arbeit als Clown in Altenheimen habe ich höchst unterschiedlichen Umgang mit dieser Situation erlebt: Arbeitsverbot, Online-Besuche und durchgängig weitere Clownsbesuche unter bestimmten Bedingungen. Alle Menschen in den Leitungen der Heime haben sich entsprechend entschieden, weil sie das Beste für ihre Bewohnenden wollten. Natürlich habe ich alle Entscheidungen akzeptiert. Natürlich habe ich keine Entscheidung kommentiert.

Es fühlt sich fremd an, limitierend. Aber der Mund-Nasen-Schutz muss sein. Immerhin klebt eine rote Schaumstoffnase darauf. Etwas verunsichert geht der Clown durch die Gänge, wird von den Bewohnerinnen aber begrüßt wie immer. Bei der Gruppe, die wie sonst im Speiseraum beim Kaffee sitzt und ihn erwartet, wächst seine Unsicherheit. Üblicherweise singt er lange hier mit den alten Menschen. Wie soll das gehen mit Mundschutz? Der Clown will erklären, doch die überwiegend orientierten Bewohnerinnen sind im Bilde. Macht nichts, sagen sie. Und so beginnt der Clown mit „Kein schöner Land", was singend gelingt, sich aber etwas mühsam anfühlt. Nach zwei, drei Liedern sagt er: „Also, falls ich rot anlaufe und vom Stuhl falle, wissen Sie: Ich habe nicht genug Luft bekommen." Nach wieder einer Weile und weiteren Liedern geht dem Clown die Puste aus. Pause. „Bin ich schon rot?", fragt er in die Runde. Herr Bracks, ein liebenswerter, humorvoller, alter Herr im Rollstuhl sagt laut: „Ja, besonders um die Nase herum."

Mit Maske anwesend besser als abwesend

Natürlich hat die Maske auch meine Kommunikation erschwert: Das Nonverbale, die Mimik fiel weg, niemand der schwer Hörenden konnte sich behelfen, indem sie etwas von den Lippen lasen.[155] Die große Überraschung aber war, dass alle auch noch so eingeschränkten Menschen einfach weiterhin ganz „normal" mit mir als Clown umgegangen sind, die Gesichtsmaske kein Hindernis darstellte. Zudem: Ich habe die vertrauten alten Menschen gesehen, gespürt, manchmal berührt, ebenso wie diese mich gesehen haben, gespürt und manchmal berührt. Ein Gewinn, ein Glück für alle.

Die Entscheidung der Chefin, dass der Clown weiterhin das Haus besuchen darf,[156] habe ich als Privileg erlebt. Sie sagte gleich zu Beginn der Pandemie: „Herr Fey, Sie zählen zum therapeutischen Personal, Sie kommen." Da sie nicht nur die Geschäftsführerin des Hauses war, sondern auch die Eigentümerin, entfiel die Zustimmung aus einer fernen Zentrale. Tatsächlich musste in der ganzen Pandemie nur ein einziger Besuch ausfallen wegen eines akuten Ausbruchs im Haus.

Ein anderes Haus, dem ich als Clown schon seit über einem Jahrzehnt eng verbunden bin, wählte einen anderen Weg. Keine Besuche in Präsenz, aber online. „Ein Clown Albert auf dem Bildschirm ist immer noch besser als gar kein Clown Albert", hieß es von der Leitung.[157]

Experiment „Online-Besuche"

Zweifellos stellten diese Art der Besuche ein Novum dar. Für alle Beteiligten. Dabei fand ich meinen Anteil daheim am Küchentisch noch am wenigsten heikel. Aber: Wie würden die Bewohnerinnen reagieren, vor allem die demenziell veränderten, wenn der Clown vor ihnen nur zweidimensional auf einem Tablet erscheint? Denn, dass viele nur eingeschränkt damit umgehen könnten, manche vielleicht gar nicht, war von vorneherein klar.[158]

Elfriede Dombrowski und der Clown kennen sich noch gut aus der Zeit vor der Pandemie. Der Clown hatte sie regelmäßig besucht, sie mit Liedern erfreut. Nun sieht sie ihn auf dem Tablet, das die Betreuungskraft ihr im Speiseraum zeigt. „Ah, den kenn ich", ruft sie freudig. Auch der Clown freut sich. Schnell will er etwas Vertrautes präsentieren und sagt: „Ich hab ein Lied mitgebracht", und beginnt „Kommt ein Vogel geflogen" zu singen. Nun schaut die alte Frau etwas irritiert. „Sie können sich auch mit ihm unterhalten, es ist ein Bildtelefon", sagt die Betreuungskraft. Nun wird Elfriede Dombrowski entschieden: „Nein, nein", ruft sie, „tu das weg."

Was sich erst einmal irritierend, gar schmerzhaft anfühlte, bekam schnell eine Auflösung: Das Abstraktionsniveau dieses Kontaktes überforderte die an Demenz leidende Frau. Es war ihr schlicht unheimlich. Die Betreuungskraft berichtete zudem, dass Frau Dombrowski auch Telefonate mit ihren Kindern schnell beendete.

Der Clown und Agnes Weidemann sind sich real nie begegnet. Der Bildschirm zeigt beim ersten Online-Kontakt nun eine Frau mit knapp neunzig Jahren, die in ihr Nachthemd gekleidet auf der Bettkante sitzt. An der Wand dahinter hängt ein Kruzifix, in dem ein Palmzweig steckt. Zeichen eines aktiven, katholischen Glaubens. Nach ein paar einführenden Worten der Betreuungskraft stellt der Clown sich vor. Frau Weidemann schaut interessiert. Ob sie Freude an Musik habe, fragt er. Sie nickt. Ob er etwas singen dürfe. Sie nickt wieder. Der Clown stimmt an: „Großer Gott, wir loben dich". Während die zweite und dritte Strophe erklingt, schließt die alte Frau die Augen und singt leise mit. Dann Stille. Ob es ihr gefallen habe und er noch eines singen dürfe. Sie nickt. „Lobe den Herren" schallt es aus dem kleinen Lautsprecher des Tablets. Und wieder sitzt die alte Frau da, die Augen geschlossen und singt leise mit. Und auf der anderen Seite der Leitung, beim Clown, ist dieses alte, faltige, andächtige Gesicht groß auf dem Bildschirm zu sehen. Und eine innige Verbindung spürbar. Online.

Sinnlichkeit am Tablet

Gleich zwei Überraschungen waren schnell mit den Online-Besuchen verbunden: einmal der erstaunlich entspannte Umgang, den viele alte Menschen mit dieser elektronischen Kommunikationsform hatten. Vor allem aber, dass eine emotionale, sinnliche Verbindung via Tablet möglich war. Damit war nicht zu rechnen gewesen.

Natürlich war nur eine überschaubare Zahl alter Menschen für diese Form des Kontaktes geeignet. Natürlich half, wenn die den Clown schon einmal in natura kennengelernt hatten, zwingend war das nicht. Der Online-Kontakt gelang sogar in einem Haus, das ich als Clown nur punktuell besucht hatte. Hier ging die Betreuungskraft wegen der fehlenden Qualität des WLANs nicht von Zimmer zu Zimmer, sondern wurden die Bewohnenden in einen Raum mit gutem Empfang gebracht. Die Auswahlkriterien waren: Offenheit gegenüber Neuem, kognitiv recht gut orientiert, gut sehen und hören können und eine gute Tagesform. Humor war nicht dabei.

Natürlich stellte sich bei manchen heraus, dass sie überfordert waren, doch habe viele – auch eingeschränkte Menschen – profitiert. So gab es die Tochter einer alten Dame, die kurz nach dem Clownskontakt der Mutter mit ihr spazieren ging. Die demenziell eingeschränkte alte Frau hatte dann von sich aus über den Clown erzählt, der so schöne Lieder gesungen habe. Dabei – so die Tochter – mochte ihre Mutter gar keine Clowns. Der Sohn einer anderen Bewohnerin fragte gar sorgenvoll eine Betreuungskraft, welcher Mann denn da im Zimmer seiner Mutter gewesen wäre. Denn die habe ganz beglückt von einem Herrn berichtet, mit dem sie sich so schön unterhalten hatte.

Individualität des Kontaktes

Ganz wesentlich für diese unerwartete Online-Erfolgsgeschichte war – wie bei Clownsbesuchen in Präsenz – die Individualität eines jeden Kontaktes. Als Clown kannte ich die Bewohnenden entweder schon oder wurde von der Betreuungskraft über sie informiert. Viele waren zudem noch so gut orientiert, dass ich einfach fragen konnte, ob sie vielleicht Gedichte von Ringelnatz oder Robert Gernhardt hören wollten, Lieder von Hildegard Knef oder etwas am Klavier vorgespielt – nahezu alles habe ich umgesetzt. Zudem konnte ich die Vorteile des Netzes nutzen: Eine sehr alte, überzeugte Badenerin freute sich über die Einspielung des „Badener Liedes". So gelang es immer wieder, einem ersten Versuch weitere Kontakte folgen zu lassen. So gelang es immer wieder, eine Beziehung zwischen Clown und Besuchter entstehen zu lassen. Wenn dann die Betreuungskraft ins Zimmer kam mit den Worten „Heute habe ich wieder den Clown dabei", war die Freude oft hörbar. „Ah, mein Freund ist wieder da", rief die eine. Eine andere sagte beim Blick auf den Bildschirm: „Wie schön, dass d'wieder da bist, Spatzl." Und wieder eine andere sprach zur Betreuerin: „Iss der net goldisch?"

Reinhard Maurer kennt den Clown nur vom Bildschirm. Er schätzt ihn sehr und sagt oft: „Das machst du hervorragend." Vermutlich, weil der immer wieder Gedichte von Heinz Erhardt vorträgt, die er so liebt. Einmal aber fragt er recht unvermittelt: „Hör mal, hast du eigentlich Kinder?" Als der Clown die rechte Hand mit drei gestreckten Fingern zeigt, hebt der alte Mann die Augenbrauen. „Drei?" Dann scheint er zu überlegen. Nach einem kurzen Moment fragt er: „Nehmen die dich eigentlich für voll?"

Natürliche Nachteile

Die Nachteile dieser Besuchsform sind schnell aufgezählt. Vor allem: Der Kontakt, so gut der auch sein mag, bleibt zweidimensional. Körperliche Berührungen, unmittelbares Erspüren der Situation entfallen. Zudem war die Verbindung im wahrsten Wortsinn manchmal schlecht, der Router abgestürzt oder der Empfang mau. Vielleicht saß das Hörgerät nicht richtig, vielleicht schaute eine Pflegekraft kurz ins Zimmer – schon war der Kontakt unterbrochen. Diese enorme Fragilität war sehr gewöhnungsbedürftig.

Das ändert aber nichts an dem so unerwarteten wie umfassenden Effekt in der Zeit des Kontaktverbotes. Ganz überraschend kam ein weiterer hinzu: Statt auf die doppelten Kosten zu verweisen (die Online-Arbeit des Clowns honorierte der Heimleiter genauso wie dessen reale), verwies der Chef auf seine Mitarbeitenden: Die bekämen in dieser anstrengenden und sehr einschränkenden Zeit Impulse eines Systemfremden wie dem Clown. Das sei ein sehr positiver Nebeneffekt.[159]

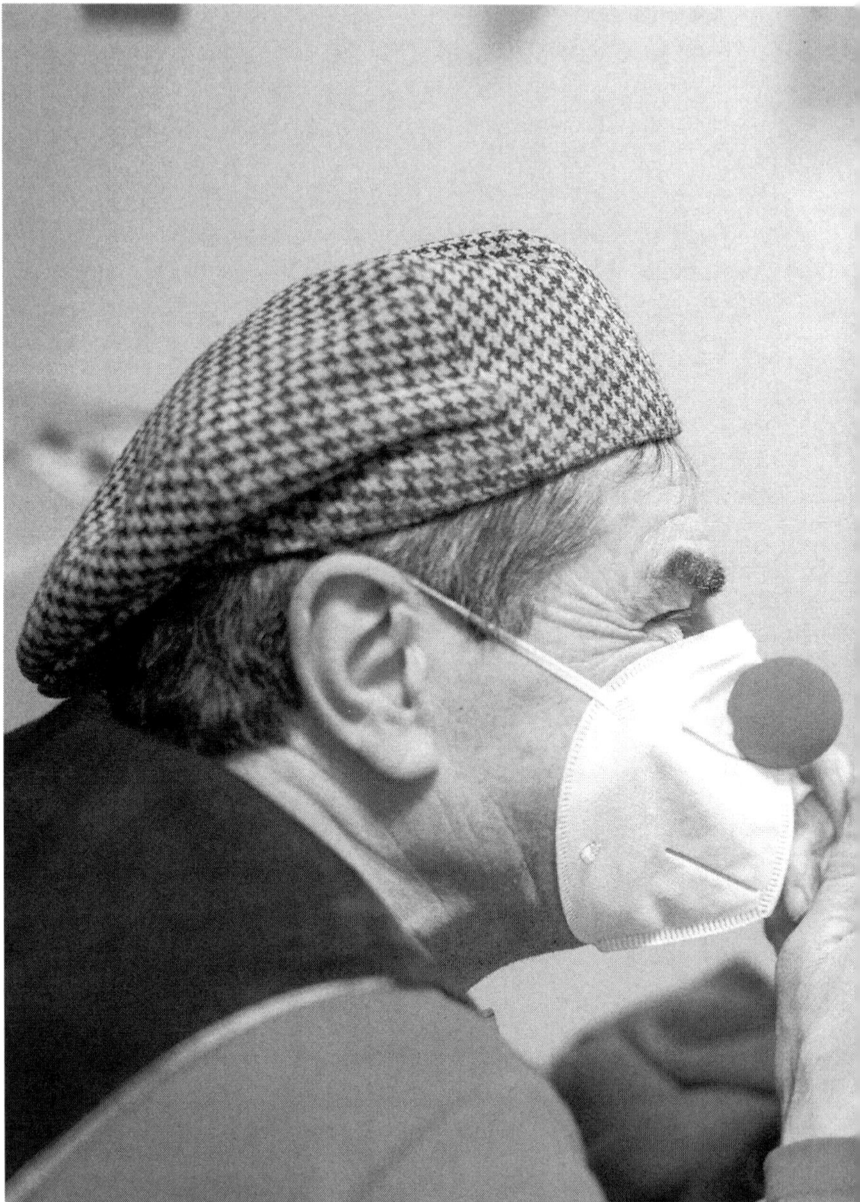

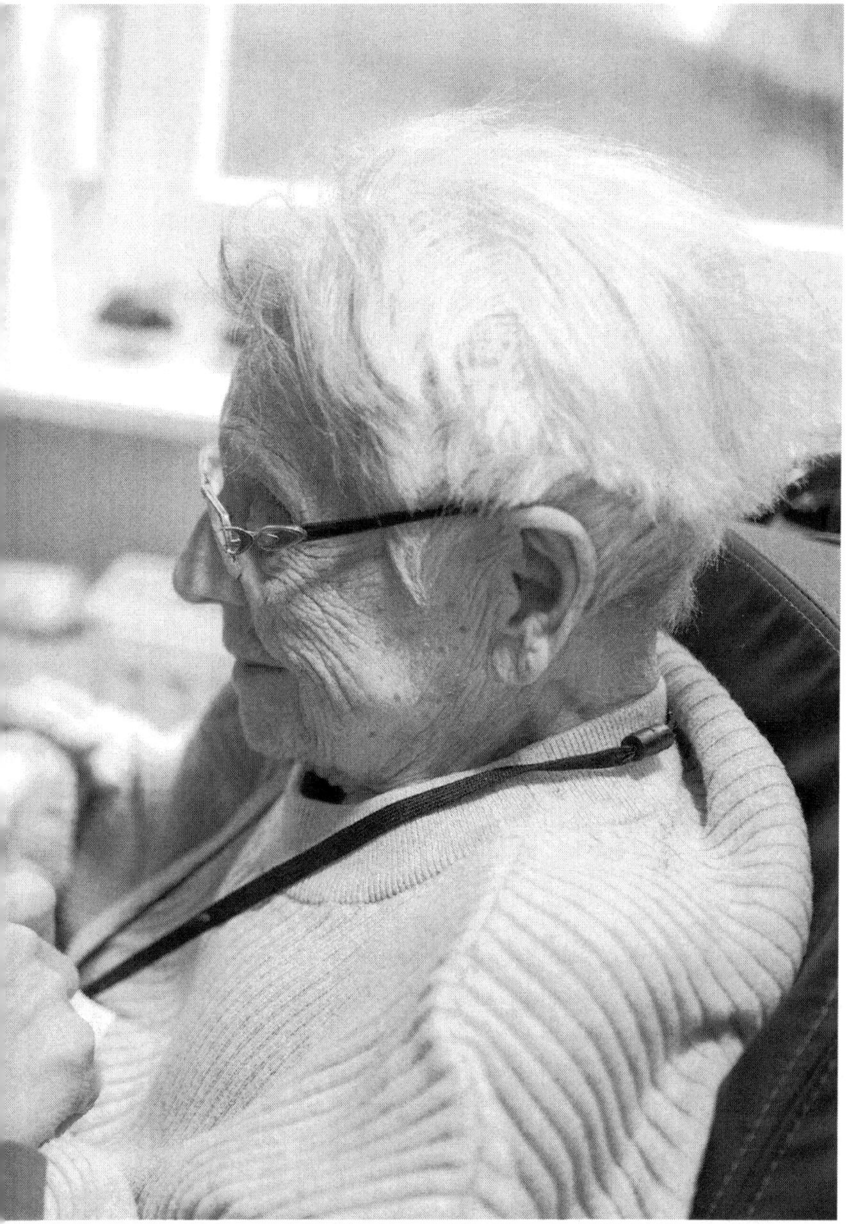

Maykäfer, flieg!

Maykäfer, flieg!
Der Vater ist im Krieg.
Die Mutter ist im Pommerland.
Und Pommerland ist abgebrannt.

Deutsches Volkslied aus der Zeit nach dem Dreißigjährigen Krieg, das auch in den ersten Jahrzehnten des 20. Jahrhunderts populär war.

Kapitel 5
Ausflug in die Geschichte

Die ersten Irritationen kommen beiläufig. Die bettlägerige Bewohnerin, die der Clown besucht, antwortet auf die Frage: „Wie geht es?“, mit: „Man lebt.“ Was für eine Antwort. Selbst wenn sie aus der aktuellen Situation nachvollziehbar ist – jüngeren Menschen ist sie fremd. Dabei sind solche oder ähnliche Rückmeldungen von alten Menschen Standard: „Man muss zufrieden sein“, oder: „Ich kann nicht klagen“, ist oft zu hören. Sind diese Menschen alle abgestumpft, duldsam oder deprimiert? Wird man so im Alter?

Frau Heiner freut sich immer, wenn der Clown kommt. Sie ist – obwohl deutlich über neunzig Jahre alt – kognitiv vollkommen auf der Höhe. Sie bespricht mit dem Clown ihre Probleme, die vergangene Operation oder den Aufwand mit dem Steuerberater. An der Wand hängen neue Rahmen mit alten Fotos. „Das ist meine Familie“, sagt sie. Zu sehen sind auf mehreren SchwarzWeißBildern Vater und Mutter und fünf fröhliche Mädchen im Backfischalter – so hieß das damals. „Diese drei Schwestern und meine Mutter sind bei einem Bombenangriff ums Leben gekommen.“
Das sagt sie in einem Tonfall, der dem Bedauern über einen verpassten Fernsehfilm nahekommt. Dabei ist die Trauer fast greifbar.

Und:

Frau Kapsch lebt zwar im selben Altenheim, aber in einer anderen Welt. Sie muss immer arbeiten, „hacken“, wie sie sagt, und ist nur zeitweilig mit alten Liedern zu erreichen. Heute besucht der Clown sie im Zimmer, sie klagte über Schmerzen und liegt deshalb im Bett. Auch dem Clown gegenüber signalisiert sie Schmerzen – im Bauch.

„Soll ich mal meine Hand drauflegen?", fragt der sie. Manchmal hilft das." Sie stimmt zu. Als die Hand auf dem Bauch liegt, schiebt sie diese tiefer, weg vom Bauch Richtung Unterleib. Und noch tiefer. Auf Höhe der Windel stoppt der Clown die Hand – seine Assoziationen gehen weiter. Missbrauch ist der erste Gedanke.

Auf Nachfrage beim Pflegepersonal erfährt der Clown später mehr: Als junges Mädchen ist Frau Kapsch in einem Badezimmer vergewaltigt worden. Zudem musste sie in diesem Alter aus den Ostgebieten flüchten – in einem der vielen Güterwagenzüge, die damals vollgestopft waren mit Menschen unterwegs in den Westen. Auf dieser Flucht starb ihr Vater. Es ist anzunehmen, dass nicht der Zug hielt, um dem Mann ein angemessenes Begräbnis zu bereiten. Vielmehr wurde vermutlich einfach während der Fahrt die Waggontür etwas geöffnet und der Leichnam rausgeworfen – wie ein Sack Kartoffeln.

Kollektives Leid

Diese Erlebnisse haben bei mir tiefe Spuren hinterlassen, zumal ähnliche Geschichten immer wieder zu hören sind – auch wenn die Zahl derer, die das erlebt haben, abnimmt. Was haben diese Menschen alles erlebt, das sich meiner Vorstellungskraft entzieht? Außer Frage steht, dass alte Menschen von solchen Ereignissen geprägt sind, gleich wie lange diese zurückliegen. Und ebenso schnell steht fest: Wenn ich ihnen als Clown angemessen begegnen will, muss ich mehr über dieses kollektive Leid wissen.

Im Zentrum steht ein Wort: Krieg. Der Zweite Weltkrieg liegt zwar schon Jahrzehnte zurück, seine Folgen aber sind immer noch präsent – besonders bei denen, die damals Kinder waren. Wer statt im Sandkasten zu spielen, erlebt hat, wie Bomben ein Nachbarhaus zerstörten, wer Schulfreundinnen nicht wiedersah, weil diese bei einem Angriff getötet wurden, wer lange gehungert, gefroren hat, vielleicht das vertraute Haus, die Straße, die Stadt verlassen musste, wem der Vater fehlte und wem die überforderte Mutter keinen Trost spenden konnte – der trägt schwer daran. Bisweilen wird er wohl davon erdrückt, auch nach Jahrzehnten.

Für einen Mann seines Alters ist Oskar Reiter ungewöhnlich emotional. Er lacht viel, weint aber auch viel, bisweilen im schnellen Wechsel. Der Clown und er verstehen sich prächtig, lachen miteinander bei Gedichten von Heinz Erhardt, auch wenn alles nur online stattfindet. Heute landet er gedanklich völlig unvermittelt in seiner Heimatstadt und seinem alten Beruf als Architekt. Und sagt: „Da muss ja alles aufgebaut werden, ist ja alles kaputt." Er erzählt im Präsens und fängt an zu weinen. Und auf einmal ist wieder Krieg, er acht Jahre alt und mittendrin.

Und dann erzählt der Mann, der sonst Wörter verwirrend wild aneinanderreiht, ganz klar: Wie er vor einem Luftangriff mit seiner Mutter in einen Luftschutzkeller abseits des Hauses mit der gemieteten Wohnung fliehen musste. Und was für ein Glück das war. „Denn als wir zurückkamen, war da nichts mehr, das ganze Haus nur noch ein Haufen Schutt, das war schlimm." Und wieder weint er. Und oben auf dem Schuttberg stand sein Rad, sein neues Kinderfahrrad, das er gerade zum Geburtstag bekommen hatte. Natürlich klettert er hinauf, um es zu retten. „Doch dann", sagt er unter Tränen, „habe ich mir die Finger verbrannt, so heiß war das noch."

Ganz allmählich, mit Unterstützung der Betreuungskraft, beruhigt Oskar Reiter sich wieder und kehrt zurück in die Jetztzeit. Wir, die Betreuerin und ich, haben uns später gefragt, was wohl der Auslöser war für diese einmalige Rückkehr in den Zweiten Weltkrieg. Da lief eine mögliche Erklärung durchs Bild: Einige Soldaten der Bundeswehr unterstützen das Haus bei Coronaschnelltests.

In der Forschung waren die Traumata deutscher Kriegskinder jahrzehntelang kein Thema – verständlich, ging es doch zunächst darum, die deutsche Schuld aufzuarbeiten. Zumal auch die „zwischen 1930 und 1945 Geborenen nicht Opfer des Völkermordes waren, sondern die Leidtragenden der Taten, vor allem ihrer Väter".[160] Das eigene Leid aufzuarbeiten, war ein heikles Thema. Es gab (und gibt) Hemmnisse auf vielen Ebenen. Die erste Sorge galt dem möglichen Vorwurf, das Leid der Holocaust-Opfer zu relativieren oder gar schmälern zu wollen.[161] Darum geht es in einer ernsthaften Auseinandersetzung natürlich nicht. Nach vielen Jahren und Mühen des Bearbeitens der deutschen Schuld scheint diese Sorge inzwischen zu schwinden.

Unfähigkeit zu trauern

Komplex sind die Hemmnisse auf psychischer Ebene. Da war bei allen – Jung und Alt – das Erleben des Schreckens blockiert, bei den Älteren zudem das Gefühl der Schuld. Es gab, wie Margarete und Alexander Mitscherlich – beide Psychoanalytiker – schon 1967 schrieben, einen unbewussten „wohlorganisierten inneren Widerstand gegen die Durcharbeitung eines Stücks unserer Geschichte, deren Schuldmoment unerträglich war und ist".[162] Denn alle, die einen narzisstisch geliebten „idealen Führer" verloren hatten, konnten der eigenen Entwertung nur dadurch entgehen, indem sie die emotionalen Brücken zur unmittelbaren Vergangenheit abbrachen. Viele Deutsche reagierten mit einer – so die Mitscherlichs – auffallenden Gefühlsstarre auf die Leichenberge in den Konzentrationslagern, auf das Verschwinden deutscher Soldaten in die Gefangenschaft, auf den millionenfachen Mord an Juden, Polen, Russen. Die Vergangenheit wurde „entwirklicht", die eigenen Toten und die zerstörten Städte versanken hinter einem Schleier des Unwirklichen.[163]

Diese „Unfähigkeit zu trauern"[164] wirkte auch auf die, die als Kinder unter den desaströsen Verhältnissen des Krieges oder der unmittelbaren Nachkriegszeit gelitten hatten. Sirenengeheul, brennende Häuser, Suppe aus Kartoffelschalen oder zerlumpt heimkehrende Väter – das und vieles mehr war zu viel, zu groß, zu schwer für die noch jungen Seelen. Was sie erlebten, haben sie abgespalten, um zu überleben. Und je jünger sie als Kinder waren, desto tiefer sind diese Erlebnisse vergraben.[165] Kinder sind zwar anpassungsfähig, was ihnen fälschlicherweise als Widerstandsfähigkeit ausgelegt wird. Die Fachleute sind sich aber heute einig: Kinder sind bei Grausamkeiten besonders empfindlich, wenn sie diese in den ersten drei Lebensjahren erfahren.[166] Da ihnen jedes Abstraktionsvermögen fehlt, sind sie ihren wuchtigen Gefühlen hilflos ausgeliefert. Die Möglichkeit des eigenen Todes gar wirkt wie eine Erschütterung, „die zunächst nicht erzählt, sondern nur beschwiegen werden kann".[167]

„Stell dich nicht so an"

Sogar die sogenannte Kinderlandverschickung, bei der zum Teil ganze Schulen aus umkämpften Gebieten in anscheinend sichere Gegenden des Landes dirigiert wurden, hatte massive Folgen: Die lange Trennung von den Eltern haben viele Kinder als ebenso traumatisch empfunden wie den Bombenkrieg.[168] Hinzu kam das Gebot, sich nicht so „anzustellen", schließlich ginge es doch allen so, schließlich würde man doch leben.[169] Diese Lektion verlernten diese Kinder nie. Wie ihre Eltern stürzten sie sich später in die enormen Anstrengungen des Wiederaufbaus und manifestierten dabei die Abspaltung der traumatisierenden Kriegserfahrungen. Nicht als willentlichen Akt, sondern als reflexhaft ausgelösten Schutzmechanismus[170] – den allerdings auch später kaum jemand hinterfragte.

Frau Dürr sitzt in der Wohngruppe der Bewohnerinnen mit Demenz abseits. Immer wieder unterbricht sie das gemeinsame Singen der anderen mit dem Clown durch lautstarkes, unartikuliertes Schimpfen. Das scheint eingespielt zu sein, denn die anderen reagieren sofort aggressiv. Der Clown sagt: „Vielleicht ist sie ärgerlich, weil ich sie noch nicht begrüßt habe."
Er steht auf und geht zu Frau Dürr. Er hockt sich neben ihren Stuhl, begrüßt sie, stellt sich vor, fragt nach ihrem Befinden. Mit Lauten und wenigen verständlichen Worten antwortet Frau Dürr. Ganz

allmählich entwickelt sich ein vorsichtiger Kontakt. Körperliche Berührung mag Frau Dürr weniger. Der Clown darf ihre Hand nur kurz streicheln. In der Zwischenzeit haben sich drei, vier Pflegerinnen zusammengefunden, die diese Begegnung aus der Distanz heraus verfolgen. Offensichtlich geschieht hier etwas Ungewöhnliches. Nur was?

Die Erklärung: Frau Dürr war als Mädchen Opfer mehrerer Vergewaltigungen. Im Alter und mit zunehmender Demenz wurde sie immer abweisender und aggressiver. Inzwischen schlägt, tritt und spuckt sie häufig um sich, wenn sich ihr jemand nähert. Männer rufen massive Unruhe hervor, wenn sie nur den Raum betreten.

Vergewaltigung als Siegesritual

Vergewaltigung, so schreibt der Psychoanalytiker Christoph Seidler, ist „das wohl barbarischste, archaischste, demütigendste und schamloseste aller Siegerrituale".[171] In den grauenvollen Zeiten des Zweiten Weltkrieges wurde millionenfach vergewaltigt – wobei die Zahlen den Schrecken dieser Taten auch nicht annähernd widerspiegeln können. Auf etwa 1,4 Millionen Mädchen und Frauen schätzen Fachleute die Zahl derer, die während der Flucht und Vertreibung aus den Ostgebieten von russischen Soldaten missbraucht wurden, hinzu kamen die Opfer im Westen. Insgesamt waren es etwa zwei Millionen Opfer auf deutscher Seite. Vorher hatten die deutschen Soldaten alleine auf russischem Boden an die zehn Millionen Mädchen und Frauen vergewaltigt.[172] Im faschistischen Denken war es „logisch", dass der deutsche Soldat durch Vergewaltigung beweisen konnte, der Herrenmensch zu sein.[173]

Die missbrauchten Frauen hatten ein Leben lang daran zu tragen. Zumal die Folgen der Vergewaltigung in den seltensten Fällen bearbeitet wurden – aus Schuldgefühl und Scham, aber auch, weil diese Frauen zum Teil mit Männern zusammenkamen, die selbst andere

Frauen vergewaltigt hatten – und zu Hause von diesem Thema natürlich nichts wissen wollten.[174]

Folgen der sexualisierten Gewalt

Die Folgen dieser nicht bearbeiteten sexualisierten männlichen Gewalt sind bis heute unübersehbar: In der geriatrischen Psychiatrie und in Altenheimen lebt immer noch eine Zahl von Frauen, bei denen Depressionen, Schlafstörungen, Ängste und einiges mehr auf eben diese Gewalterfahrungen zurückzuführen sind. Jahrzehntelang haben sie ihre Not erfolgreich verdrängt, doch im Alter, wenn die Abwehrkräfte erlahmen, kehren die Erinnerungen mit Wucht zurück.[175] Die feministische Sprachwissenschaftlerin Luise F. Pusch schreibt dazu: „Sie haben überlebt, das Trauma sogar erfolgreich verdrängt, aber … wenn ihnen der junge Pfleger einen Katheter anlegt und sie auffordert, dafür ‚die Beine breit zu machen', bricht es wieder auf, natürlich. Alles ist mit einem Schlag wieder da. Sie halten das nicht aus, schalten endgültig ab oder fangen an zu schreien und zu toben – was denn sonst."[176]

Öffentlich wurde diese kolossale Belastung einer solchen Gewalterfahrung durch Hannelore Kohl. Die gebürtige Leipzigerin, Jahrgang 1933, wurde in den letzten Kriegstagen als Zwölfjährige von Soldaten mehrfach vergewaltigt. Neben den seelischen Verletzungen wurde ihr ein Wirbelschaden zugefügt, der sie häufig an diesen Missbrauch erinnerte. Ihr Biograf Herbert Schwan glaubt, dass die Ehefrau von Altkanzler Helmut Kohl dieses Erlebnis bis zu ihrem Tod nie überwunden hat, ja er weist der Vergewaltigung Mitschuld zu an ihrem Selbstmord.[177]

Millionen Kriegskinder leiden noch heute

Auch heute leben in Deutschland noch Millionen Menschen, die in den Jahren 1930 bis 1945 geboren wurden. Viele davon in den Alten-

und Pflegeheimen. Rund die Hälfte leidet unter den Spätfolgen ihrer Kriegserlebnisse, insgesamt etwa ein Viertel gar gravierend an Depressionen, unerklärlichen Schmerzen oder Panikattacken.[178] Ganz ähnlich sind die Symptome bei Menschen mit Demenz.[179] Ganz sicher kein Zufall.

Einige Untersuchungen aus jüngerer Zeit belegen das. So weisen US-Veteranen mit einer sogenannten posttraumatischen Belastungsstörung doppelt so häufig eine Demenz auf wie Soldaten ohne entsprechende Krankheit.[180] Bei US-Soldaten, die schwere Kopfverletzungen erlitten hatten, wurde sogar ein zwei- bis vierfach höheres Risiko festgestellt, dement zu werden.[181] Doch Traumata wirken auch ohne direkte Verletzung unmittelbar auf das Gehirn. Eine wissenschaftliche Arbeit belegt: Bei Frauen, die als junge Mädchen Missbrauch erlitten hatten, war das Volumen des Hippocampus (der Schaltstelle für Erinnerungen) um knapp ein Fünftel geringer als das bei nicht traumatisierten Frauen. Damit war deren Gedächtnis und Stressregulation auf Dauer geschwächt.[182]

Doch wieso ist das Risiko groß, dass uns im Alter die Kindheit oder Jugend wieder einholt? Die Gründe sind naheliegend: Die tägliche Berufsarbeit endet, die Kinder sind aus dem Haus, die Enkel stellen längst nicht so viele Anforderungen – kurz, wesentliche sinn- und identitätsstiftende Elemente des Lebens entfallen, verbunden mit einer bislang unbekannten Fülle an frei verfügbarer Zeit. In der Entspannung wird zudem deutlich, wie sehr die eigene Kraft nachgelassen hat, es kommen diverse Leiden hinzu oder werden stärker wahrgenommen. Die Begrenztheit des eigenen Lebens wird intensiver erlebt – die Zeit der Reflexion beginnt.

All dies kann dazu führen, dass im Alter traumatische Erfahrungen wieder aktiviert werden. Bestimmte Situationen können sogar zu einer sogenannten Retraumatisierung führen.[183] Dies umso mehr, wenn Körper oder Geist so beeinträchtigt sind, dass pflegerische Hilfe notwendig wird. Pflegesituationen können dann an frühere Zeiten erinnern, als die heutigen Alten Kinder waren und sich ähnlich hilflos und ausgeliefert fühlten.[184]

Wenn die Kraft fehlt, die alten Erlebnisse wie früher abzuspalten, kann sich das Ausgeblendete mit Macht Eingang in das Bewusstsein verschaffen – und die Angst bei den Betroffenen wird übermächtig. Die Menschen flüchten dann – wie früher – in ein dissoziiertes Niemandsland. Anders als früher fehlt ihnen nun aber zunehmend die Kraft, dieses Refugium wieder zu verlassen.[185] Sie bleiben dauerhaft im Niemandsland, für manche möglicherweise eine Art letzte Rettung.

Zwei Mütter halfen Henning Scherf

Dass bei Weitem nicht jeder Mensch, der in den letzten Kriegsjahren in Deutschland geboren wurde, depressiv oder dement ist, Herz-Rhythmus-Störungen aufweist oder unter Angstattacken leidet, hat unterschiedliche Gründe.

Ein ganz einfacher Grund lautet: Kinder auf dem Land waren weit weniger vom Krieg betroffen als die in den Städten.[186] Ein weiterer Grund wird in der Forschung mit dem Begriff Resilienz versehen. Resilienz bedeutet eine Art innerer Widerstandskraft, die Kinder (und Erwachsene) selbst schwierigste Situationen überstehen lässt. Wesentliche Voraussetzung dafür ist eine feste Bindung zu einer Person, die Sicherheit vermittelt – ob Vater, Mutter, Onkel oder ein guter Nachbar. Henning Scherf, ehemaliger erster Bürgermeister von Bremen, Jahrgang 1938, sagte von sich, er sei als Kind durch seine zwei Mütter – Mutter und Großmutter – behütet durch den Krieg geführt worden und habe deshalb weniger Schaden erlitten.[187]

Frau Sommerthal verabschiedet sich vom Clown. „Danke, das war schön." Und dass sie eben das sagt, ist unglaublich. Frau Sommerthal fällt in der Gruppe der Bewohner mit Demenz vor allem durch ihre mürrische, freudlose Art auf. Viele Monate zeigte sie als einzige Emotion auf den Clown nur eine Art Nörgelei. „Zappeln Sie doch nicht so rum!", wenn er tanzte. „Das ist ja bescheuert", wenn er mit dem Kopf im Takt der Musik wippte. Doch die Begegnungen und die vielen gesungenen Lieder entfalten allmählich ihre Wirkung. Bisweilen singt sie mit, heute bedankt sie sich sogar.

Frau Sommerthal hat ihren Mann früh im Krieg verloren, später starb, mit sieben Jahren, ihr Sohn, das einzige Kind. Damit schien auch ihre Lebensfreude gestorben zu sein.

Eine deutsche Mutter fühlt nicht

Frau Sommerthal wurde in einer Zeit der emotionalen Härte geboren, einer Tradition der Gefühlsferne – jedenfalls was die weichen, warmen Gefühle betrifft. In Deutschland ging es früher in der sogenannten Kindererziehung viele Jahrzehnte lang vor allem um Gehorsam und Unterordnung. Schon weit vor den Nationalsozialisten galten in der militaristisch geprägten Welt der Preußen das Ignorieren der seelischen Bedürfnisse von Kindern, die Unterdrückung ihrer Ich-Identität und ihres Freiheitsstrebens als wesentlich und selbstverständlich. Autoritätsergebenheit und Aufopferung waren Lebenswerte, die (von führenden Schichten gewollt) undifferenziert aus dem militärischen Alltag für die sogenannte Kindererziehung übernommen wurden.[188]

Die Nationalsozialisten brauchten diesen ideologischen Faden nur wieder aufzunehmen. Unbestritten hatte die Ärztin Johanna Haarer einen wesentlichen Anteil an der Wirkung dieser Erziehungsdogmen. Sie veröffentlichte 1934 ihr Buch: „Die deutsche Mutter und ihr erstes Kind“ – ein Bestseller. Die erste Auflage war schon nach wenigen Wochen vergriffen. Bis Ende des Krieges wurden, damals unglaublich, rund 700.000 Exemplare verkauft. Haarers Erziehungsdoktrin baute auf systematische Distanz und fehlende Bindung zur Mutter. Der Kontakt sollte beschränkt sein auf die unumgängliche Versorgung des Kindes mit Brei und sauberen Windeln. Die Signale von Babys wie Schreien und Wimmern mussten ignoriert oder umgedeutet werden: „Lautes Schreien kräftigt die Lungen.“[189] Haarer forderte ihre Leserinnen sogar auf, Neugeborene in den erste 24 Stunden nicht zu berühren und beim Stillen den eigenen Kopf vom Baby wegzudrehen, damit kein Augenkontakt und keine Bindung entsteht.[190]

Seine enorme Wirkung konnte der „Ratgeber" auch entfalten, da er in der Reichsmütterschulung der NS-Reichsfrauenschaft zum Pflichtprogramm gehörte – und Millionen werdender Mütter prägte.[191]

Die Bindungslosigkeit stand allerdings nicht im Fokus der NS-Ideologen, sondern vielmehr die Meisterung des Lebens, das jedem jungen Deutschen hart und feindlich begegnete.[192] Die Jungen sollten „flink wie Windhunde, zäh wie Leder und hart wie Kruppstahl" werden, um unter anderem als spätere Soldaten dem Expansionswahn Hitlers zu dienen. Die Mädchen sollten als Mütter zahlreiche Kinder (und spätere Soldaten) gebären. Weinen, Jammern oder Kuscheln waren nicht erwünscht – die emotionale Bindung der Kinder zu ihren Eltern wurde so oft beeinträchtigt, geschädigt. Das brachte einen weiteren großen Vorteil für die Stabilisierung des totalitären Systems: Bei vielen Kindern und Jugendlichen entstand ein emotionales Vakuum, das der „Führer" entweder selbst füllte oder sich mit Organisationen wie dem Deutschen Jungvolk, der Hitlerjugend (HJ) und dem Bund Deutscher Mädchen (BDM) mühelos füllen ließ.[193]

Die Folgen dieser sogenannten Erziehung endeten mitnichten mit dem Ende des Krieges und dem Zusammenbruch des faschistischen Systems. In den Trümmern der Städte und des Selbstbewusstseins suchten viele Überlebende verzweifelt nach neuer Orientierung. Sie fanden diese in der Betonung der alten Werte: Frömmigkeit, Biederkeit, Anstand und nichts als Arbeit. Für junge Menschen war diese Situation verheerend.[194]

Haarers Bücher – von nationalsozialistischem Gedankengut gereinigt und mit wenigen pädagogischen Äußerungen angereichert – wurden weiterhin gelesen. Die letzte Auflage von „Die Mutter und ihr erstes Kind" („deutsche" [Mutter] war als nicht mehr opportun gestrichen worden) erschien 1987.[195] In der pädagogischen Grundhaltung hat sich tatsächlich lange nichts Grundlegendes verändert. Manche Pädagogen sprechen gar von einer Kontinuität nach 1945 bis in die Siebzigerjahre: Bis dahin sei das Bild der „Lebensbemeisterung" für die frühe kindliche Sozialisation geblieben.[196]

Der „hundertjährige Krieg"

So wirkt lange nach, was längst überwunden schien. Das gilt auch für die Kriegsfolgen, von denen in Deutschland drei Generationen direkt oder indirekt betroffen waren und sind: die zwischen 1910 und 1920 Geborenen, deren Kinder, geboren zwischen 1930 und 1945, und die sogenannte Enkelgeneration, geboren zwischen 1955 und 1975.[197] Der Psychotherapeut Peter Heinl gibt einem Aufsatz über die Auswirkungen davon gar den Titel: „Die Ungnade der späten Geburt: Der Hundertjährige Krieg in den Katakomben des Unbewussten."[198] Doch warum ist das so? Und warum ist es hilfreich, im Zusammenhang mit der Pflege von verwirrten Menschen mehr über diese Zusammenhänge zu wissen?

Die Emotionalität bildet den entscheidenden Zugang zu Menschen mit Demenz. Aus verschiedensten Gründen ist dieser Zugang aber schwierig – auch weil die Jungen, die professionell oder als Angehörige pflegen, Mühe haben, den alten Menschen auf der Gefühlsebene zu begegnen. Die biografischen Fakten zur Kindheit der alten Menschen im Bombenhagel, auf der Flucht oder in den Trümmern der Nachkriegszeit sind zwar meist bekannt, die tiefen emotionalen Wunden aber – verständlicherweise – kaum vorstellbar. Das lange, zum Teil noch anhaltende Schweigen der ehemaligen Kriegskinder hat es deren Kindern fast unmöglich gemacht, Verständnis für diese zu entwickeln. Außerdem haben viele ehemalige Kriegskinder als Eltern ihrem Nachwuchs den emotionalen Kontakt erschwert, indem sie ihm (unbewusst) mit der erlernten emotionalen Härte begegneten.

Weitergabe der Traumatisierung

Verschärft wurde dies oft dadurch, dass Kinder allein mit ihrer natürlichen Lebendigkeit Eltern immer wieder mit deren traumatischen Erfahrungen in Kontakt brachten. Indem eine ganze Reihe ehemaliger Kriegskinder als Eltern diese Lebendigkeit bekämpften, bekämpften sie zugleich das eigene Fühlen, das untrennbar mit den schrecklichen Erinnerungen verbunden war. So wurden alte Traumatisierungen bewusst oder unbewusst, sprachlich oder nonverbal an die folgende Generation weitergegeben.[199] Und diese Enkelgeneration macht es dann oft nicht viel besser. Denn dieses Lernen durch Nachahmen stellt die Basis dar für das Weitergeben von Wahrnehmungs-, Bewertungs- und Verhaltensmustern von einer Generation auf die folgende[200] – und findet immer statt, gewollt oder ungewollt.

Für die Menschen der Jahrgänge 1930 bis 1945 kam erschwerend hinzu, dass sie über Jahrzehnte einfach nicht das Gefühl hatten, etwas besonders Schlimmes durchgemacht zu haben. „Es fehlte ihnen der emotionale Zugang zu diesen Erfahrungen und damit auch der Zugang zu den wichtigsten Prägungen.“[201] Außerdem: Damals gab es weder die Krankheit Posttraumatisches Belastungssyndrom noch eine Traumatherapie. Ganz abgesehen davon, dass diese Generation jeder Psychotherapie mit Distanz, ja Angst begegnete – auch dies eine Nachwirkung der NS-Zeit, „in der psychisch Kranke sterilisiert und ermordet“ worden waren.[202]

Gordischer Traumaknoten

Die Traumatisierung wurde in vielen Fällen also an die Enkelgeneration weitergegeben. Die häufigste Folge bei den Kriegsenkeln: „Selbstverleugnung, Einsamkeit und Lebensangst.“[203] Das erschwert eine wesentliche Voraussetzung für tiefe Beziehungen: Liebe und Verständnis für sich selbst. Wo das fehlt, wird auch Empathie für andere schwierig, etwa eine verständnis- und liebevolle Zuwendung zu den heute alten Eltern, den ehemaligen Kriegskindern. Zumal in den – im Vergleich zur Kindheit – umgedrehten Machtverhältnissen das Risiko vorhanden ist, dass alte Rechnungen beglichen werden. Anders als eine physische Verkrüppelung ist eine psychische aber schwer greifbar. Eben deshalb zeigt sie umfassendere Folgen, stellt gar einen „gordischen Traumaknoten“ dar,[204] bei dem sich niemand findet, der ihn einfach durchschlägt.

Die vielen Menschen, die ihre Kriegserlebnisse im Rahmen guter Familienbande oder aus anderen Gründen gut verarbeiten konnten, die heute als liebevolle Großeltern wirken oder sich lang gehegte Urlaubsträume erfüllen – all diese Angehörigen einer „unauffälligen, fürsorglichen, tüchtigen Generation“[205] stehen nicht im Zentrum dieser Betrachtungen. Wer gesund ist, sein Leben und seine Geschichte meistert, bedarf weniger Hilfe, macht den Umgang mit sich und anderen Menschen leicht – selbst im Pflegefall. Die anderen Alten, denen das nicht so gelungen ist, stellen uns vor Schwierigkeiten. Viele der heute Betreuenden, die in den Fünfziger- und Sechzigerjahren geboren wurden, stehen im Zwiespalt zwischen Hilfe und Distanz. Wollen sie, können sie ihren pflegebedürftigen Eltern die Zuwendung geben, die diese benötigen? Und: Können die alten Eltern überhaupt Hilfe annehmen? So werden alte Spannungen nach Jahrzehnten aktualisiert[206] und wirken zum Teil auch in professionelle Betreuungsverhältnisse hinein.

Die alten Menschen, zumal mit (fortschreitender) Demenz, sind kaum in der Lage, diesen Konflikt zu lösen. Selbst wenn sie offener werden sollten für eine liebevolle Beziehung, kommt ihnen nach und nach die Ebene der Selbstreflexion abhanden. So bleibt es vorrangig den Jüngeren überlassen, mit Verständnis und Mitgefühl für sich und die Eltern zu helfen, den stetigen Generationentransfer alter Traumata zu beenden. Ein wissender Clown kann dies unterstützen.

Der Mond ist aufgegangen

Der Mond ist aufgegangen,
die gold´nen Sternlein prangen
am Himmel hell und klar.
Der Wald steht schwarz und schweiget
und aus den Wiesen steiget
der weiße Nebel wunderbar.

Seht ihr den Mond dort stehen.
Er ist nur halb zu sehen
und ist doch rund und schön.
So sind wohl manche Sachen,
die wir getrost verlachen,
weil unsere Augen sie nicht seh'n.

Auszüge des Gedichtes „Abendlied" von Matthias Claudius (1740–1815), diverse Vertonungen, die bekannteste stammt von Johann Abraham Peter Schulz (1747–1800).

Kapitel 6
Aussen- und Innenansichten

Für jeden betroffenen Menschen stellt Demenz erst einmal ein großes Unglück dar, das mit starken Gefühlen verbunden ist. Die (von Pflegekräften) am häufigsten wahrgenommenen Gefühle sind Angst, Verzweiflung, Hilflosigkeit, vor allem aber Angst.[207] Wenn man weiß, dass Angst für uns Menschen noch schlimmer auszuhalten ist als Not und Elend,[208] lässt sich erahnen, wie groß die Belastung bei Menschen mit Demenz sich anfühlen muss.

> *„Ich kann spüren, wie ich diesen rutschigen Abhang hinuntergleite. Ich empfinde eine Traurigkeit und Angst, die ich nie zuvor erfahren habe."*[209]

Die Angst vor dem Verlust des Selbst, dessen, was uns als Person ausmacht, geistert zu Unrecht durch Millionen Köpfe. Auch wenn unbestritten ist, dass Menschen sich im Laufe der Demenz verändern, vielleicht sogar sich und anderen fremd werden. Doch sie bleiben eine Person bis zum Schluss. Auch das unbestritten. Die Angst vor dieser Entwicklung paart sich mit der Angst, hilflos und abhängig zu werden, anderen zur Last zu fallen.[210] Auch hier werden bei vielen weitverbreitete, aber falsche Vorstellungen wach. Denn niemand von uns ist wirklich unabhängig: Wir sind alle auf die Unterstützung anderer angewiesen – sei es, dass der Bus pünktlich fährt oder dass uns auf der Autobahn niemand entgegenkommt. Hilflosigkeit lässt sich nicht mit völliger Ohnmacht gleichsetzen. Hilflosigkeit bedeutet – schwierig genug – die Anerkennung unserer Grenzen, die Fähigkeit zu ertragen, auf andere angewiesen zu sein.[211] Ungeachtet dessen erleben die meisten Menschen mit Demenz ihre erwartete Abhängigkeit und Hilflosigkeit als desaströs.

Archaisches Notfallprogramm

Wer sich derart in seinem Innersten bedroht fühlt, der aktiviert (neurologisch gesehen) die archaischen Notfallprogramme im Hirnstamm: Angriff oder Flucht oder, wenn beides nicht funktioniert, ohnmächtige Erstarrung.[212] Diese Verhaltensmuster sind bei Menschen mit Demenz immer wieder zu beobachten. Besonders offen aggressive Reaktionen überraschen auch Angehörige immer wieder.[213] Hier kann eine Unterscheidung zwischen Außen- und Innenansicht hilfreich sein, also zwischen dem, was wir von außen wahrnehmen, und dem, was vermutlich bei den Menschen mit Demenz innerlich geschieht.

AUSSENANSICHT:

Frau Seibert kann ohne Hilfe nicht mehr zu Mittag essen. Die Pflegerin will ihr helfen, spießt ein Stück Pfannkuchen auf, um ihr das anzureichen. Doch Frau Seibert schlägt der Pflegerin die Gabel aus der Hand, das Stück Pfannkuchen fliegt durch den Saal. Die Pflegerin ist wütend.

INNENANSICHT:

Frau Seibert stammt aus „gutem Hause". Sie leidet darunter, nicht mehr allein zu Mittag essen zu können. Beim Anblick der viel zu großen Portion sagt sie spontan, sie habe keinen Hunger. Die vermeintliche Hilfe, gefüttert zu werden, empfindet sie als Erniedrigung, wogegen sie sich wehrt – mit dem Wegschlagen der Gabel. Die etwas aufwendigere Lösung, den Pfannkuchen zu schneiden, auf die Gabel zu spießen und Frau Seibert diese selbst zum Mund führen zu lassen, klappt später einwandfrei.

Es kann sehr zum Verständnis beitragen, wenn man diese Aggressivität nicht gegen sich als Person gerichtet sieht, sondern versucht, den Subtext zu verstehen, und seine Handlungen zu überprüfen, wo vermutlich die Ursache liegt.[214] Abgesehen von der grundsätzlich vorhandenen Wut auf die Demenz (also auch auf sich), können zum Beispiel Beschimpfungen eine Vorwärtsverteidigung darstellen oder sollen davon ablenken, etwas nicht verstanden zu haben oder nicht mehr zu können.[215]

Immer auf der Flucht

Die Flucht als weitere archaische Reaktion weist zwei Dimensionen auf: zum einen als Flucht in die Vergangenheit und zum anderen als ein ganz reales ständiges Unterwegssein.

> *„In dem Maße, in dem meine Erinnerung zur Gegenwart mir entgleitet, finde ich zunehmend Trost in den Erinnerungen der Vergangenheit.“*[216]

Wer seine Wahrnehmungen nicht mehr einordnen kann, wer in seinem Alltag immer häufiger überfordert ist, wer seine Realität mehr und mehr als unerträglich erlebt, der wird Ruhe und Entspannung in einer anderen Realität finden: in der „guten alten Zeit“, als man sich behaupten konnte, sicher war – zumindest erscheint es im Rückblick so.[217] So stellen Männer oft ihre alte Arbeitswelt wieder her, Frauen finden Zuflucht in ihrer alten Identität als Hausfrau.[218] Bisweilen kann der Rückgriff auf das Vergangene aber auch negative Folgen haben, wenn sich alte Menschen an Vergehen, Normbrüche oder Traumata erinnern – kraftlos, dem etwas entgegenzusetzen.[219]

Eine ganze Reihe von Betroffenen unterliegt zudem dem – absurden – Reflex, der Demenz davonlaufen zu können. Sie verspüren den kaum stillbaren Drang zu gehen, stets unterwegs zu sein – irgendwie vor der eigenen Angst fliehen zu können. Daneben hilft körperliche Aktivität, Stresshormone abzubauen. Der Antrieb zu gehen kann auch resultieren aus einer gesteigerten Unruhe und Orientierungslosigkeit. Wer nicht weiß, wer all die Menschen um ihn herum sind, wer sein Zuhause nicht erkennt, der wird versuchen, seine vertraute Umgebung wiederzufinden.[220] Und: Gehen ist zudem eines der letzten autonomen Zeichen von Mobilität, die Menschen mit Demenz geblieben sind.[221]

Können Sie sich vorstellen, wie sich ein Mensch fühlt, der sich fragen muss: „Bin ich diesen Weg gerade gegangen? Wo wohne ich jetzt eigentlich?“[222]

Erstarren als letzte Rettung

Wenn Angriff oder Flucht keinen (erlebten) Erfolg bringen, bleibt manchen Menschen mit Demenz unbewusst nur das Erstarren, die emotionale Betäubung – die letzte Rettung. (Ähnliches lässt sich auch bei Menschen mit aktueller Traumatisierung feststellen.) Der Gang wird steif, die Personen wirken abwesend, handeln eher automatisiert.[223]

All diese sogenannten archaischen Bewältigungsstrategien treten meist in Mischformen auf, auch die Vehemenz einzelner Verhaltensmuster kann sich abrupt von einem ins andere Extrem verändern. Hier geht es vor allem darum, die enorme Not und die daraus resultierenden Verhaltensweisen zu verstehen.

Lange bevor die Notfallprogramme greifen, lassen sich andere Charakteristika ausmachen, die für Menschen mit Demenz typisch sind. Wenn die Verunsicherung größer wird, wächst das Bedürfnis nach Verlässlichem und Sicherem. So werden Angehörigen und Betreuenden immer wieder dieselben Fragen gestellt, werden (bereits zusammengelegte) Unterhemden oder Blusen auseinandergefaltet und mit höchster Sorgfalt wieder zusammengelegt, werden Papierstreifen immer wieder glatt gestrichen. Im Handeln fühlen sich manche Menschen sicherer.[224]

AUSSENANSICHT:

Herr Weiner läuft ganz unruhig durch das Altenheim. Er geht immer wieder in sein Zimmer, öffnet die Schranktüre und räumt alle Sachen raus. Dann verlässt er das Zimmer wieder. Den Betreuungskräften verursacht er eine Menge zusätzlicher Arbeit.

INNENANSICHT:

Herr Weiner weiß nicht, wo er sich befindet. Eine dunkle Ahnung führt ihn in sein Zimmer. Um sicherzugehen, dass es wirklich seines ist, öffnet die Schranktüre und räumt alle Sachen raus, um zu überprüfen, ob es seine sind. Wenn er das Gefühl bekommt, es ist sein Zimmer, kann er beruhigt wieder umhergehen.[225]

Wer in einer jahrzehntelangen Partnerschaft gelebt hat und seinen Partner vermisst, kann von einem bestimmten Zustand der Verwirrtheit an versuchen, das alte, sichere Gefühl der Partnerschaft wiederherzustellen – und sich im Altenheim zu einer Mitbewohnerin ins Bett legen.[226] Auch die Nähe zur (längst verstorbenen) Mutter kann gesucht werden. Denn wird der Wunsch nach dem Partner (gefühlt) nicht erfüllt, kann die Sehnsucht wachsen, in die erste Symbiose zurückzukehren – zur Mutter.[227]

Seit vielen Jahren besucht der Clown Ellie Schwarz. In den Jahren wuchs eine innige Beziehung, die vor allem die 95 Jahre alte Frau stets betont. Denn oft fühlt sie sich allein. „Ach wie schön, dass du kommst", gehört zur Begrüßung dazu. Seit vielen Jahren erzählt sie von ihrer innigen Beziehung zur Mutter. Vor allem, wenn der Clown singt. „Meine Mutter konnte auch so schön singen", sagt sie und manchmal gleich danach: „Ach, wie es der wohl jetzt geht? Sie war ja auch nicht gut zurecht." Dass sie kurz zuvor davon sprach, selbst schon über neunzig zu sein, war nicht mehr vorhanden.

Ver-rückte Realität

Da die Verbindung zwischen aktuellem und Altgedächtnis gestört ist und damit die adäquate Einordnung der Gegenwart, schaffen sich Menschen mit Demenz immer wieder ihre eigene Realität. Tief eingegrabene Automatismen des Alltags werden in einen neuen Zusammenhang *ver-rückt*.

Aussenansicht:

Die Bewohnerin hat das Mittagessen beendet und schüttet den Rest des Nachtisches auf den Tisch. Anschließend verteilt sie den Quark großflächig. Die Pflegerin kommt. Sie fragt: „Haben Sie fertig gegessen?", nimmt Geschirr und Besteck mit, wischt den Tisch ab und beendet die „Sauerei".

Innenansicht:

Die Bewohnerin hat das Mittagessen beendet und beginnt, einen Kuchen zu backen. Der Teig (der Rest der Quarkspeise) wird sorgfältig gerührt, auf das Backblech (den Tisch) geschüttet, dort verteilt und glatt gestrichen. Doch die Dame wird durch die Pflegerin aus ihrer Arbeit gerissen. Sie beschwert sich – vergebens.[228]

Als ganz besonders belastend erleben Menschen mit Demenz ihre nachlassende Fähigkeit, Sätze zu formulieren.

Ich fing mitten im Satz an, Wörter zu verdrehen. „Schau, da kommt der Hausmeister", wollte ich sagen – aber ich sagte: „Schau, die Haussocke." Ich konnte bestimmte Gegenstände nicht mehr benennen – wie heißt noch mal das Ding, aus dem das Salz herauskommt?[229]

Oder:

Herr Beimer wurde schon viele Wochen regelmäßig vom Clown besucht. Der knapp achtzig Jahre alte Mann war sehr orientiert, sodass die Besuche von Gesprächen über das Wetter, die Wehwehchen und dergleichen geprägt waren. Dann ändern sich die Begegnungen. Allmählich stockt Herr Beimer zunehmend beim Formulieren, ringt nach Worten und nennt immer öfter den falschen Begriff. Dabei kommen ihm die Tränen, immer wieder macht er eine abwehrende Bewegung mit der Hand. „Hat doch alles keinen Zweck", sagt er stockend.

Die Verzweiflung angesichts des bewusst erlebten Prozesses, ein bestimmtes Wort zu suchen und zu hören, wie stattdessen Unsinn herauskommt, war greifbar.

Ein Ende der Angst

So deprimierend und schwer auch viele Entwicklungen der Demenz erfahren werden, es gibt eine andere Seite, eine, die der Demenz sogar etwas Positives abgewinnen kann.

> *„Alzheimer ist zwar eine harte Sache – aber weil es eben auch so hart ist, habe ich das Gefühl, vor nichts mehr Angst haben zu müssen. Und das eröffnet Möglichkeiten und Chancen."*[230]

Der von Demenz betroffene Christian Zimmermann fühlt sich zwar in seinen kognitiven Möglichkeiten eingeschränkt, betont aber, alle anderen Fähigkeiten, am Alltag teilzunehmen und ein gutes Leben zu führen, seien ihm erhalten geblieben. Als besonders wichtig nennt er den Humor, das Lachen als Kraftquelle.[231] Zur Entspannung kann wesentlich beitragen, dass eine Demenz eben keinen Verlust des Selbst darstellt, sondern nur eine Veränderung des Selbst, die sich von vielen anderen Veränderungen gar nicht so sehr unterscheidet.[232] Und: Da Beziehungen häufig durch unseren Verstand begrenzt werden, trägt die Beeinträchtigung des Gedächtnisses sogar das Potenzial, dass Beziehungen „reifer und tiefer werden statt ärmer und seichter".[233]

Bisweilen bergen die unterschiedlichen Sichtweisen ein und derselben Situation sogar eine berührende Komik in sich. Die folgenden Zitate stammen aus einem Tagebuch, das Markus Zinkl seinem Opa zu schreiben half. Er nannte das veröffentlichte Resultat: „Spaß trotz Demenz – der Demenz die Macht genommen." Die Eintragungen sind so authentisch, dass sogar die Schreibfehler unbearbeitet blieben.

19.09.2013: Meine Tochter ist wieder zu Besuch. Wir gehen im Pflegeheim ein bisschen durch die Gänge. Meine Tochter will mir weismachen, das das ein Geländer ist, woran ich mich festhalte. Ich weiß es besser, es ist eine Regenrinne. Vorne kommt das Wasser rein und hinten wird es aufgefangen, ohne dass es auf den Boden läuft.[234]

04.2.170: Komisch. Links und rechts habe ich einen Schuh an. Jetzt fehlt mir nur noch der dritte Schuh zum Anziehen. Wo ist der bloß? Tochter will mir weismachen, dass zwei reichen. Von wegen.[235]

10.04.2015: Zeit, um wieder etwas zu flirten. Die Fußpflegerin ist eine heiße Braut. Was die mit mir macht, das muss wahre Liebe sein. Sie bindet mir am besten die Schuhe zu.[236]

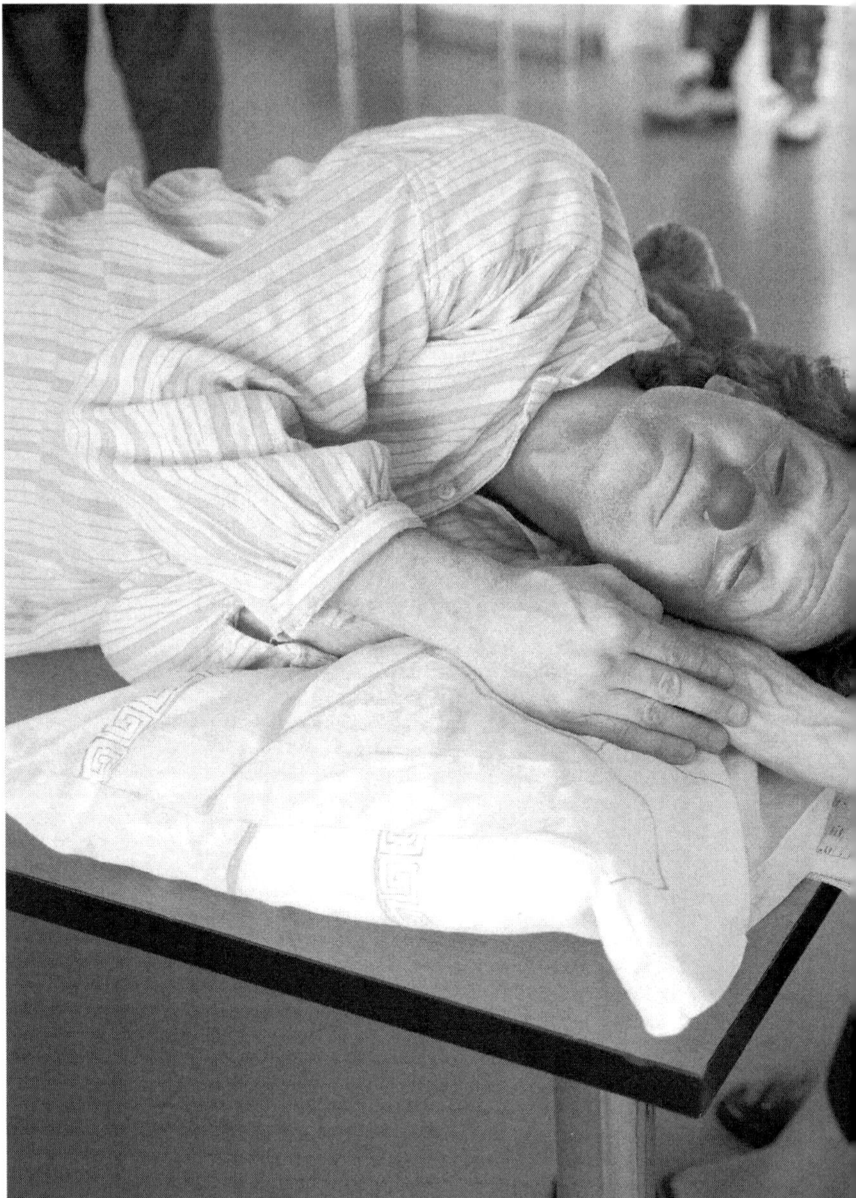

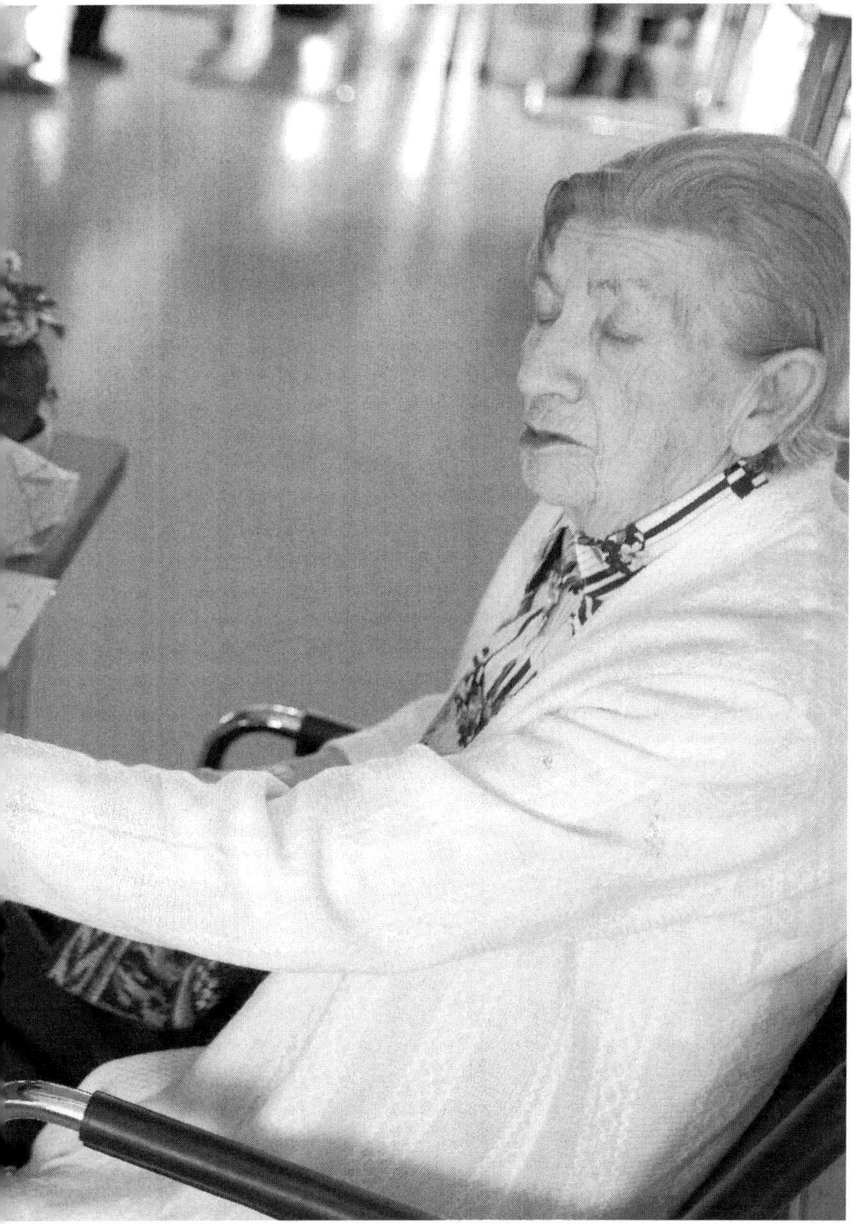

Heimliche Liebe

Kein Feuer, keine Kohle
kann so brennen so heiß
als heimliche Liebe,
von der niemand nichts weiß.

Keine Rose, keine Nelke
kann blühen so schön,
als wenn zwei verliebte Seelen
beieinander tun stehn.

Setze du mir einen Spiegel ins Herze hinein,
damit du kannst sehen,
wie treu ich es mein!

Unbekannte Verfasserin

Kapitel 7
Was Menschen mit Demenz hilft

Die Frage, was Menschen mit Demenz hilft, lässt sich schnell beantworten: Ihnen hilft genau das, was Menschen ohne Demenz hilft, nur mit einem anderen Schwerpunkt. Prägen den gewöhnlichen Alltag vor allem vom Gehirn gesteuerte Handlungen, fällt diese einseitige Ausrichtung bei Menschen mit Demenz allmählich weg. Zunehmend rücken Gefühle in den Vordergrund: Angst, Freude, Wut, Trauer, Heiterkeit – man könnte auch sagen, ein wesentlicher Teil des Menschseins. Im Zentrum steht häufig die Liebe.[237] Und Liebe bedeutet hier weder kitschbekleisterte Abziehbilder aus Vorabendserien noch auf dumpfe Ich-hab-dich-lieb-Phrasen beschränkte Zweierbeziehungen. Liebe schafft echte Tiefe, wenn Menschen sich angstfrei, offen und mitfühlend begegnen.[238] Und wenn es nur für ein paar Sekunden ist. Auch das wäre schon ein Gewinn. Schließlich: Gefühle, ein Herz wird nie dement.[239]

So verwundert es nicht, dass menschliche Nähe, die Beziehung zu anderen Menschen das wichtigste Medikament gegen Demenz darstellt.[240] Bei dieser Nähe kommt es nicht auf bestimmte Techniken an, sondern auf eine anerkennende, mitfühlende Haltung.[241] Tom Kitwood, britischer Pionier der wertschätzenden Pflege, prägte den schönen Begriff, der Demenz einen „Engelskreis“ gegenüberzustellen.[242]

Einen Engelskreis bilden

Der Engelskreis beginnt immer mit der Begegnung. Für diese Begegnung braucht es Zeit, ein Innehalten, wenigstens einen kurzen Moment lang. In diesem Moment muss man offen sein für das, was die Menschen mit Demenz sagen, zeigen oder ausstrahlen, und offen sein für die eigenen Empfindungen, die daraus erwachsen.[243] Kitwood nennt diesen Zustand „freie Aufmerksamkeit". Für ihn bedeutet das, ohne Störungen von außen und innen zu sein, den anderen möglichst ohne Verzerrungen, Projektionen und Vorurteile wahrzunehmen.[244] Bei der Niederländerin Cora van der Kooij heißt es, die „Einzigartigkeit des Augenblicks" schätzen. Denn je weniger Angst die Betreuungskraft vor dem hat, was sie beim Gegenüber wahrnimmt, umso kreativer und sicherer kann sie handeln.[245]

Eben das alles gilt auch und besonders für Clowns. Bei ihnen braucht es nicht nur innere Offenheit, sondern unbedingte, ja radikale Absichtslosigkeit, mit der sie den Menschen mit Demenz begegnen. Erst dann kann echter Kontakt zwischen beiden entstehen.

„Je stärker emotional und weniger kognitiv wir werden, desto mehr ist es die Art, in der ihr mit uns sprecht und weniger das, was ihr sagt, an was wir uns erinnern. Euer Lächeln, euer Lachen und eure Berührung sind das, womit wir in Verbindung treten. Empathie hat eine heilende Wirkung. Liebt uns einfach, wie wir sind. Wir sind immer noch da, emotional und spirituell, wenn ihr in der Lage seid, uns zu finden."[246]

Hier setzt sich der Engelskreis fort. Empathisch sein bedeutet, sich einfühlen, auch, sich eindenken können. An dieser Stelle hilft biografisches Wissen (über sich und andere). Alle Betreuenden sollten ihre Erfahrungen nutzen, auch wenn die unmittelbare Erfahrung, nämlich alt zu sein, fehlt. Aber alle haben in irgendeiner Form schon Verluste erlitten, Hilflosigkeit, Machtlosigkeit, Einsamkeit erlebt, vielleicht sogar Desorientiertheit in der Fremde. Diese Erfahrungen für sich zu aktivieren, stellt eine echte Ressource dar im Umgang mit von Demenz Betroffenen.[247]

Ich weiß zum Beispiel noch sehr genau, wie hilflos ich mich nach einer Bandscheibenoperation gefühlt habe, wie ausgeliefert und armselig ich mir vorkam, für jedes Pinkeln klingeln zu müssen. Von daher kann ich erahnen, wie ausgeliefert sich Menschen mit Demenz fühlen können. Ich erinnere mich aber auch, wie tief mich ein einfaches Streicheln meiner Lebensgefährtin berührte. Es ist eine besondere Sprache, die in solcher Hilflosigkeit aufrichtet: die Sprache der Zärtlichkeit. Wenige Gesten genügen, verstanden wird sie von allen.[248]

Kontakt, körperlicher Kontakt gehört deshalb auch zur ersten Wahl, um mit verwirrten alten Menschen Verbindung aufzunehmen. Ähnlich wie bei Babys und Kleinkindern empfiehlt sich auch bei ihnen, über (zurückhaltende) körperliche Berührung auf sich aufmerksam zu machen, Vertrauen aufzubauen – natürlich immer am Empfinden der Menschen orientiert.[249] Es stärkt zudem die Position des Schwächeren, wenn jede Handlung mit einem freundlichen Gesicht, einer angenehmen Stimme beginnt.[250]

Doch: Kontakt ist nicht gleich Kontakt. Ein solcher, der zum „Engelskreis" zählt, braucht neben Zeit und Geduld vor allem Aufrichtigkeit und Echtheit.[251] Denn jeder Mensch, besonders ein alter, erfahrener, besitzt ein feines Gespür dafür, ob die vom Gegenüber gezeigten Gefühle aufrichtig sind. Dieses Gespür wird umso feiner, je mehr die vom Gehirn gesteuerte Kommunikation an Bedeutung verliert.[252]

Die Bedeutung von Atmosphären

In diesem Zusammenhang wächst die Bedeutung von Atmosphären. Atmosphären werden von jedem Menschen wahrgenommen – ob Säugling oder Greis. Atmosphären werden sehr unterschiedlich empfunden, abhängig von individuellem Wissen und individuellen Erfahrungen, die der jeweilige Mensch mit der gerade erlebten Atmosphäre verbindet. Und in einem Wirkungskreislauf beeinflussen, erzeugen Menschen auch Atmosphären. Insgesamt kennzeichnet Atmosphäre etwas umfassend „Umhüllendes", das subjektiv und unbestimmt bleibt, aber wirksam ist. Kurz gesagt: „Atmosphäre ist die Bezeichnung dafür, wie ich mich befinde, dort, wo ich mich befinde."[253]

Gleichwohl Atmosphären immer wahrgenommen werden, verändert sich die Bedeutung, die jeder Mensch damit verbindet. Mit zunehmendem Alter, mit mehr Wissen und mehr Erfahrung wird die Reflexionsebene unseres Gehirns wichtiger. So kann es gelingen, auch in unfreundlicher Umgebung freundlich zu bleiben, bei aggressiver Stimmung gelassen. Nimmt die kognitive Kapazität im hohen Alter aber ab, steigt die Wirkung von Atmosphären. Das gilt besonders für Menschen mit Demenz, was Chance und Risiko birgt. „Für Menschen mit schwerer Demenz scheint die Bedeutung von Atmosphären geradezu daseinsbestimmende Ausmaße anzunehmen“, schreibt der Musiktherapeut Jan Sonntag.[254] Denn Menschen mit Demenz sind weder fähig, sich an unfreundliche Atmosphären zu gewöhnen, noch, sich kognitiv davon zu distanzieren. Die Fähigkeit, räumlich Abstand zu gewinnen, ist oft gar ausgeschlossen.[255] Unter diesem Blickwinkel betrachtet wirken Räume, in denen sich Menschen mit Demenz in vielen Alten- und Pflegeheimen aufhalten, geradezu erschütternd.

Dimensionen des Kontaktes

Die Umgebung dieser verwirrten Menschen lässt sich dennoch beeinflussen. Liegt ein Marmeladenbrötchen auf dem Fußboden? Ist die Kaffeetasse umgekippt, die Tischdecke schmutzig? Einfühlsame Korrekturen bereiten den Boden für das Miteinander. Als Clown habe ich in solchen Fällen früher oft gedacht: Ich bin doch hier der Clown und nicht die Putzkraft – und habe nichts unternommen. Vielleicht kann man das arrogant nennen, unwissend trifft es mehr. Die Dimensionen des Kontaktes waren mir nicht so präsent. Das hat sich geändert.

Der Clown kennt den alten Mann mit der großen und kräftigen Statur vom Sehen. Im kleinen Speisesaal sitzt er meist zusammengesunken in seinem (zu kleinen) Rollstuhl. Er schaut nicht, spricht nicht. Heute doch. Als der Clown an ihm vorübergeht, schaut er auf und sagt: „Hast du mal Zeit?“ Natürlich hat der Clown Zeit. Der nimmt sich einen Hocker und setzt sich zu ihm. Dann fragt der Mann klar und gut verständlich: „Kannst du mir die Schuhe wieder anziehen?“ Seine Pantoffeln waren von den Füßen gerutscht. Der Alte schaut ihn an und sagt fast entschuldigend: „Ich komme da nicht mehr dran.“ Der

Clown versteht, kümmert sich um die Schuhe. Eine Sache von vielleicht ein, zwei Minuten. Dann sagt der sonst so stille Mann: „Danke, du hast mir sehr geholfen."

Alles, was den unmittelbaren Kontakt zu einem Bewohner ermöglicht, versuche ich zu nutzen, alles, was stören könnte, versuche ich zu ändern. Sei es ein verhedderter Kleiderschutz oder Dauerberieselung durch Radio oder Fernseher.[256] Sollte in dem Gemeinschaftsraum auch die Küche sein, bitte ich, die Spülmaschine später ein- oder auszuräumen, um den Lärm zu begrenzen.

Basales Wohlbefinden

Um wohltuend wirksam zu sein, sollten Atmosphären für Menschen mit Demenz verschiedene Kriterien erfüllen. Dazu zählt „basales Wohlbefinden", das ein entspanntes Miteinander ermöglicht ohne Druck und unabhängig von jeder kognitiven Leistung. Weiter ist damit „Arglosigkeit" verknüpft, was auch sehr eingeschränkte Personen fühlen lässt, dass ihnen nichts Schädliches droht. Auch Gelassenheit (der Betreuung) zählt zu den positiven Voraussetzungen. Das bedeutet, den anderen einfach lassen zu können, so wie er gerade ist, Überraschendes und Unerwartetes zuzulassen, selbst wenn es nicht verstanden wird.[257]

Nach dem Frühstück: Herr Friedrich sitzt auf einem Sessel im Speiseraum. Er kann sich kaum noch bewegen. Auch auf Ansprache reagiert er selten. Frau Konrad kommt quer durch den Saal direkt auf ihn zu. Sie hält ihm ihre Hände hin, die Finger sind ganz klebrig. Sie hatte Pflaumenmus auf ihrem Frühstücksbrot. „Wo kann ich das sauber machen?", fragt sie ihn. Er reagiert nicht. Sie wartet einen Augenblick, streichelt ihn dann mit dem Zeigefinger unter dem Kinn und an der Wange. Bald strahlt Herr Friedrich über das ganze Gesicht, die Augen groß und funkelnd. Er nimmt zwei ihrer Finger in den Mund und lutscht genussvoll daran. Frau Konrad steht zufrieden neben ihm und lächelt. Finger sauber.[258]

Welche Betreuungskraft hätte es wohl ausgehalten, in dieser Szene einfach zuzuschauen, ohne einzugreifen?

Zwei Möglichkeiten der Intervention eignen sich atmosphärisch ganz besonders: Musik und Komik. Beides zu erleben, ist nicht an höhere Hirnfunktionen, an unser kognitives Gedächtnis gebunden. Beides schafft durch Klang und Lachen eine Atmosphäre, die im besten Sinne gleichzeitig umhüllend und ausbreitend ist.[259]

Der Clown trifft im Speiseraum des kleinen Altenheims auf eine heitere Stimmung. Die Betreuungskräfte witzeln über das vergangene Wochenende, das Wetter, die Wärme im Raum. Freudig lässt sich der Clown anstecken, erzählt Witze, blödelt mit herum. Die Stimmung ist geradezu ausgelassen. Auch Frau Weinreich und Frau Küster können die heitere Stimmung wahrnehmen und genießen. Dabei haben die beiden, demenziell sehr eingeschränkt, dem Inhalt der Späße sicher nicht folgen können.

Fremdbestimmte Ich-Bilder

Auf all diese Elemente eines guten Kontaktes sind Menschen mit Demenz deshalb so sehr angewiesen, weil bei ihnen die Fähigkeit, sich durch Resonanz zu erleben, nach und nach schwindet.[260] Dabei sind Resonanz und Spiegelung auch für sie – wie für jeden Menschen – essenziell. Ohne Resonanz spüren wir uns nicht, verlieren über kurz oder lang das Bewusstsein für unsere Existenz.

Doch was macht uns aus? Als Person? Was gibt uns eine Ich-Identität? Eher am Außen orientiert sind folgende „fünf Säulen“ als Basis: 1. Leiblichkeit, die nicht nur eine gute Gesundheit umfasst, sondern unter anderem ein Erleben körperlicher Integrität. 2. soziale Beziehungen, 3. Arbeit und Leistung, 4. materielle Sicherheit und 5. Orientierung

an selbst formulierten Werten.[261] Beim Übertragen dieser fünf Säulen auf Menschen mit Demenz, zumal bei fortgeschrittener, wird schnell erkennbar, dass die Mehrzahl dieser Säulen brüchig oder gar ganz weggebrochen ist. Die eigene Gesundheit, zudem ihre körperliche Integrität erleben viele als desaströs. Die sozialen Kontakte sind oft geschwunden, aus Scham, aus Mangel an Mobilität, aus Überforderung, weil Freunde verstorben sind. Arbeit und Leistung existieren nicht mehr, sind bedeutungslos. Ihre finanzielle Sicherheit erleben viele Menschen mit Demenz als eingeschränkt. Entweder weil es der Realität entspricht oder weil eine realistische Einschätzung der Finanzen unmöglich wird – und alte Sorgen maßgeblich. Allein bei der Säule Wertvorstellungen, bei erlebter Wertschätzung lässt sich die Ich-Identität der alten Menschen stärken.[262]

Das Publikum ist gemischt: eine sehr alte Bewohnerin, dement und im Rollstuhl sitzend, ein älterer, geistig eingeschränkter Bewohner, der meist umhergeht, zudem zwei, drei andere Menschen, die älter und kognitiv eingeschränkt sind. Der Betreuer kennt sein Publikum. In der Zusammensetzung hört es oft zu, wenn er Klavier spielt. Heute klingelt mitten im Spiel sein Diensttelefon. Er entschuldigt sich für die Unterbrechung und spricht mit der Kollegin. Dann spielt er weiter: eine schöne, kleine Sonate. Am Ende steht er auf, dreht sich um und sagt noch einmal zu den Zuhörenden: „Tut mir leid noch mal wegen des Telefonats vorhin. Das war leider wichtig."

Unbewusst wirkende Ich-Bilder

Neben diesen äußeren Faktoren sind wir alle im Inneren geprägt von eher unbewusst wirkenden Ich-Bildern. Diese beruhen zum einen auf verinnerlichten Strategien, die vielen – besonders als Kinder – zum Beispiel bei der Bewältigung schwieriger Situationen geholfen haben: auf der Flucht („Sei still"), bei Überforderung wie der Abwesenheit des Vaters („Du bist jetzt der große Junge") und vielen anderen. Allesamt sind sie weit entfernt von den originären Empfindungen der Kinder.

Hinzu kommen Verhaltensmuster aufgrund äußerer Zuschreibungen. Das beginnt schon früh: Ist das Kind brav, bekommt es Lob, freut sich die Mama! Signal: Brav sein ist gut, dann bekommt es Anerkennung und Liebe. Doch: Will das Kind überhaupt so oft brav sein? Diese Ich-Identität kann von außen auch negativ geprägt worden sein, was in der Kinderzeit der heute alten Menschen sicher keine Seltenheit war: Aus „Feigling!“ wird so „Ich trau mich nicht, ich kann das nicht“; so wächst die Zuschreibung „Kein Wunder, dass keiner mit dir spielen will!“ zu „Die anderen mögen mich nicht“. Das wiederum produziert fatale Ich-Ideale: „Wenn ich nur anders wäre, würden die Menschen mich mögen.“ Was natürlich ebenso wenig stimmt.

So tragen wir alle ohne Ausnahme ein Konglomerat an Selbstbildern in uns, von denen wir überzeugt sind, dass diese uns ausmachen. Auch wenn wir manchmal spüren, dass etwas nicht stimmt, halten wir an diesen Bildern fest – denn sie geben Orientierung und Sicherheit, selbst wenn sie schmerzhaft sind. Beginnen sich diese Selbstbilder bei Menschen mit Demenz aufzulösen, verunsichert sie das zunehmend. Mit unterschiedlichen Folgen: Was bei den einen Dauerunruhe auslöst oder ein gänzliches Versinken in einer eigenen Welt, kann sogar positive Effekte haben.

Meine Mutter, Jahrgang 1925, war als uneheliches Kind ungewollt. Nach den ersten zehn Jahren bei den liebevollen Großeltern musste sie nach dem Tod des Opas zur (fast unbekannten) Mutter in die Großstadt. Und wurde zur Einzelkämpferin. Die war sie zeit ihres Lebens, bis zu ihrer Demenz. Dann schwand mit der Kraft auch ihre Vorstellung, alles steuern zu müssen. Die Realität war übermächtig. So konnte sich für sie und uns Kinder ihre weiche Seite entwickeln, die ihrem Wesen sicher weit mehr entsprach als das alte Selbstbild der Einzelkämpferin. Und für uns alle in einer liebevollen Nähe mündete, die lange Jahre nicht möglich war. Letztlich haben wir die (nicht so schwere) Demenz der Mutter als Glücksfall wahrgenommen.

Würde, Wertschätzung, Respekt

Zur angemessenen Haltung den Betroffenen gegenüber gehören auch Begriffe, die antiquiert klingen: Würde, Wertschätzung, Respekt. Menschen mit Demenz können somit helfen, uns darauf aufmerksam zu machen. Verwirrte Menschen sind noch mehr als wir nicht Verwirrte auf Wertschätzung von außen angewiesen, da ihnen der eigene Verstand nicht mehr hilft. Wertschätzen bedeutet, einen Menschen in seiner Ganzheit, auch in seiner Vergangenheit zu sehen. Wertschätzen bedeutet bei zunehmender Verwirrtheit der Betroffenen, ihr Fühlen und Leiden anzuerkennen. Wertschätzen bedeutet auch, den Willen des Menschen mit Demenz zu respektieren. Will er lieber sitzen oder gehen, essen oder nicht essen, singen oder schweigen? Die Antwort darauf ist für Betreuende nicht immer leicht herauszufinden und zu akzeptieren, doch diese Art des Respekts gibt den Betreuten ein gewisses Maß an Selbstachtung und Kontrolle zurück.[263]

„Richten Sie Ihr Augenmerk nicht nur auf unsere Defizite, sondern forschen Sie nach unseren Ressourcen."[264]

Doch der Kontakt, die Begegnung muss auf sie gerichtet sein, einfach zusammen zu sitzen, hilft nicht. In welcher Form der gezielte Kontakt hergestellt wird, ist weniger wichtig. Entscheidend ist die Tiefe, die Sicherheit vermittelt, Trost und Halt. Halt ist dabei wörtlich zu nehmen, denn viele von Demenz Betroffene verspüren einen wachsenden Wunsch nach körperlicher Nähe – weil der Verstand ihnen Sicherheit und Geborgenheit nicht mehr signalisieren kann.[265]

Bedeutung der Stimulation

Je stärker sich der Prozess der Gehirnalterung zeigt, umso wichtiger ist der Kontakt über die Sinne, der die Gefühle erreicht. Selbst wenn eine Kommunikation sonst unmöglich erscheint – mit alten Volksliedern, bekannten Gerüchen, schönen Klängen oder sanften Berührungen –, lassen sich auch weit entfernte Menschen erreichen. Und jeder Mensch ist auf Stimulation angewiesen, um sich lebendig zu fühlen. Werden auch Erwachsene nur teilweise von äußerer Stimulanz isoliert, können sich geistige Störungen entwickeln.[266] Im Falle der Demenz würde diese Wirkung verstärkt.

Menschen mit Demenz erfahren kontinuierlich Verluste und Misserfolge. Da hilft vor allem das Gegenteil, die Wertschätzung ihrer verbliebenen Möglichkeiten. Denn sie haben auch im weit fortgeschrittenen Zustand der Demenz noch Fähigkeiten. Die Betroffenen können vielleicht aktiviert werden zum Tanzen, Singen, Spielen, um das Wichtigste zu nennen.[267] Das hilft auch, schöne Momente, Momente des Glücks, hervorzurufen.[268] Vor allem der Humor stellt einen wesentlichen Faktor dar, Leichtigkeit – für alle Beteiligten – in den Alltag zu bringen.[269]

Noch einmal meine Mutter: Nach dem Tod meines Vaters lebte sie jahrelang alleine und war zunehmend depressiv und dement geworden. Deshalb musste sie ihr Haus verlassen und in ein Altenheim umziehen. Das Finden eines passenden Heims, das Auflösen des Elternhauses war vor allem für mich mit viel Arbeit und großer Anstrengung verbunden – zumal ich weit entfernt wohnte. Nachdem alles erledigt und meine Mutter gut untergebracht war, sprachen wir Tage später am Telefon über ihre neue Situation. Sie fragte mich dabei: „Kennst du das hier eigentlich?“
Damals wusste ich wenig über Demenz. Ich fand mich und meine viele Arbeit nicht wertgeschätzt und reagierte verärgert wie ein Kind. Fast zehn Jahre später zog sie aus diesem Altenheim in ein anderes um, in die Nähe meiner älteren Schwester. Wieder war der Umzug mit viel Arbeit für mich verbunden. Als ich danach abends völlig erschöpft bei meiner Schwester auf die Küchenbank sank, hatte meine Mutter gerade von ihrem Tag erzählt und fragte mich: „Und was hast du heute so gemacht?“
Jetzt wusste ich mehr. Ich habe ihr alles erklärt und wir haben gemeinsam sehr gelacht.

Die Kraft der Erinnerung

Menschen mit Demenz hilft es ebenfalls, wenn man ihre Erinnerung aktiviert. Erinnern gehört zu den grundlegenden Fähigkeiten des Menschen, die es ihm ermöglichen, sich als unverwechselbare Person zu erfahren. Erinnerungen stärken die eigene Identität,[270] was umso wichtiger wird, je mehr einem diese entgleitet. Erinnern eröffnet auch die Möglichkeit zu erkennen, was einen erfüllt, was man im Leben geschafft und geleistet hat, das heißt, in der Rückschau das Selbstwertgefühl zu stärken. Zudem gehört es im Alter dazu, Vergangenes zu resümieren. Erinnern stellt deshalb eine natürliche, sinnhafte Beschäftigung dar.[271] Bei jedem Menschen können in der Rückschau aber auch leidvolle Erinnerungen aktiviert werden. In solchen Fällen hilft es, die Gefühle zuzulassen, als schwierige, aber eben zum eigenen Leben gehörende Gefühle. Betreuenden kann der Hinweis helfen, mit zu fühlen, aber nicht mit zu leiden.[272]

Was leicht geschrieben ist, lässt sich oft schwer umsetzen: Tränen und Schreie aushalten, ohne wegzulaufen. Das Gegenüber, das einen immer wieder mit denselben Fragen, denselben uns unverständlichen Handlungen herausfordert, weiterhin wertzuschätzen. Im Umgang mit demenziell veränderten Menschen werden wir oft mit unseren eigenen schwierigen Gefühlen konfrontiert: unserer Wut, unserer Hilflosigkeit, unserer Angst. Vor allem Angst. Die allermeisten von uns, Sie und ich, haben im Laufe der prägenden Kindheitsjahre Erfahrungen mit Angst im schlechten, hemmenden Sinn gemacht. Wir haben Angst vor Fehlern, Angst vor Strafe, Angst vor Ausgrenzung,[273] Angst vor Liebesentzug, Angst, Schwäche zu zeigen, Angst, gedemütigt, blamiert, verletzt zu werden.[274] Angst ist ein dominantes Gefühl, das unser Verhalten – offen oder verdeckt – oft beeinflusst.

Hilfe für die Helfenden

Alleine stehen wir diesen Gefühlen überfordert gegenüber, mit fachlicher Unterstützung verlieren sie indes an Wucht. Die Möglichkeiten der psychotherapeutischen Begleitung, der Supervision, der Selbsterfahrungsgruppen und anderer Angebote steht allen offen. Manche Pflegewissenschaftler halten die Selbstreflexion in professionellen Kontexten gar für unerlässlich.[275] Denn ein Arbeitsalltag, der einen ständig mit Leid und Tod konfrontiert, belastet die Psyche erheblich.

> *„Nur wenn wir den Hilfesuchenden nicht als ein Objekt des Besitzes gebrauchen, um etwas für unsere ‚Selbstachtung' zu gewinnen; nur wenn wir dem anderen als einem anderen Menschen entgegenkommen, nicht um uns mächtig zu fühlen, sondern weil sein Leid unsere Sympathie auslöst oder wir seinen Mut bewundern; nur dann, wenn wir riskieren, unsere gemeinsame Menschlichkeit anzuerkennen, werden wir Autonomie auch im Schizophrenen oder im schreienden Kind freisetzen"[276] oder im Menschen selbst mit fortgeschrittener Demenz.*

Bei aller Empathie und Fürsorge für einen Menschen mit Demenz, darf niemand – schon gar nicht als pflegender Angehöriger – sich, seine Gesundheit und seine Bedürfnisse übergehen. Den Vater oder die Ehefrau angemessen alleine zu pflegen, kann ab einem gewissen Stadium nicht mehr gelingen. Selbst bei professioneller Unterstützung durch ambulante Pflegedienste oder Ehrenamtliche unterliegen pflegende Angehörige einem so großen Dauerstress, dass ihr eigenes Risiko, ebenfalls eine Demenz zu bekommen, erheblich steigt.[277] Zudem ist auch ein Anstieg von psychosomatischen Beschwerden und Depression belegt.

Eigene Grenzen achten

So kann der Umzug des Betreuten ins Altenheim sinnvoll sein. Denn ein solcher Schritt sollte in jedem Fall erfolgen, ehe die Beteiligten ihre

Grenzen überschritten haben. Doch zu dem schlechten Gewissen vor sich, der Familie, den Bekannten steht als weitere Hürde die Dämonisierung der Altenheime. Dieses negative Bild trägt später maßgeblich dazu bei, den Umzug als mühevoll und schmerzhaft zu erleben.[278] Doch so schlecht, wie die Presse uns vermittelt, ist die Pflege dort nicht (allerdings auch nicht so gut, wie die Altenheime es in ihren Broschüren darstellen).

> *Aber „ist es nicht bedeutend besser, einen Menschen ausgeruht und mit guten Nerven für eine begrenzte Zeit in einer Einrichtung zu besuchen, mit ihm etwas zu unternehmen, in dem Moment voll für ihn da zu sein, statt daheim mit letzter Kraft eine dann … eher mangelhafte Betreuung und Pflege zu leisten, mit überwiegend negativen Folgen für alle Beteiligten?".*[279]

Eine berechtigte Frage, die ich für mich (und meine Schwestern) eindeutig mit „Ja" beantworten kann. Mir half es sehr – vor allem in der letzten Lebensphase meiner Mutter –, sie in einem guten Haus mit Beobachtung rund um die Uhr zu wissen. Und alle potenziell belastenden Arbeiten (vor allem der Körperpflege) in professionelle Hände gelegt zu haben. Das entlastete letztlich auch meine Mutter. Die Besuche waren somit erfüllt von gutem, sehr gutem, ja heiterem Kontakt. Ich habe das als beglückend erlebt.

Jedes Gefühl ernst nehmen

Auch die Frage, was Menschen mit Demenz nicht hilft, lässt sich schnell beantworten: All das, was Menschen ohne Demenz ebenfalls nicht hilft. Nur wieder unter besonderen Vorzeichen. Angesichts des nach und nach immer weniger adäquaten Alltagsverhaltens, der sich häufenden „Fehler", steht eine besondere Form der Hilfe im Mittelpunkt: eine Hilfe, die keine offenen Korrekturen vornimmt, weder verbal noch manuell.[280] Werden vielmehr Gefühle ernst genommen, lässt sich mit Einfühlungsvermögen und Fantasie immer eine Lösung finden.

Ein Mensch mit Demenz: Jemand hat die Uhr gestohlen! Betreuungskraft: Wann und wo soll das gewesen sein? Wir melden das gleich der Polizei, aber zur Sicherheit schauen wir noch mal in den Manteltaschen nach.
Ein Mensch mit Demenz bricht in der Nacht auf, um zur Arbeit zu gehen.
Betreuungskraft: Du kannst dich ruhig wieder hinlegen, heute ist Feiertag, da musst du nicht zur Arbeit.

Eine große Hilfe stellt ebenfalls dar, alle Fähigkeiten, die Menschen mit Demenz noch zur Verfügung stehen, zu nutzen, sie nicht überzuversorgen.[281] Allein zum Einkaufen? Einen Plan des Supermarkts malen mit Vermerken, wo sich welche Produkte befinden und zu besorgen sind. Noch Schokoladenpudding am Mund? Nicht abwischen, nur ein Tuch reichen mit entsprechendem Hinweis. Insgesamt gilt es, die Selbstständigkeit (auch in Teilen) und das Gefühl von Selbstständigkeit bei den Betroffenen so lange wie irgend möglich zu erhalten.

O mein Papa

O mein Papa
War eine wunderbare Clown.
O mein Papa
War eine große Kinstler.
Hoch auf die Seil,
Wie war er herrlich anzuschau'n!
O mein Papa
War eine schöne Mann!

Hei, wie er lacht,
Sein Mund, der sein so breit, so rot
Und seine Aug'
Wie Diamanten strahlen.
O mein Papa
War eine wunderbare Clown.
O mein Papa
War eine große Kinstler!
Hoch auf die Seil,
Wie war er herrlich anzuschau'n!
O mein Papa
War eine schöne Mann!

Das Lied stammt aus der musikalischen Komödie „Das Feuerwerk" (1950) von Paul Burkhard. Bekannt wurde das Chanson unter anderem durch die Interpretationen von Connie Francis und Caterina Valente.

Kapitel 8
Die Figur des Clowns

Was ist ein Clown? Erst einmal: Nicht jeder, der aussieht wie ein Clown, ist auch einer – jedenfalls im hier verstandenen Sinn. Ebenso wenig wie eine, die mit der Laubsäge ein Stückchen Holz bearbeitet, sofort als Schreinerin gilt oder einer, der eine Schürfwunde auswäscht, als Mediziner. Doch anders als bei der Schreinerin oder dem Arzt gibt es beim Clown kein definiertes Berufsbild, zudem stellt er oder sie eine gute Projektionsfläche dar für bestimmte Wünsche und Vorstellungen. Er oder sie soll lustig, sympathisch, auffällig, irgendwie anders sein. Das wollen viele.

Oft muss ein Klischee als Vorlage dafür herhalten: wilde Schminke, riesige Perücke, bunte und unförmige Klamotten – so ist der Clown im Karneval eine beliebte Figur, mit diesem Bild werben Fast-Food-Ketten für sich (die vor allem Kinder im Blick haben). Hinzu kommen selbst gemachte Erfahrungen in kleinen (und armen) Zirkussen, wo grelle Clowns, die eben noch Popcorn verkauft haben, für einen Tortenspaß schnell noch mal durch die Manege segeln. Total lustig. Aber auch Antibilder des Clowns prägen unsere Vorstellungen: der „Joker“ als Gegenspieler von „Batman“, „Krusty“, der Kinderhasser bei den „Simpsons“, oder gar der Kindermörder „Pennywise“ in Stephen Kings Roman „Es“.

Mit dem Clown, wie ich ihn verstehe, haben diese Zerrbilder nichts gemein – außer dem Etikett. Ich stelle hier einen Clown vor, der keine Angst macht, sondern Angst nimmt, der bei alten Menschen (und ähnlich bei kranken Kindern) Kontakt anbietet, Vertrauen schafft. Viele Menschen teilen dieses Verständnis vom Clown, es steht aber nur für eine Sichtweise. Andere mögen andere Facetten betonen. Doch unabhängig von der Interpretation der Figur: Auch beim Clown halten – wie beim Schreiner oder Arzt – nicht alle schönen Ideen und Ansätze dem Praxistest stand.

Clowns und Kinder

Den Clown zu verstehen, gelingt am besten über die Kinder. Es besteht eine große Verwandtschaft, eine große Ähnlichkeit zwischen Kindern und Clowns. Der Clown, als seltsames Wesen einer Zwischenwelt, ist zwar erwachsen, aber kein Erwachsener, er ist kein Kind mehr, aber doch sehr kindlich. Der österreichische Aktionskünstler André Heller nennt den Clown gar „die Unmöglichkeit eines neugeborenen Erwachsenen".[282] Ähnlich wie fröhliche Kinder begegnet uns der Clown neugierig und offen, unbekümmert und absichtslos, ungebildet und unverbildet. Er missachtet die bestehende Ordnung – weil er sie nicht kennt und nicht, weil er dagegen opponiert.[283] Anders als Widerstand, der immer nur neuen Widerstand erzeugt, weicht seine Ahnungslosigkeit starre Regeln auf. Auch im Kontakt: Der Clown spürt von sich aus keinen Widerstand, wer oder was ihm auch begegnet. Wer diese Bedingungslosigkeit als Gegenüber zulassen kann, der erlebt sie als eine Art Sekundenkleber für Vertrauen und Nähe.

Wie ein Kind betrachtet auch der Clown das ganze Leben als ein Spiel, als ein aufregendes. Deshalb begibt er sich stets auf die Suche nach Herausforderungen, nach eher schwierigen Varianten eines einfachen Vorgangs. So wie Kinder nicht einfach auf dem Bürgersteig gehen, wenn den Vorgarten daneben ein niedriges Geländer begrenzt, auf dem sich prima balancieren lässt, so umrundet der Clown nicht einfach die eng zusammensitzenden Hochzeitsgäste, um sich ein Stück Torte zu holen. Er klettert mitten durch die Gesellschaft hindurch. Der Clown kennt auch keine Sorge, keine Angst zu scheitern. Denn Scheitern ist – anders als bei „normalen" Menschen – bei ihm nicht negativ besetzt. Es ist vielmehr implizit in der selbst gewählten, schwierigen Aufgabenstellung enthalten, sozusagen als Teil des Lustprinzips, nach dem der Clown lebt.

Echtes Spiel

Aus dieser Lebensweise macht der Clown keinen Hehl. Anders als zum Beispiel ein seriöser Schauspieler, der nur so tut, als ob er spiele – tatsächlich aber einem ernsten Beruf nachgeht – spielt der Clown tatsächlich. Er stellt deshalb die wahrhaftigste Figur in der Manege und im Theater dar. Er steht damit auch für die Ganzheit und Vitalität des unverletzten Kindes, das in jedem Menschen vorhanden ist – mal mehr, mal weniger verschüttet.[284] Der Clown bringt die Menschen, denen er begegnet, mit dieser ursprünglichen Lebensfreude in Kontakt. Manche freut das, manche macht es traurig, und ein paar wenige sogar wütend, weil sie unbewusst ihr eigenes Defizit verspüren.[285]

Der Clown kommt ohne Auftrag, ohne Botschaft: Er ist die Botschaft.[286] Damit hilft er, das Schicksal anders zu betrachten. Krankheit und Leid werden relativiert, nicht verharmlost, nicht dramatisiert. Das Komische und Heitere des Alltags bekommen wieder Raum, dürfen sichtbar werden.[287] Das hilft, mehr auf die Potenziale zu schauen als auf die Defizite. Der Clown kommt ohne Anspruch, nimmt jeden Menschen ernst, schätzt jeden wert, weil Wertlosigkeit ihm fremd ist. Dieses Würdigen, unabhängig von Verhalten oder „Fehlern", berührt zutiefst und schafft weiteres Vertrauen.[288]

Die Gefühlswelt des Clowns zu beschreiben, fällt leicht: Er ist immer eindeutig, ohne Doppelbotschaften, ohne Zynismus, authentisch, ehrlich und offen. Alle Gefühle kommen ihm gerade recht, von der Freude über den Ärger bis hin zur Trauer. Zudem zeigt er offen seine Schwächen, seine Verwundbarkeit, seine Ambivalenz und seine Unvollkommenheit und weist damit den Menschen auf sein Menschsein hin.[289]

Zum letzten Mal besucht der Clown die Bewohnerinnen dieses Altenheims. Für seine Arbeit ist kein Geld mehr da. Viele sind traurig, der Clown auch. Frau Schneidereit weiß noch nichts davon. Sie muss im Bett liegen, kann kaum noch hören, keine Worte mehr bilden. Sie spricht durch ihre Augen, die durch dicke Brillengläser betont werden.

„Ich komme heute das letzte Mal", sagt der Clown. Pause. Frau Schneidereits Augen werden größer. „Ich würde Ihnen gerne ein Abschiedslied singen." Pause. Frau Schneidereits Augen werden noch größer. „Nehmt Abschied Brüder, ungewiss" erklingt – mehr als diese erste Zeile kann der Clown nicht singen. Dann kommen ihm die Tränen. Und Frau Schneidereit? Sie schaut ruhig, ja tröstend. Heute bekommt der Clown Hilfe von ihr.

Fehler erwünscht

Fehler sind dem Clown nicht peinlich, nein, er präsentiert sie – freudig! Er darf, ja er soll Fehler machen. Alle Hindernisse oder Störungen irritieren ihn nicht, sondern dienen als Ideen und Spielmaterial. Damit besitzen Fehler keine Macht über den Clown.[290] Man könnte auch sagen, sein Über-Ich ist entmachtet. Und sollte einem Clown ein Fehler unterlaufen, durch den wirklich jemand gestört oder geärgert würde – Clowns sind weder Piloten noch Chirurgen. Die Folgen eines solchen Fehlers blieben überschaubar. Ein braver Clown aber, einer ohne Mut zum Risiko, bleibt farblos, gehemmt, uninteressant, kurz: eine Fehlbesetzung.[291]

Das Publikum erwartet das Scheitern des Clowns geradezu. Ist es nicht ein Genuss zu erleben, wie ihm misslingt, was einem schon oft misslang? Wenn der Clown sich noch ungeschickter anstellt als man selbst? Wie Mr. Bean mit dem Liegestuhl kämpft oder Loriot seine Vorzimmerdame küssen will? Da lässt sich gut lachen, geradezu befreit. Mit dem Lachen über das Scheitern des Clowns verbinden sich die Betrachtenden mit ihrem eigenen Scheitern, ihrer Unvollkommenheit, Menschlichkeit – ohne sich abgewertet zu haben. Das kann therapeutische Wirkung besitzen. Selbst wenn etwas Schadenfreude dabei sein sollte, weil es diesmal jemand anderen trifft. Denn dann breitet sich beim Publikum das angenehme (und vielleicht seltene) Gefühl aus, zumindest für einen Moment überlegen zu sein.[292]

Der Clown als Anarchist

Mit seinem Handeln symbolisiert der Clown den gelebten Gegenentwurf zur sogenannten Erfolgsgesellschaft. Er ignoriert die Nützlichkeit als Prämisse, gibt sich stattdessen dem vermeintlich Zwecklosen hin.[293] Er ist ein Nonkonformist, missachtet Normen oder Vereinbarungen, eckt an bei Moral und Traditionen. Wenn er „ein Verhalten zelebriert, das an anderer Stelle gesellschaftlich geächtet wäre",[294] erntet er Lachen. In gewissem Sinn sind Clowns die wahren Anarchisten, weil sie im Ignorieren aller strukturbedingten Werte eine Art verdeckte Rebellion führen. Sie widersetzen sich der Langeweile, der Anpassung, dem Mittelmaß.[295]

Dies ist auch die historische Wurzel der Clownfigur und all ihrer Vorgänger: Der Archetypus des Clowns war immer ein Außenseiter, ein Antipode der Gesellschaft – eine Art Null, die zu nichts gehört. Da der Clown mit niemandem verbunden ist, kann er sich mit allen verbinden. Er steht zudem nicht im Verdacht, eine Ideologie, ein Dogma zu vertreten, was ihm zusätzlichen Freiraum eröffnet.[296] Das galt schon für den clownesken Nonkonformisten bei den nordamerikanischen „Native Americans". Der sabotierte heilige Zeremonien des Medizinmannes und sorgte dafür, dass dessen Rituale nicht in zu großen Ernst abglitten. Er saß rücklings auf dem Pferd, er ging und sprach rückwärts – und verkörperte so geradezu das Gegenteil.[297] Ähnliche Figuren finden sich auch in südamerikanischen Mythen, im tibetischen Buddhismus oder in der Geschichte der Chinesen, Mongolen, Araber und Ägypter.[298]

Die dem Clown ähnliche, vieles hinterfragende Figur wirkte sogar stabilisierend für politische Systeme. Gleichzeitig wurde sie gebraucht, um sie beweglich zu halten.[299] In totalitärem Denken allerdings gab und gibt es für sie keinen Platz, wurde und wird die humorige Reflexion als Frontalangriff verstanden und verfolgt, gar mit der Todesstrafe geahndet. An diesem Reflex hat sich über Jahrhunderte nichts geändert.

Der Clown bleibt außen

Da der Clown von außen kommt, außen bleibt und – falls überhaupt – sich nur mit anderen Außenstehenden verbindet, ist sein Rückhalt in der Gesellschaft denkbar schwach. Die, die das Sagen haben, waren und sind nicht wirklich gut auf ihn zu sprechen, haben ihn in der Vergangenheit oft fallen gelassen. So waren der Clown und alle seine Vorgängerfiguren gezwungen, flexibel zu bleiben, sich immer wieder neue Arbeitsfelder zu suchen. Im Mittelalter noch waren in West- und Mitteleuropa clowneske Figuren in kirchlichen Zeremonien präsent – unmäßig und lüstern störend –, bis sie verbannt wurden. Rudimente dieser Praxis finden sich nur noch im Karneval.[300] Diese „Gegenteiler" mussten weltlich werden, gingen als Hofnarren an die Fürstenhöfe, bis sie auch dort nicht mehr geduldet wurden. Wieder mussten sie weiter, auf die Jahrmärkte. Diese stellten damals wichtige Tausch- und Treffpunkte dar, bis erste Formen industrialisierter Produktion sesshafte Händler hervorbrachten und damit das Ende der Jahrmärkte mit ihren schrillen Figuren einläuteten.[301]

Neues Arbeitsfeld, neues Glück: Der Clown machte auf der Bühne Karriere, und das auf einer ziemlich klapprigen: als Mitglied fahrender Theatertruppen. Die Commedia dell'arte war in Italien von etwa Mitte des 16. bis Mitte des 18. Jahrhunderts sehr populär. Im deutschsprachigen Gebiet entwickelte sich daraus das Stegreiftheater mit Figuren wie dem Hanswurst[302] oder dem Pickelhäring[303] – bis die Aufklärung auch das Theaterspiel der Doktrin der Vernunft unterwarf. Ausgang des 18. Jahrhunderts wurde das Stegreiftheater amtlich verboten, der Clown schrumpfte zum Kasperle im Puppentheater.[304]

Eine neue Heimat fand der Clown schließlich in Zirkus und Varieté. Über seine erste Rolle als Pausenclown etablierte sich diese Figur dort als feste Größe. Als Stressableiter machte der Clown die vielen Todessprünge und Löwendressuren für das Publikum überhaupt erst erträglich.

So sehr der Clown und seine Vorgänger gezwungen waren, flexibel zu bleiben, so sehr blieben sie sich und ihren Überzeugungen treu. Sie kamen von außen, blieben außen und zeigten Außergewöhnliches.

Das gilt besonders für die Zeitlosigkeit ihrer Kunst. Diese lebt ausschließlich in der Gegenwart: ohne Vorsatz, ohne Vergangenheit, ohne Zukunft.[305] Der Clown kennt weder ein Zeitbudget noch Effektivitätsdruck. Im Spiel voller Hingabe vergisst er – wie das unverletzte Kind – sich und die Zeit.[306]

Die Kunst der Improvisation

Für Spielformen, die im Augenblick entstehen, nur im Augenblick bestehen, für die Improvisation also, gibt es nur ein Ziel: Kontakt zu den Zuschauenden aufzubauen. Dem Clown kann das spielend gelingen, denn wer von Herzen agiert, wird auch die Herzen erreichen.[307] Die Basis der Improvisation des Clowns sind die Präsenz im Moment, das Spiel aus der Intuition heraus, ohne Gedanken an ein Wozu und Warum. Ein Clown bewegt sich dabei quasi in einem Vakuum, einem Nichts, er weiß nicht, was gleich geschieht. Der Umgang mit dieser Leere und dem Vertrauen auf das, was kommt, gehört zu den größten Herausforderungen im Clownspiel.[308] Diese zu meistern, gelingt umso besser, je entspannter sich ein Clown in dieser Situation fühlt. Michael Christensen, einer der beiden Gründerväter der Bewegung „Clowns im Krankenhaus", nennt das „Wohlfühlen mit dem Nicht-Wissen".[309]

In der Improvisation braucht es offene Sinne, mit deren Hilfe der Clown wie mit einem Radar alles registriert, was um ihn herum geschieht. Zum einen lässt sich alles für den Kontakt nutzen, zum anderen kann er nur so flexibel auf die sich verändernden Situationen reagieren.[310] Eine weitere große Herausforderung für viele Clowns besteht darin, das Nicht-Tun auszuhalten, ja zu würdigen. Denn vor allem Pausen steigern die Spannung, besonders in der Stille zeigen sich Gefühle.[311] Dem Clown, der Kontakt und Begegnung sucht, der offen und vorbehaltlos mit seinem Publikum umgeht, wird es mühelos gelingen, die Momente des Nichts zu genießen. Sein Publikum wird ihm gerne folgen, weil es diesen Clown mag. Er ist ein Menschenfreund: Er stellt nur sich bloß, niemals andere.[312]

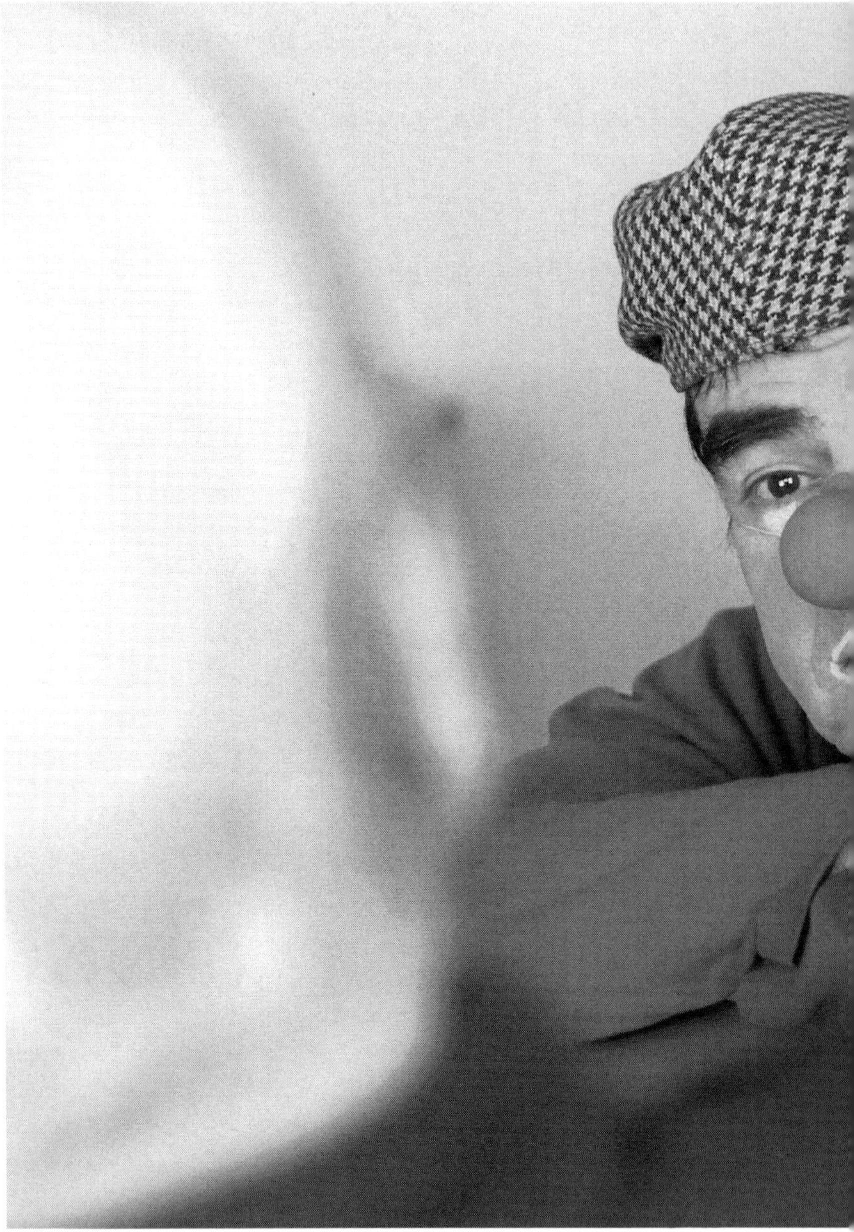

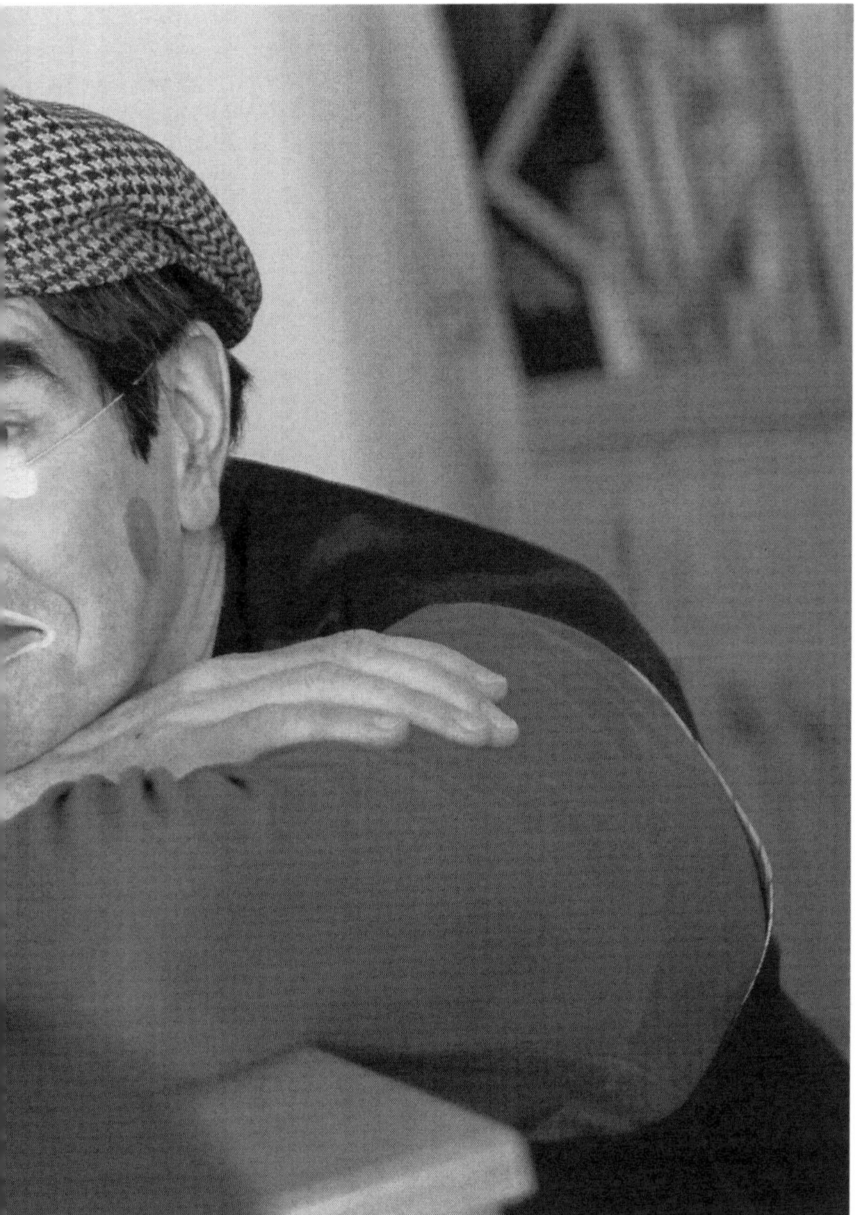

Bumerang

War einmal ein Bumerang;
War ein Weniges zu lang.
Bumerang flog ein Stück,
Aber kam nicht mehr zurück.
Publikum – noch stundenlang –
Wartete auf Bumerang.

Joachim Ringelnatz

Kapitel 9
Humor, Komik, Lachen

Eine der wichtigsten Aufgaben des Clowns, vielleicht seine wichtigste, besteht darin, die Schwierigkeiten des Lebens zu relativieren, uns die Absurdität des Alltags zu verdeutlichen. Verbunden damit ist die Aufgabe, die jedem Menschen innewohnende Fähigkeit anzusprechen, darüber lachen zu können. Charlie Chaplin, als Kind in tiefster Armut lebend und später ein Meister in Sachen Humor und Komik, schrieb dazu:

> *„Durch den Humor sehen wir im scheinbar Rationalen das Irrationale, im scheinbar Bedeutenden das Unbedeutende. Es stärkt unsere Fähigkeit zu überleben und bewahrt uns die klare Vernunft. Der Humor sorgt dafür, dass die Bösartigkeit des Lebens uns nicht ganz und gar überwältigt. Er regt unseren Sinn für Proportion an und lehrt uns, dass in der Überbetonung des Ernstes das Absurde lauert.“*[313]

Mit oder im Humor wird deutlich, dass wir nicht wirklich so sind, wie wir angenommen hatten, und das Leben genauso wenig. In gewisser Weise sorgt der Humor für eine Ent-Täuschung.[314] Damit löst der Humor zwar keine Probleme, aber er hilft, uns von den Problemen zu distanzieren, einen neuen Blick darauf zu gewinnen. Dadurch bleibt der Mensch Akteur und Subjekt, statt zum Opfer und Objekt degradiert zu werden.[315] Etwas umfassender lässt sich sogar sagen, dass „in der Welt des Komischen … die Begrenzungen der menschlichen Existenz auf wunderbare Weise aufgehoben (sind)“.[316]

Humor ist Leben

Auch nach Sigmund Freud besteht die kreative Leistung im Humor darin, dem eigenen Leid Erheiterung abzugewinnen, innere Aussöhnung mit sich und dem Unvermeidlichen zu finden. Der Begründer der Psychoanalyse nannte den Humor die „höchststehende Abwehrleistung“ gegenüber den normativen Zwängen der Erwachsenenwelt[317] und die einzige nicht neurotische Abwehr von psychischem Leid.[318] Sein Kollege Victor Frankl bezeichnete den Humor als eine „Waffe der Seele im Kampf um die Selbsterhaltung“.[319] Ganz praktisch half ihm der Humor im Konzentrationslager. Frankl ermutigte dort seine Lagerkameraden, jeden Tag mindestens eine humorvolle Geschichte zu erfinden, die mit ihrem Leben im oder nach dem Lager zu tun hatte, und sie sich gegenseitig zu erzählen. Es war ein Trick, aber „ein Trick so recht im Sinne einer Art Lebenskunst“.[320]

Freuds und Frankls Kollege Arno Gruen schrieb zum Humor:

„Humor ist ein wichtiger Bestandteil unseres Lebens. Wir brauchen ihn nicht nur, weil er uns über die Nöte des Lebens hinweghilft, sondern auch, weil wir uns durch ihn lebendiger fühlen. Ohne Humor ist man tot, und tatsächlich sind die Humorlosen unter uns jene, die wir als tot oder tödlich empfinden.“[321]

Humorvoll zu sein, bedeutet also, lebendig zu sein. Voraussetzung dafür ist eine freundliche, wohlwollende Haltung sich selbst und (erst damit) anderen gegenüber.[322] Diese Haltung wird möglich, wenn man mit seiner eigenen (alten) Not in Berührung gekommen ist und aus dieser Berührung heraus Verständnis und Mitgefühl für sich gefunden hat. Erst dann lässt sich eine Haltung entwickeln, die für den freundlichen, empathischen Humor wesentlich ist.[323]

Humor lernen

Doch was genau bedeutet Humor? Eines vorweg: Humor ist eine besondere Form der Kommunikation und keine Charaktereigenschaft.[324] Selbst wenn die Kapazitäten für Humor individuell sehr unterschiedlich sind und von Eigenheiten wie Charakter und Temperament geprägt.[325] Humor zu empfinden, kann verändert, gelernt, trainiert werden.

Natürlich haben sich Neurologinnen, Gelotologen (Lachwissenschaftler) und andere Wissenschaftlerinnen seriös mit dem Thema Humor beschäftigt. Das Ergebnis überrascht erst einmal: Humor stellt vor allem eine intellektuelle Leistung dar, Humor und Witz müssen verstanden werden.[326] Die Erklärung heißt: Inkongruenzprinzip (Inkongruenz gleich: nicht zueinander passend).[327]

Frau Wandratsch hat die Neunzig überschritten, ist aber noch recht rüstig und orientiert. Zu dem Clown pflegt sie ein herzliches Verhältnis, beide stammen aus dem Ruhrgebiet. Das verbindet. Diese Woche besucht der Clown das Haus, in dem sie lebt, schon am Mittwoch und nicht wie üblich am Freitag. Auf ihr „Oh, heute schon?" antwortet der Clown: „Am Freitag kann ich nicht, da bin ich auf einer Fortbildung." Frau Wandratsch nickt verständnisvoll und sagt dann ernst: „Jaja, in Ihrer Branche muss man dranbleiben."

Auch wenn Frau Wandratsch das nicht so meinte, diese Bemerkung ist wirklich komisch. Warum? Weil der ernsthafte Hinweis „dranbleiben" in der „Branche" so gar nicht zur Clownerie passt. Nur wenige würden auf die Idee kommen, Clownerie als gewöhnliches Element unserer Volkswirtschaft, also als „Branche" zu bezeichnen. Viel öfter wird eher die Professionalität von Clowns angezweifelt.

Clownerie als „Branche"

Die humorvolle Reaktion verläuft hier – wie zumeist – folgendermaßen: Zuerst nehmen wir einen Impuls wahr. Der kann von außen kommen, als Karikatur, Sketch oder unmittelbares Erleben eines Clowns, aber auch von innen, vielleicht, weil wir uns an etwas erinnern. In diesem Beispiel war es die Antwort mit „Branche" und „dranbleiben". Ob dieser Impuls nun erheiternd ist, hängt dann ab von unserer jeweiligen

Erfahrung. Denn der Impuls, der Ist-Zustand, den wir wahrnehmen, wird nun blitzschnell im Gehirn verglichen mit dem Soll-Zustand der Situation. Stellen wir nun eine gewisse Inkongruenz, also Ungleichheit fest zwischen der als üblich gespeicherten Erinnerung und der real erlebten, können wir das als komisch empfinden. Wie bei dem Beispiel geschehen. Je größer wir dann diesen Kontrast erleben, umso größer fällt (wahrscheinlich) die Erheiterung aus. Aber: Diese Kontraste empfinden wir nur dann als komisch, wenn wir nicht darunter leiden.[328] Gleiches gilt für den Überraschungseffekt.[329] Überraschung allein ist deshalb kein Kriterium für Komik. Dennoch sollte uns der Kontrast zwischen Soll- und Ist-Zustand schon unerwartet treffen – hören wir denselben Witz zu oft, verpufft der witzige Gehalt.

Humor als flexible Einheit

Doch da beginnen schon die individuellen Unterschiede. Einmal hängt unser Sinn für Humor davon ab, in welcher Gemütslage wir uns aktuell befinden. Gestresst, genervt wird es schwierig, das komische Potenzial einer Situation zu entdecken. Ebenso bedeutsam für den Humor wirkt sich unser Naturell, unsere Sozialisation aus, unser Kulturkreis, unser Alter und die verfügbaren Erfahrungen.[330] Fehlt für den Soll-Ist-Vergleich zum Beispiel die entsprechende Erfahrung oder ist sie, wie bei Menschen mit fortgeschrittener Demenz, nicht mehr zugänglich, entfällt der komische Effekt.

Den Grad der Komik prägt auch der Rahmen, in dem der Impuls erfolgt. Wer zum Beispiel in der Zirkusmanege einen Clown erlebt, der stolpert, wird vielleicht lächeln, nicht mehr. Denn stolpernde Clowns sind im Zirkus nun einmal nichts Besonderes, Unerwartetes. Auf dem Flur eines Altenheimes wirkt die Situation schon anders – vorausgesetzt, die Betrachterinnen können dieses Stolpern als clowneskes einordnen. Andernfalls würden sie vielleicht fragen: „Haben Sie sich wehgetan?“

Komik vollzieht sich oft unbewusst, komische Personen merken nicht unbedingt, dass sie komisch sind.[331] Ausnahmen stellen unter anderem professionelle Clowns dar. Der Unterschied zu freiwillig oder unfreiwillig komischen Menschen besteht bei ihnen darin, eine kuriose Situation nicht einmalig und zufällig zu erleben, sondern hundertfach in derselben Qualität herstellen zu können. Dazu braucht es neben einer fundierten Ausbildung gewissen Mut, gewisse Risikobereitschaft, die vermeintlich peinliche Konsequenz seines Handelns gezielt anzusteuern.[332]

Die Mechanismen komischer Situationen sind immer ähnlich: maßlose Über- oder Untertreibung, völlige Absurdität (albern, unlogisch, verrückt), Wortspiel, Imitation, Widerspruch, Spiegelung, Körperkomik oder Umkehrung (zum Beispiel der Größen- oder Machtverhältnisse).[333] Passen Technik des Spielers, Situation und Publikum zueinander, entlädt sich die Spannung im stillen Lächeln oder im Lachen. Humorvolle Menschen können deshalb so etwas sein wie „Installateure für die Seele. Sie sorgen mit dem Lachen für den Abfluss gestauter Gefühle."[334]

Es lacht uns

Während also Humor die intellektuelle Voraussetzung darstellt, in einer Situation den Kontrast als komisch zu erkennen, lässt sich Lachen als körperliche Reaktion darauf bezeichnen. Wobei hier noch zwischen rein reaktivem Lachen (als Reaktion auf Kitzeln) und echtem Lachen unterschieden werden kann.[335] (Das verlegene oder gehässige Lachen beruht nicht auf Humor sondern auf Unsicherheit oder Aggression – und wird deshalb hier nicht weiter behandelt.) Nur ein freudiges, echtes Lachen oder Lächeln wirkt positiv. Dieses ist erkennbar an den Fältchen unter den Augen und wird in der Wissenschaft als Duchenne-Lächeln bezeichnet.[336] Dieses echte Lachen erfolgt immer freiwillig, niemand kann zum Lachen gezwungen werden.[337] Lachen überrascht uns in der Regel, wir entscheiden uns nicht bewusst dafür. Manche sagen, „es lacht uns", wenngleich wir im Nachhinein immer wissen, worüber wir gelacht haben.[338]

Wir können mit Menschen lachen oder über sie und ihr persönliches Missgeschick. Über die Art des Lachens entscheiden zwei Kriterien: die Haltung der Lachenden (Freuen sie sich aus Häme oder freundlicher Anteilnahme?) und das Verhalten der Scheiternden (Leiden sie unter ihrem Scheitern?).

Lachen erlaubt?

Frau Krutsch befindet sich in einem späten Stadium der Demenz und lebt meist in ihrer eigenen Welt. Sie sitzt am Tisch des Gemeinschaftsraumes und versucht, Streuselkuchen zu essen. Der ist schon in kleine Stücke zerteilt. Frau Krutsch hält die Gabel jedoch falsch herum in der Hand und versucht mit dem Griff, den Kuchen aufzuspießen, was (natürlich) nicht gelingt.

Das ist komisch, weil es einen Widerspruch zu der in dieser Situation üblichen Art zu essen darstellt. Nur: Darf man darüber lachen? Die einen sagen, auf keinen Fall, weil Frau Krutschs Versuch Ausdruck ihres eingeschränkten Handlungsvermögens ist. Andere fragen: Wieso soll hier nicht erlaubt sein, was bei einem Kind akzeptiert ist? Ich mache mich ja nicht über die Einschränkung lustig (von Frau Krutsch oder einem Kind), verletze ihre Würde nicht,[339] sondern lache über die Komik der Situation. Eindeutig und vor allem allgemein gültig werden solche Fragen nicht zu beantworten sein, müssen sie auch nicht. Das Ziel sollte sein, das fragile Gleichgewicht von Tragik und Komik im Kontakt mit verwirrten Menschen zugunsten der Komik ausfallen zu lassen – tragisch ist die Situation schon genug.[340]

Die Klagen von Frau Simmes sind bis auf den Flur zu hören, ihre Zimmertüre steht offen, „Das muss doch nicht sein", und, „Wie kann man nur so gemein sein?". Dem Clown auf dem Flur bietet sich folgendes Bild: Frau Simmes, demenziell bedingt sehr eingeschränkt, steht mit dem Rücken zur Wand und hat einen Rollstuhl vor sich. Den kann sie offensichtlich nicht bewegen, weshalb sie sich eingezwängt und hilflos fühlt. Als sie den Clown sieht, sagt sie: „Jemand hat mir hier den Rollstuhl hingestellt, damit ich nicht weiterkomme." Der Clown kennt die alte Dame und ihre Form der Wahrnehmung gut, eilt ihr zur Hilfe. „Das ist auch wirklich fies", sagt er, schiebt den Rollstuhl weg und begleitet sie zum Bett. Das dauert, denn sie geht sehr mühsam. Als Frau Simmes endlich sitzt, sagt sie kopfschüttelnd: „Wenn das so weitergeht, stürze ich mich aus dem Fenster." Der Clown kennt ihre oft geäußerten Wünsche zu sterben und sagt spontan: „Aber da kommen Sie doch gar nicht hoch!"

Nicht nur nett

Im ersten Moment war ich, als ich dies sagte, erschrocken über mich. Die alte Dame nahm meinen Ausruf – soweit ich das beurteilen konnte – gar nicht wirklich wahr. Das hat mich beruhigt. Dabei erfüllt meine Bemerkung alle Bedingungen, um komisch zu sein: Das Tabuthema Selbstmord wird weder moralisch noch religiös behandelt, sondern sehr praktisch. Das ist weder üblich noch erwartbar, also komisch. Zudem wird die ganze Absurdität der Situation deutlich: Denn der Versuch, sich aus dem Fenster zu stürzen, ist ebenso realitätsfern wie der in den Weg gestellte Rollstuhl.

Dieses Beispiel verweist auf ein weitverbreitetes Missverständnis, Humor sei vorrangig einfühlsam, freundlich, irgendwie nett. Das stimmt nicht. Denn Humor muss eine riskante, latent aggressive, verletzende Komponente besitzen.[341] Nur so können Grenzen übertreten, Tabus ignoriert werden und kann damit Humor wirken. Sonst bleiben Cartoons, Sketche, Witze oder auch Clowns fade und langweilig. Sich über Minderheiten lustig zu machen, mit Witzen über Ostfriesen oder Blondinen, ist vergleichsweise harmlos. Steigerungen sind leicht vorstellbar. Entscheidend wird das individuelle Erleben des Cartoons, Sketches, Witzes oder Clowns: Fühle ich mich getroffen, verletzt? Das wird natürlich hochgradig individuell verstanden. Doch wer sich als

Clown im Altenheim von den explosiven Themen Religion und Politik fernhält (ohnehin zu empfehlen), kann nicht wirklich viel verkehrt machen. Im schlimmsten Falle lautet die einfache Lösung: sich entschuldigen.

Bösartiger Humor

Daneben gibt es aber noch wirklich bösartigen Humor. Der ist meist leicht zu identifizieren: Alle lachen, mit einer Ausnahme.

> *Die Harlem Globetrotters sind eine US-amerikanische Showtruppe, die seit vielen Jahren um die Welt tourt und Basketballspielen mit Klamauk und Späßen anreichert. Das fasziniert viele Menschen. Vor vielen Jahren war die Frankfurter Festhalle fast ausverkauft, als die Harlem Globetrotters auftraten. Einer der Spieler nutzte eine Spielunterbrechung, um Kontakt zum Publikum aufzunehmen. Er suchte sich (natürlich) eine hübsche junge Dame aus, kletterte die Ränge hoch und mopste sich ihre Handtasche, um den Inhalt unter dem Gejohle der allermeisten Zuschauer öffentlich zu untersuchen.*

Es ist auch zu verführerisch: bei minimalem Aufwand (sprich: Kreativität und Witz) einen maximalen Effekt zu erzielen (sprich: viele Leute lachen). Die meisten Menschen können mühelos andere Menschen absurd und komisch finden, sich über sie lustig machen.[342] Den Preis zahlen die Ausgelachten. Diese Art, Humor zu missbrauchen, jemanden absichtlich zu verletzen, lässt denjenigen, der verhöhnt, größer und stärker erscheinen, den Verlachten umso kleiner und schwächer. Viele Menschen haben in der prägenden Kindheit einen solchen Humor gegen sich gerichtet erlebt und als Waffe gegen andere gespeichert. Diese Form des Humors ist somit auch Ausdruck von alten Verletzungen, ja Selbsthass, weil die eigene Lebensfreude fehlt und der Neid auf andere eines Ventils bedarf.[343]

Deutsche Missverständnisse

Viele Deutsche machen es sich zudem schwer mit dem Humor. Denn hierzulande halten sich hartnäckig zwei Missverständnisse. Erstens: Humor hat man oder nicht. Und zweitens: Spaß beiseite oder: erst die Arbeit, dann das Vergnügen.

Erstens: Alle können die Fähigkeit entwickeln, zu relativieren und nicht die eigene Ansicht für absolut zu halten. Wenn man will, kann man lernen, an beinahe jedem Aspekt des eigenen Lebens eine komische Seite zu entdecken.[344] Das kann nicht nur Spaß machen, es entlastet auch. Eine solche Einstellung bewirkt nicht nur, dass der Ärger mit dem Chef oder die Schmerzen im Rücken als weniger belastend empfunden werden – sie sind es dann tatsächlich.[345]

Es wird sogar empfohlen, eine innere Pro-Humor-Einstellung zu entwickeln und dafür verschiedene Techniken zu nutzen, wie zum Beispiel ein Tagebuch des eigenen Scheiterns zu führen oder ein Sammelbuch für gute Witze, die man gehört hat. Wer sich dazu noch den Namen des Erzählers, den Tag und die Situation notiert, wird später beim Lesen alles präsent haben: Das Wiederlesen wird dann zu einem Wiedererleben.[346] Ähnliche Techniken werden bei Humorinterventionen in Alten- und Pflegeheimen schon umgesetzt.[347]

Bloß nicht den Spaß beiseite

Zweitens: Wer den Spaß beiseite tut, legt auch die Freude zur Seite. Spaß und Freude an der Arbeit sind nicht störend, sondern vielmehr Voraussetzung dafür, dass die Arbeit gelingt. Die Trennung von Arbeit und Spaß macht krank und verringert die Leistung.[348] Viele erfolgreiche Menschen von Wissenschaftlerinnen bis zu Künstlern belegen mit ihren Aussagen, dass Freude und Erfolg eng miteinander verzahnt sind. Auch im Sport wird dies deutlich: Boris Becker zum Beispiel nannte als einen Grund für seine Erfolge in Wimbledon, dass es ihm enormen Spaß machte, eben dort Tennis zu spielen.

Man muss aber weder berühmt noch ein Clown sein, um seinen Arbeitsalltag mit Humor zufriedener zu gestalten, zum Beispiel in Pflegesituationen. Hier kann Humor ungemein entlasten, den Stresssituationen die Schärfe nehmen,[349] um nicht an ihnen zu verzweifeln.[350] Mit entsprechendem Bewusstsein ist das mach- und erlernbar.

Die Ameisen

In Hamburg lebten zwei Ameisen,
Die wollten nach Australien reisen.
Bei Altona auf der Chaussee
Da taten ihnen die Beine weh,
Und da verzichteten sie weise
Dann auf den letzten Rest der Reise.

So will man oft und kann doch nicht,
Und leistet dann recht gern Verzicht.

Joachim Ringelnatz

Kapitel 10
Die Komik des Clowns

Clown und Komik, Clown und Spaß werden fast reflexhaft miteinander verbunden. Das stimmt einerseits, andererseits wieder gar nicht. Unbestritten sind Komik und Clownerie ein enges Paar, nur: Der Clown an sich ist niemals komisch, schon gar kein Spaßmacher. Die Komik entsteht allein durch sein Handeln, nie durch ein zur Schau getragenes, aufgesetztes oder lautes Lustigsein. Allein der Kontrast zwischen dem ernsthaften Bemühen, etwa einen Notenständer aufbauen zu wollen, und dem ständigen Scheitern durch ungeschicktes Hantieren – das macht die Komik aus.

Die Komik des Clowns beruht außerdem auf seiner kindlichen Weltfremdheit, seiner verträumten Zerstreutheit, die keine klugen Lösungen zulässt.[351] Der Clown lässt außerdem vorrangig seinen Körper sprechen, die Komik des Clowns ist vor allem eine Komik des Körpers.[352] In der Körperlichkeit liegen seine historischen Wurzeln, und der Vorzug der körperlichen Sprache vor der verbalen macht den Unterschied aus zu den allermeisten darstellenden Künstlern wie zum Alltag: Ständig und fast überall wird gequatscht. Der Clown reaktiviert stellvertretend den körpersprachlichen Ausdruck, der bei vielen Menschen im Zuge ihrer Sozialisation verkümmert ist. Wer den Körper stillhält und nur die Stimme reden lässt, bewahrt Haltung. Hinter dieser Haltung lassen sich dann Gefühle verbergen oder mit Worten zerreden.[353]

Betonung der Körperkomik

Seine Körperkomik betont der Clown durch eine ungewöhnliche Art, sich zu bewegen. Diese kann eher mechanisch starr sein[354] wie bei Mr. Bean, übertrieben fließend wie bei Groucho Marx oder linkisch unbeholfen wie bei Loriot. Da braucht es nicht viel mehr, um Komik zu erzeugen, als einen unüblichen Gang, eine besondere Art, sich einen Hut aufzusetzen, einen Mantel anzuziehen. Im Minimalismus zeigt sich auch die Qualität eines Clowns. Und sollte den Clown doch einmal die Lust zu reden überkommen, steht ihm eine eigene Fantasiesprache zur Verfügung, das „Gibberisch“ oder „Gromolo“. Dabei kommt es nicht auf die Worte an – die sind ohnehin nur lautmalerisch. Entscheidend ist auch hier das Gefühl, das transportiert wird.

Das Spiel des Clowns mag verrückt erscheinen, es unterliegt dennoch einer gewissen Logik, oft genug in drei Schritten.[355] Zu Spielbeginn entdeckt der Clown ein Ziel, sein Ziel, und teilt dies seinem Publikum mit. Er weckt damit eine Erwartung. Nun versucht der Clown, auf seine Art das gesteckte Ziel zu erreichen. Der Versuch misslingt, womit das Publikum gerechnet hat. Es folgt der zweite Versuch, der die (untaugliche) Weise des ersten noch weitertreibt. Das Publikum staunt nun über den Unsinn. Der Versuch misslingt selbstverständlich, das Publikum hat damit gerechnet. Nun gibt es zwei Varianten: Entweder bleibt der Clown bei seinem gewählten Lösungsweg, steigert den nächsten Versuch in völlig absurde Höhen und scheitert grandios – das Publikum freut sich. Oder der Clown bricht die Erwartung der Zuschauenden und versucht etwas vollkommen anderes, das ihn auf Umwegen sein Ziel doch noch erreichen lässt. Das Publikum ist wiederum überrascht und erfreut. Möglicherweise überrascht der Clown aber auch dadurch, dass er tatsächlich etwas wunderbar beherrscht, etwa Trompetespielen oder Jonglieren.[356] Das Publikum lacht vielleicht nicht, freut sich aber.

Kein Diktat des Lachens

Auch wenn sich das Clownspiel je nach Clowntyp und Rahmen unterscheidet – die Mechanismen bleiben ähnlich. Die meisten Clowns verbindet, dass ihr Spiel nicht unter dem Diktat des Lachens steht. Was für ein Stress wäre es auch, was für eine Anforderung, andere stets zum

Lachen bringen zu müssen. Da würde jeder Clown leiden und verkrampfen – das glatte Gegenteil von dem, was nötig ist, um Zuschauern Freude zu bringen.

Der besondere Kontakt zum Publikum unterscheidet Clowns von allen anderen darstellenden Künstlerinnen. Das gilt vor allem für den improvisierenden Clown, der im freien Spiel mit den Zuschauern die Magie des Moments verfolgt. Ein Clown, so wie ich ihn verstehe, begegnet seinem Publikum dabei freundlich und respektvoll.

Herr Jung wohnt seit Jahren im Altenheim und ist für einen Mann ungewöhnlich gefühlsbetont. In den Momenten, in denen er aus seiner Welt auftaucht, wird immer wieder eine gewisse Grundtrauer deutlich. Seit Langem ist er Witwer. Doch wenn der Clown kommt, strahlt er. Er redet nicht viel mit ihm, doch berührt er den Clown gerne, streichelt ihn sogar. Einmal aber kommen ihm die Tränen und er sagt laut: „Ach, ich hab dich so lieb wie meine Gitti.“

Ton Kurstjens, ein holländischer Clown, hat solche Erlebnisse sehr treffend beschrieben: „In solchen Momenten fühle ich mich wie ein Kind mit neuen Schuhen.“[357]

Authentizität im Blick

Das Publikum besitzt ein feines Gespür für die Kommunikation des Clowns. Und je weniger die Zuschauenden imstande sind, den Kontakt kognitiv zu erfassen, umso feiner ist ihr Gespür dafür. Umso klarer wird die emotionale Wahrnehmung – wie zum Beispiel bei Kindern und Menschen mit Demenz. Agiert der Clown echt und authentisch, sind verbale und nonverbale Anteile deckungsgleich? Das Publikum merkt es sofort.[358] Zentrales Element des Kontaktes ist der Blick, ohne den eine Verbindung schwierig wäre.[359]

Mag das auf Kontakt ausgelegte Spiel des Clowns auch improvisiert sein, strukturlos ist es keineswegs. Das Beachten bestimmter

Phasen hilft ungemein, ob auf der Straße oder im Krankenzimmer. Am Beginn des Spiels sollte immer das Beobachten stehen, das Erfassen der Situation, der Atmosphäre: Herrscht gerade Langeweile oder Hektik? Ist Entspannung oder Leid wahrnehmbar? Allein die Präsenz eines stillen Clowns löst meist eine Resonanz aus. Wie reagieren die Menschen? Verschreckt oder freudig? Manche Menschen mit stärkerer Demenz reagieren vielleicht gar nicht – auch das darf sein, auch das sollte der Clown wahrnehmen.

Ein Wechselspiel

Im nächsten Schritt nimmt der Clown Kontakt mit den Zuschauenden auf. Das kann über die Augen geschehen, über ein Lächeln, ein Winken. Gibt es eine Antwort? Lächelt oder winkt jemand zurück? Nun kann das Spiel in die nächste Phase eintreten: Distanz verringern. Falls niemand lächeln oder winken sollte, ist der Clown auf seine Intuition angewiesen. Wo zieht es ihn hin, wohin eher nicht? Er kann sich den Besuchten nähern – rein räumlich oder durch intensivierten Kontakt. Dann beginnt das eigentliche Spiel des Clowns, das ein Wechselspiel zwischen ihm und dem Publikum darstellt. Was für Impulse nimmt der Clown von außen auf, ist er innerlich entspannt und damit offen? Welchen Impuls kann er als Spielidee verwerten? Den Reiz und die Schwierigkeit dieser Phase macht gleichermaßen aus, schnell eine gute Entscheidung zu fällen. Das gelingt nicht immer, mit steigender Routine steigen aber die Chancen.

Das Spiel ist der zentrale Teil der Begegnung zwischen Zuschauenden und Clown. Die Inhalte sind so vielfältig wie die Angebote des Publikums, wie die Wahrnehmung des Clowns. Vielleicht werden Schuhe gebunden, vielleicht wird ein Stift gesucht, vielleicht eine Handpuppe aktiviert, vielleicht gemeinsam gesungen. Die Stimulation der Besuchten, das Auffordern mitzuspielen, kann Teil dieser Phase sein, muss aber nicht. Bedingungen sollte der Clown aber weder an Größe noch an Dauer dieser Begegnung stellen. Auch ein stilles Halten der Hand und eine darauffolgende, sich etwas beruhigende Atmung einer Bewohnerin stellen Stimulation und Reaktion dar.

Im letzten Teil der Begegnung zwischen Clown und Zuschauenden geht es um den Abschied, um ein bewusstes Ende der Begegnung. Vor allem in sozialen Arbeitsfeldern haben sich ritualisierte Abschiede bewährt: Winken oder Verbeugen auf kuriose und für diesen Clown typische Art oder das Singen von Abschiedsliedern.[360]

Unendliche Vielfalt

Die Phasen der Begegnung sind aber weder zeitlich noch räumlich fest definiert. Vielleicht dauert die Begrüßung so lange, dass sie das eigentliche Spiel darstellt. Vielleicht dauert das zentrale Spiel nur Sekunden. Vieles ist möglich, eins aber wesentlich: Ohne innere Freiheit der Clowns, ohne unbedingte Bedingungs- und Absichtslosigkeit wird der Kontakt begrenzt sein und damit die Wirkung. Weder an den Clown noch an die Besuchten werden irgendwelche Erwartungen gestellt, sie sind keine Dienstleister, die bestimmte Anforderungen zu erfüllen haben.[361]

Der Clown besucht Herrn Meyering das erste Mal im Altenheim, wo dieser erst seit Kurzem wohnt. Vorsichtig betritt der Clown das Zimmer. Herr Meyering sitzt in dem etwas steril wirkenden Raum ein wenig steif in seinem Sessel. Erstaunt sieht er den Clown an. Nach einer Weile der Stille ruft er: „Ich bin nicht da.“ Es wird wieder still, dann sagt der Clown: „Ich bin auch gar nicht reingekommen“, und geht.

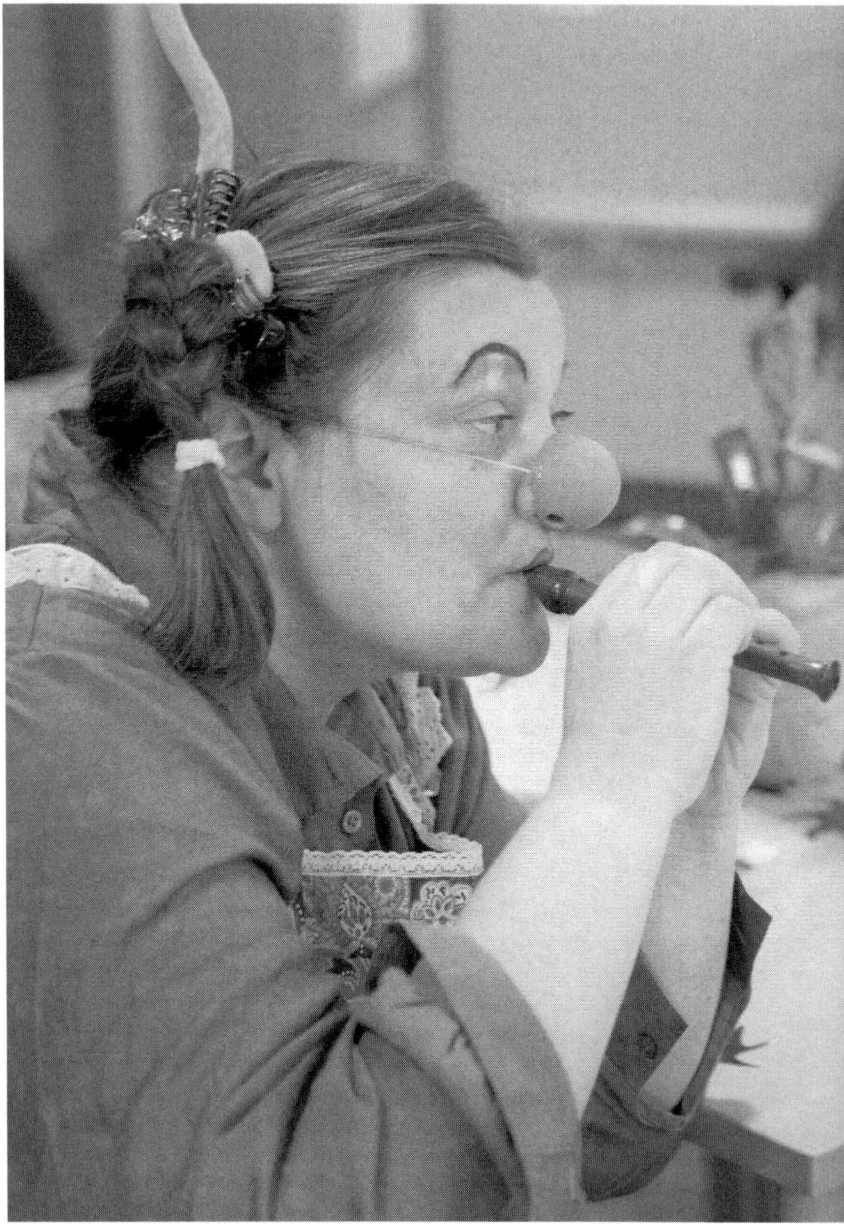

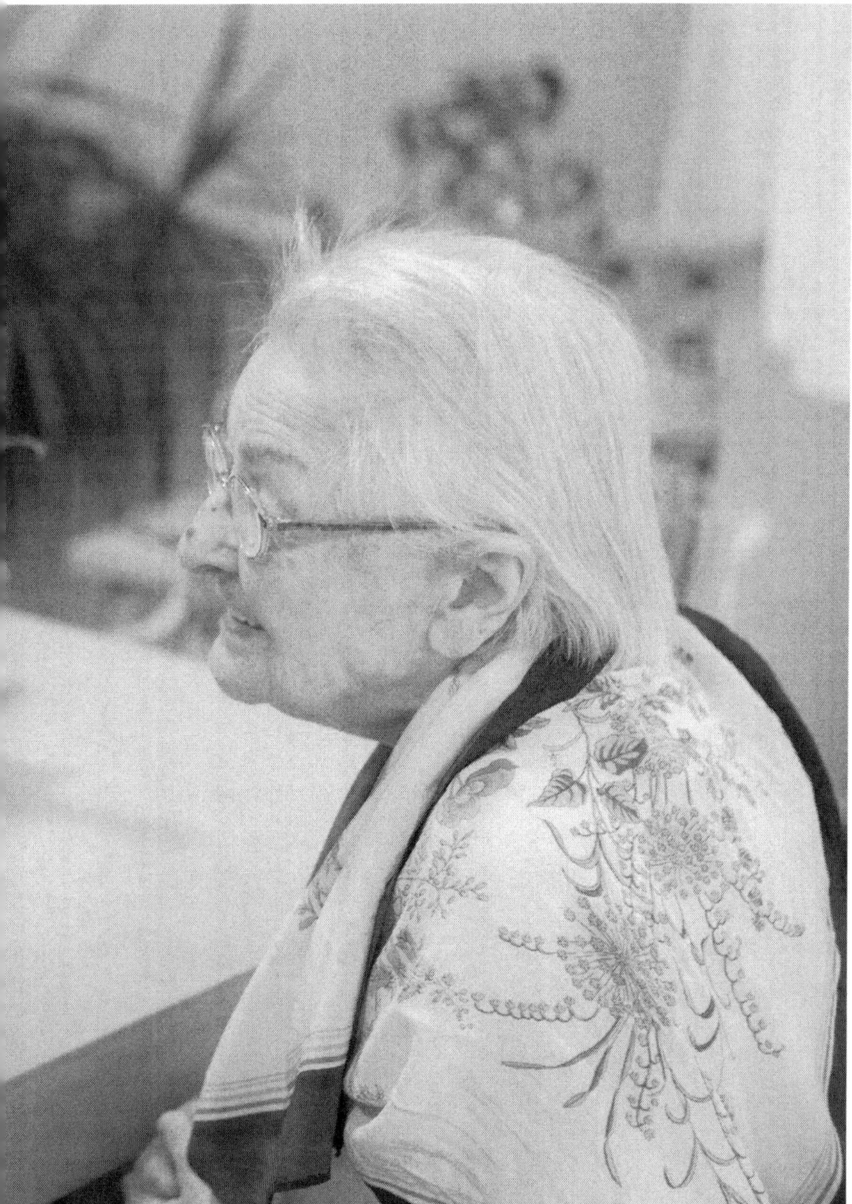

Es sitzt ein Vogel auf dem Leim

Es sitzt ein Vogel auf dem Leim,
Er flattert sehr und kann nicht heim.
Ein schwarzer Kater schleicht herzu,
Die Krallen scharf, die Augen gluh.
Am Baum hinauf und immer höher
Kommt er dem armen Vogel näher.

Der Vogel denkt: Weil das so ist
Und weil mich doch der Kater frißt,
So will ich keine Zeit verlieren,
Will noch ein wenig quinquilieren
Und lustig pfeifen wie zuvor.
Der Vogel, scheint mir, hat Humor.

Wilhelm Busch

Kapitel 11
Die Wirkung von Humor und Lachen

Alle wissen es, alle spüren es: Sich freuen tut gut, sich ärgern weniger. Lachen und Spaß stellen zwar nur eine Seite des Lebens dar, aber die angenehmere. Dieses Wissen basiert hauptsächlich auf gefühlter Erfahrung. Dass wir heute – in Bezug auf die Gesundheit – auf ein nachprüfbares Wissen in Sachen Humor und Lachen bauen können, verdanken wir vor allem einem Mann: Norman Cousins.

Der US-Amerikaner war ein prominenter Wissenschaftsjournalist, als er Anfang der Siebzigerjahre schwer an Spondylarthritis erkrankte. Diese chronische, rheumatische Erkrankung ist mit starken Schmerzen verbunden, Cousins wurde zudem – nach eigenen Aussagen – eine Überlebenschance von 1:500 gegeben. Das demoralisierte ihn einerseits, andererseits wusste er aus wissenschaftlichen Berichten vom negativen Einfluss solcher Gemütszustände auf das hormonelle System. Also entschied er sich bewusst für das Gegenteil: Cousins verließ das Krankenhaus, bezog in einem nahe gelegenen Hotel ein schönes Zimmer und versuchte, sich systematisch zum Lachen zu bringen. Er sah sich lustige Filme an, las witzige Bücher, ließ sich von Besuchern vor allem Humorvolles berichten. Und siehe da: Die Schmerzen ließen zeitweise nach, er konnte zumindest stundenweise ohne Medikamente schlafen. Cousins intensivierte seine Lachtherapie – und wurde gesund. Er starb erst 1990 und lebte 26 Jahre länger, als von den Ärzten angenommen.[362]

Gelotologie als neue Wissenschaft

Cousins publizierte seine Erfahrungen und gilt als einer der Begründer einer neuen Wissenschaft, der Gelotologie, der Lachkunde. Auch wenn die Wirkung von Humor und Lachen auf Körper, Geist und Seele unbestritten ist – wissenschaftlich belegte Ergebnisse bleiben weiter lückenhaft.[363] So heißt es zum Beispiel, Kinder würden bis zu vierhundertmal am Tag lachen, Erwachsene hingegen höchstens zwanzigmal. Auch wenn dies immer wieder zitiert wird, eine empirische Untersuchung dazu gibt es nicht.[364]

Dank neuer bildgebender Verfahren gehen die Forschenden inzwischen davon aus, dass es kein isoliertes Humorzentrum im Gehirn gibt. Vielmehr wird dort durch komische Reize ein Humornetzwerk von insgesamt fünf Arealen aktiviert, deren Zusammenwirken das Erkennen von Witzen, Cartoons oder Sketchen ermöglicht und eine entsprechende Reaktion darauf bewirkt.[365] Dieses neuronale Humornetzwerk besitzt eine emotionale, eine kognitive und eine motorische Komponente. Sie beeinflussen sich gegenseitig.[366] Das bedeutet zum Beispiel, dass ein einfaches, aufrichtiges Lächeln dem Gehirn signalisiert: „Mir geht es gut." Das Gehirn wiederum sendet Signale an verschiedene Muskeln aus, sich zu entspannen.[367] Und umgekehrt: Wer etwa seine Bauchmuskulatur aktiviert und dabei Lachgeräusche nachahmt, wird allmählich – zumal in einer Gruppe – tatsächlich ins Lachen kommen. So funktioniert Lachyoga. Entsprechend wirken sogenannte Humorgruppen mit bewusst eingesetzter Komik positiv auf Menschen mit Depression.[368]

Der Komplexität des Humornetzwerkes im Gehirn kommt im Zusammenhang mit Demenz eine entscheidende Bedeutung zu. Die Fähigkeit, humorvoll zu sein und zu reagieren, gerät durch die Schädigung einzelner Teile des Gehirns nicht insgesamt in Gefahr, anders als zum Beispiel die Sprachfähigkeit, die auf ein kleines zerebrales Gebiet beschränkt ist. Denn im Humornetzwerk lässt sich der Ausfall einer Komponente durch andere kompensieren.[369]

Mehr Luft durch Lachen

Doch die Wissenschaft bleibt vorsichtig. So gelten unter anderem folgende physiologische Wirkungen bislang nur als ziemlich wahrscheinlich: Durch kräftigeres Atmen wird der Gasaustausch gesteigert, die Lunge besser belüftet und damit die Sauerstoffsättigung des Blutes erhöht. Bestimmte, unmittelbar beteiligte Muskeln (Brust, Bauch, Zwerchfell) werden besser durchblutet, andere, nicht unmittelbar beteiligte (Gesicht) entspannt. Die Blutzirkulation wird angeregt bis zum Gehirn, das gesamte Herz-Kreislauf-System aktiviert. Auch werden entzündungshemmende Hormone vermehrt produziert, die Produktion anderer, immunschwächender Hormone wird reduziert[370] – was wohl Norman Cousins das Leben entscheidend verlängert hat. Zudem werden Organe wie Leber, Galle, Bauchspeicheldrüse und Darm aktiviert, mit einem positiven Effekt auf Fettverbrennung und Verdauung. Mithilfe der Psychoimmunologie gelingt es nun, die Verzahnung von Immunsystem, Nervensystem und Psyche zu belegen, sowie den positiven Effekt von Humor und Lachen darauf.[371]

Die am besten nachweisbare Wirkung gibt es bislang bei Stress und Schmerz: Lachen und Heiterkeit mindern den negativen Stress und erhöhen die persönliche Schmerztoleranz.[372] Das gilt sowohl für den Akutschmerz wie auch für chronische Schmerzen – unter denen alte Menschen häufig leiden. Je kontinuierlicher die heitere Intervention dabei erfolgt, desto nachlassender wird der Schmerz erlebt.[373]

Mehr Endorphine

Lachen, Lächeln, Heiterkeit wirken deshalb so wohltuend, weil sie in unserem Gehirn das limbische System aktivieren, das ganz wesentlich Emotionen verarbeitet. Das Lachen lässt uns vermehrt Endorphine und andere Hormone produzieren, was uns Freude fühlen lässt – und zudem die Konzentration von Stresshormonen im Blut senkt. Noch entscheidender: Teile des limbischen Systems, das mesolimbische System, sind unser Belohnungssystem. Alles, was uns ein gutes Gefühl gibt, wird hierüber verschaltet – sei es Anerkennung, Lachen, aber auch Alkohol, Opiate, Nikotin oder Schlafmittel. Denn dieses Belohnungssystem steuert, wie viel vom Glückshormon Dopamin ausgeschüttet wird. Dieses System fördert unser Lernen (Gut gemacht, weiter so!), stellt selbst aber auch ein lernendes dar. Das heißt, die Impulse von außen müssen besser erlebt werden als erwartet oder besser sein als die schon Gespeicherten. Das erklärt einerseits, warum allein das (unerwartete) Erscheinen eines Clowns im Foyer eines Altenheimes die Laune hebt, andererseits, warum ein alter Witz und dessen (erwartete) Pointe nicht mehr lustig sind. Das erklärt aber auch, wieso der Körper von einer gewissen Grenze an nach immer mehr Alkohol oder Nikotin verlangt. Das mesolimbische System gilt als Suchtzentrale des Körpers.[374]

Der positive psychologische Effekt von heiteren Erlebnissen beruht zudem auf einer weiteren simplen Tatsache: Menschen können zeitgleich nur eine Emotion spüren. Das bedeutet: Wer lacht, leidet nicht.[375] Beim spontanen Lachen, sogar schon bei stiller Erheiterung, wird die Gesichtsmuskulatur von einem anderen neuronalen Apparat gesteuert als beim künstlich erzeugten, gewollten Lächeln.[376]

Gegenspieler der Angst

Der Humor gilt als Gegenspieler der Angst.[377] Lachen lässt Furcht schwinden, ermöglicht sogar Angstpatienten einen Perspektivwechsel.[378] Der Humor besitzt somit eine seelisch existenzielle Funktion: Lachen vermindert Leidensdruck, selbst wenn es nur für einen Moment ist.[379] Der positive Effekt ist dabei nicht an lautes Lachen gebunden, schon leises Lächeln wird als entlastend empfunden.[380] Lachen steigert das Vertrauen in die eigene Person, verringert Gefühle wie Hilflosigkeit, Verzweiflung, Scham oder Schuld.[381] Heiterkeit kann Verspannungen, Verzweiflung oder kritische Situationen lösen. Lachen bietet eine „Zeit-Oase im Hier und Jetzt".[382] Der Humor gilt damit als Kraftquelle.[383]

„Magische Verbindung"

Die Wirkung von Humor potenziert sich, wenn er in der Gemeinschaft erlebt wird, es wird eine geradezu „magische Verbindung"[384] zu anderen Menschen hergestellt. Man lacht miteinander, unabhängig von Status, Bildung, Einkommen, Herkunft oder Gesundheitszustand.[385] Gemeinsames Lachen bestärkt, kann sogar gegen die Angst immun machen, ausgelacht zu werden.[386] Humor hilft, tragfähige Beziehungen zwischen Menschen aufzubauen und aufrechtzuerhalten.[387] Sogar dort, wo Sprache noch nicht oder nicht mehr möglich ist, wirken Lachen und Lächeln verbindend, signalisieren wohlwollende Zuwendung. Und das wahrscheinlich schon seit Tausenden von Jahren. Denn als es bei den Menschen der Frühzeit noch keine Worte gab, nur Laute, symbolisierte ein freundliches, lächelndes Gesicht eine friedliche Kontaktaufnahme. Lachen und Lächeln gilt heute noch in vielen Kulturen als das effektivste Signal, um Vertrauen aufzubauen – auch und gerade wenn Worte nicht helfen können.[388]

Das führt uns zurück in die Phase als Säugling oder Kleinkind, in der Kontakt unmittelbar und ohne Sprache stattfand, in der Lächeln und Lachen zu den wichtigsten Elementen von Bindung und Vertrauen zählten.[389] Dieser Effekt wirkt natürlich auch, wenn eingeschränkte Menschen im hohen Alter den Kontakt sprachlos herstellen müssen. So wundert es nicht, dass besonders Clowns oft mit einem Vertrauensvorschuss beschenkt werden.

In dem Café treffen sich einmal in der Woche alte Menschen des Ortes – ein ambulantes Angebot der Demenzbetreuung. Heute erstmals zu Gast: ein Clown. Der geht um die große Kaffeetafel herum, begrüßt die Gäste ausführlich und in aller Ruhe. Am Kopfende sitzt eine sehr alte Dame im Rollstuhl. Sie schaut den Clown freudig an. Der spürt sofort eine besondere Verbindung zu ihr, geht in die Hocke, um ihr auf Augenhöhe zu begegnen. Beide schauen sich noch intensiver an. Schon neigt der Clown seinen Kopf und lehnt ihn an die Schulter der lächelnden Frau – nach vielleicht zwei Minuten Bekanntschaft.

Freude und Erheiterung sind zudem ansteckend wie kaum ein anderes Gefühl.[390] Doch warum nur? In der Psychologie wird dies Carpenter-Effekt genannt: Bei engerem Kontakt zu einer Person ahmen wir aufgrund unserer Spiegelneuronen unbewusst Gesichtsausdruck und Haltung des Gegenübers nach, wenn auch in verringertem Umfang. Gleiches gilt sogar für dessen Gefühle und Verhaltensweisen.[391] Zudem werden über die körperliche Imitation ähnliche Muskeln im Gesicht und Körper aktiviert, die dann wiederum die dazugehörenden, ähnlichen Gefühle in uns, dem Betrachter, verstärken.[392] Dieser Effekt lässt sich sogar bei Menschen mit fortgeschrittener Demenz beobachten, solange diese noch über eine variable Gestik und Mimik verfügen.

In dieser verbindenden Wirkung liegt vielleicht die wichtigste Funktion des Lachens.[393]

Humor als Bewältigung von Stress

Viele alten Menschen haben jedoch früher schlechte Erfahrungen mit Humor gemacht. Sie sind ausgelacht worden in der Kindheit und Jugend. Diesen Menschen humorvoll zu begegnen, erfordert ein hohes Maß an Sensibilität. Sie reagieren sehr empfindlich, missverstehen humorvoll Gemeintes, was zu einer Wiederbelebung früherer Schamerlebnisse führen kann. Ironie, Sarkasmus oder derber Humor sollten hier vermieden werden.[394] Ohnehin wird das von Menschen mit Demenz kaum verstanden.[395]

Wie die Vorlieben bei Schokolade oder Wein, so verändert sich das Verhältnis zum Humor im Laufe des Lebens. Für einen jüngeren Menschen besitzt der Humor eine eher sozial-kommunikative Funktion, einem älteren Menschen dient er eher zur Bewältigung von Stresssituationen.[396] Auf jeden Fall gilt: Humor ist lernbar, auch im Alter.[397] Zudem verfügt jeder Mensch über die Fähigkeit, heiter zu sein und zu lachen, die durch eine Demenz zwar getrübt, aber nie ganz zerstört wird – auch wenn das schwindende kognitive Verständnis dem Erleben von Komik Grenzen setzt.[398] Selbst wenn Menschen mit Demenz nur kurz zum Lachen stimuliert wurden, bleibt ihre heitere Stimmung oft länger erhalten, auch wenn der Grund für das Lachen längst vergessen ist.[399] Freundliches, gemeinsames Lachen vollzieht sich zudem auf Augenhöhe, der alte Mensch fühlt sich ebenbürtig, erlebt dies als Zeichen der Verbundenheit und Wertschätzung.[400] Er fühlt sich – zumindest temporär – aufgrund der Resonanz wieder als Person.

Eine Diplomarbeit mit dem Titel „Humor trotz(t) Demenz“ kam zu dem zentralen Ergebnis, dass Humor eine sinnvolle Intervention darstellt, die allen Beteiligten zugutekommt: den Erkrankten, den pflegenden Angehörigen, den professionell Pflegenden. Humor und Lachen fördern die Entspannung, die Bewältigung von Krankheit, stärken die sozialen Beziehungen und verringern problematisches Verhalten.[401] So lässt sich sagen: Lachen gehört neben Bewegung und Musik zu den wichtigsten Elementen einer guten Betreuung alter Menschen.[402] Der niederländische Arzt für Geriatrie, Jan-Pieter van der Steen, schreibt gar: „Ohne Humor schaffen wir es nicht.“[403]

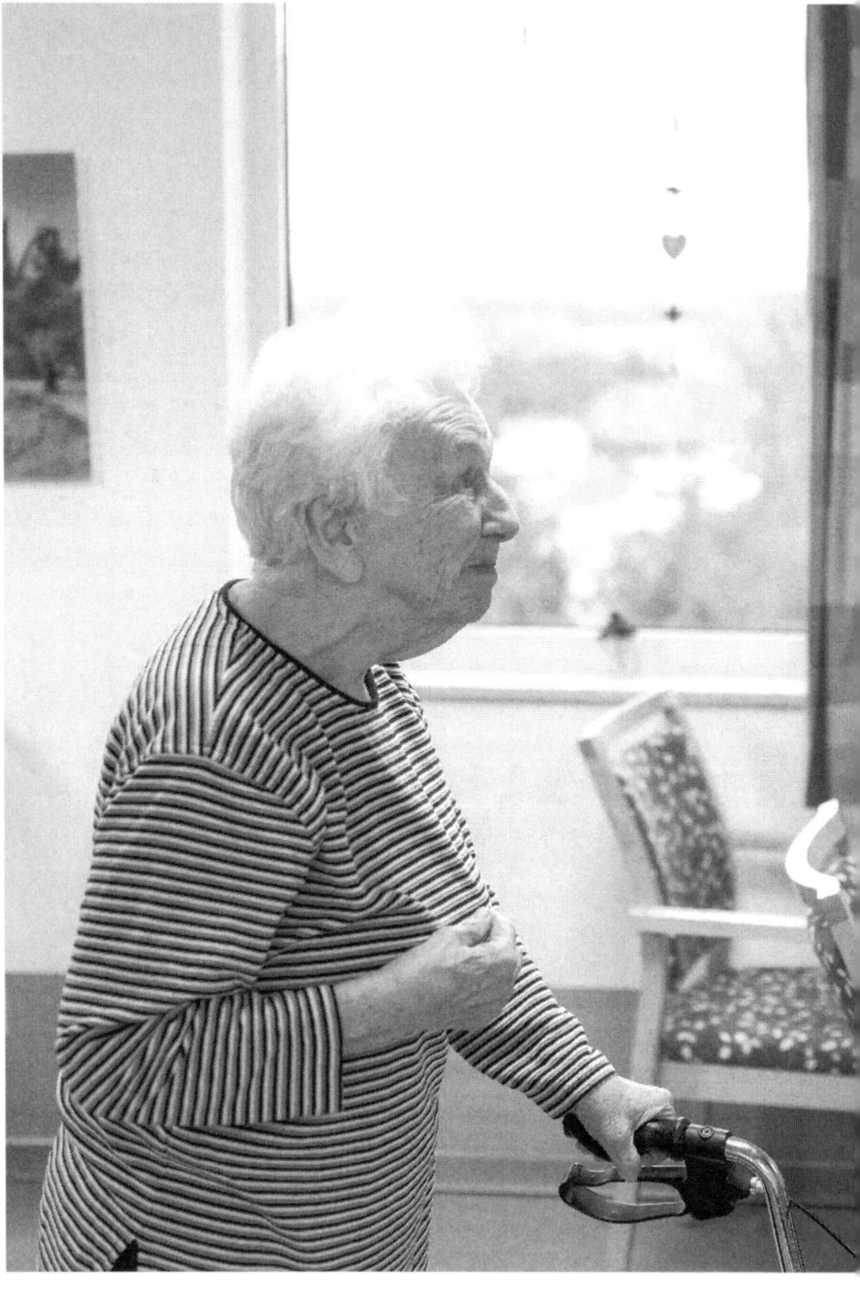

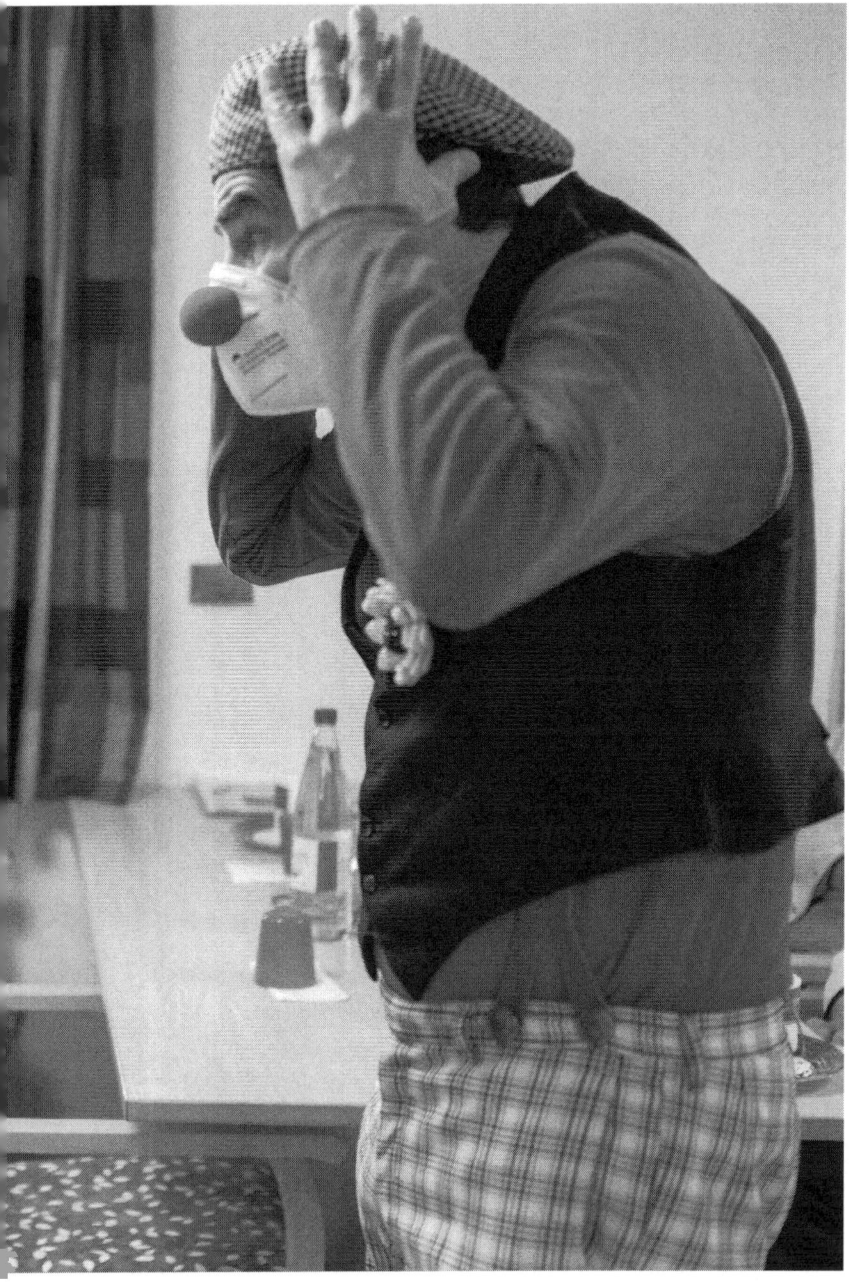

In einer kleinen Konditorei

In einer kleinen Konditorei,
da saßen wir zwei bei Kuchen und Tee.
Du sprachst kein Wort, kein einziges Wort
und wusstest sofort, dass ich dich versteh!
Und das elektrische Klavier, das klimpert leise,
eine Weise von Liebesleid und Weh!
Und in der kleinen Konditorei,
da saßen wir zwei bei Kuchen und Tee.

Musik: Fred Raymond (1928)
Text: Ernst Neubach (1928)

Kapitel 12
Die Wirkung von Musik und Gesang

Musik machen, Musik lauschen – beides gehört zu den fundamentalen Erfahrungen des Menschseins. Das gilt für australische Aborigines mit ihren Didgeridoos ebenso wie für Schotten mit ihren Dudelsäcken. Das gilt für barocke Streichquartette wie für die TV-Shows Voice of Germany oder den Musikantenstadl. Musik berührt uns. Nur: Warum? Geräusche und Töne sind die ersten Sinneswahrnehmungen eines Menschen bereits im Mutterleib. Die Ohren bleiben dann im weiteren Leben immer offen: die Augen können wir schließen, die Nase zuhalten. Es sind auch keine kognitiven Fähigkeiten oder Kenntnisse vonnöten, um Musik zu hören und zu verarbeiten.

> *„Man braucht Musik weder zu können noch etwas darüber zu wissen noch musikalisch zu sein, um mit den tiefsten Schichten der Persönlichkeit darauf zu reagieren.“*[404]

Es deuten sich Parallelen zum Humor an, die noch deutlicher werden beim Blick ins Gehirn. Die Forschenden haben festgestellt, dass es kein Musikzentrum gibt, dafür ein musikalisches Netzwerk. So werden die verschiedenen Anteile der musikalischen Reize in unterschiedlichen Teilen des Gehirns verarbeitet.[405] So verwundert es auch nicht, dass die musikalischen Fähigkeiten weit länger erhalten bleiben als die sprachlichen. Schließlich gibt es nur ein Sprachzentrum im Gehirn, dessen Einschränkungen kaum kompensiert werden können. Außer: durch Musik und Lieder. So lässt sich immer wieder das erstaunliche Phänomen beobachten, dass alte Menschen zwar nicht mehr sprechen, aber Teile von Liedern noch mitsingen können. Als mögliche Ursache wird vermutet, dass musikalische Reize den Menschen sehr früh erreichen und deshalb eher und besser gelernt sind.[406] Zudem wird vermutet, dass die emotionale Reaktion beim Musikhören auf viele Gehirnstrukturen verteilt ist und so selbst Menschen mit Ausfällen in der Großhirnrinde Musik noch wahrnehmen und darauf reagieren können.[407]

Trost durch Singen

Selbst das Musizieren auf einfachen Instrumenten hat einen positiven Effekt. Trommeln zum Beispiel spricht fundamentale Schichten des Gehirns an und kann das eigene Körperempfinden und das Gefühl für Lebendigkeit aktivieren.[408] Ähnliches gilt für das Singen.[409] Singen (und Tanzen) hilft zudem, sowohl muskulär als auch psychisch zu entspannen.[410] Ganz banal wird beim Singen auch die Atmung verstärkt und das Herz-Kreislauf-System aktiviert. Schwingen und klatschen die Sängerinnen oder Zuhörerenden mit, hat das ebenfalls einen muskulären Effekt.[411] Beim Singen bekannter Lieder kommt es außerdem zu hilfreichen Rückkopplungen: Auf der einen Seite steht die Erinnerung an Melodie, Tempo, Takt, auf der anderen Seite steht der Abgleich mit der zum Singen notwendigen Wahrnehmung und Korrektur des eigenen Gesangs.[412]

Musik zu machen, vor allem zu singen, hat – solange es nicht zwanghaft geschieht – fast immer einen positiven Effekt auf die Psyche. Die Fähigkeit zu singen besitzt dabei nur untergeordnete Bedeutung. „Singen ist eine Quelle des Trostes, darin liegt die heilsame Wirkung".[413] Singen hilft, Ängste abzubauen, sich im Moment zu fühlen. Wer singt, kann Erfolgserlebnisse, Selbstwirksamkeit erfahren, ja sogar Staunen und Bewunderung.[414] Die Singenden begegnen sich zudem auf einer Ebene: Alte und Junge, Gesunde und Kranke, Therapeut und Klient fühlen den gemeinsamen Klang. Das Singen alter Lieder aktiviert außerdem fast immer Emotionen und damit Erinnerungen, die in der aktuellen Situation neu geordnet werden können.[415] Das gibt zumindest zeitweise ein Gefühl von Halt und Struktur[416] und stärkt damit die Ich-Identität – besonders für Demenzbetroffene von immenser Bedeutung.[417] Zudem sinkt unter Singenden und Musik Hörenden die Neigung zu aggressivem, herausforderndem Verhalten.[418]

Die kleine Gruppe, die im Gemeinschaftsraum des Frankfurter Altenheimes zusammensitzt, ist bunt gemischt: Orientierte und weniger Orientierte, Sehende und Nicht-Sehende, Sprechende und Nicht-Sprechende. Doch alle freuen sich, mit dem Clown zu singen. Die Lieder: „Ich weiß nicht, was soll es bedeuten" und „O mein Papa" aktivieren schon das kleine Publikum, „Muss i denn" noch mehr. „Ach, des hat der Elvis aach so schee g'sunge", sagt eine nicht ganz so alte Frau am Ende gedankenverloren. „Wer?", fragt eine sonst sehr in sich versunkene Bewohnerin. „Der Elvis Presley", lautet die Antwort in ihre Richtung. Darauf kommt die neue Frage: „Hat der hier auch ein Zimmer?"

Gemeinschaftserlebnis

Gemeinsames Musizieren, besonders das gemeinsame Singen, bedeutet vor allem ein Gemeinschaftserlebnis. Wobei Singen auch bedeuten kann, leise wenige Teile des Liedtextes mitzusprechen oder nur mitzudenken. Das genügt, um dazuzugehören. Damit gibt Musik allen Beteiligten, sollten sie auch noch so eingeschränkt sein, zumindest eine Zeit lang das Gefühl, sich mit anderen verbunden zu fühlen, soziale Resonanz zu erleben.[419] Musik überwindet Grenzen – im Gehirn und im Raum.[420]

Die beiden Clowns treffen in dem kleinen, offenen Speiseraum auf fünf recht orientierte Damen. Alle freuen sich aufs Singen. Auf „Am Brunnen vor dem Tore" folgen weitere Lieder, von denen die Clowns annehmen, dass diese zumindest einem Teil der Anwesenden bekannt sind. Der Gesang lockt weitere Bewohner an: Ein Herr steuert seinen elektrischen Rollstuhl hinein, eine Dame ihren Rollator. Wanderlieder erklingen, da ruft der Mann im Rollstuhl: „Der Wiedera", und fängt an zu singen. Durch Nachfragen und mithilfe der anderen alten Menschen erfahren die Clowns, dass es sein Lieblingslied ist: „Der Wilderer". In den Gesang des Mannes stimmt auf einmal eine Dame am anderen Ende des Tisches ein, die Melodie und Text gut in Einklang bringen kann. Als beide stocken, sagt eine weitere Dame den Text auf, bis auch ihre Erinnerung endet. Nun wird eine Pflegekraft aktiv, geht, sucht und findet den Text im Internet. Damit wird dann weitergesungen.

„Sicherheit in fünf Strophen"

Die umfassend positive Wirkung von Musik und Gesang auf Menschen mit Demenz ist unbestritten. Lieder und Melodien werden in diesem Zusammenhang als Königsweg betrachtet,[421] als eine Art Zauberformel,[422] als einzigartige Macht, Menschen mit Demenz ihr Selbst zumindest temporär wiederzugeben.[423] Zudem können Lieder fast immer – auch bei größeren Ausfällen im Gehirn – aufgenommen und verarbeitet werden, sind also prädestiniert für Menschen mit Demenz.[424]

Martha und der Clown kennen sich vom Tag ihres Einzugs an. Inzwischen wohnt sie seit vielen Jahren im Haus und ihr Zustand hat sich aufgrund der Demenz massiv verschlechtert. Sie kann das Bett nur zeitweise und mit viel Hilfe verlassen. Sie spricht nicht mehr, ja, manchmal öffnet sie gar die Augen nicht mehr. Heute kommt der Clown pfeifend ins Zimmer und Martha? Sie lächelt. Mit geschlossenen Augen. Und der Clown weiß, dass er willkommen ist. Wie so oft singt er Lieder, von denen er glaubt, dass Martha sie mag. Ein kleines Lächeln ist das Zeichen. Sie freut sich zudem sehr, wenn der Clown in ein Volkslied ihren Namen einfügt. So wie bei: „Kommt ein Vogel geflogen, setzt sich nieder auf mein' Fuß, hat ein Zetterl im Schnabel, von der Martha einen Gruß." Dann lacht sie sogar laut auf – die Augen geschlossen. Schauen ist nicht wichtig. Später auf dem Flur fragt eine Pflegekraft den Clown, ob er Martha besucht habe. Als der das bejaht, sagt sie: „Ah, deshalb schaut sie so glücklich."

Entscheidend für die Wirkung ist nicht die Qualität von Musik oder Gesang, sondern die lebensgeschichtliche Bedeutung der Melodie oder des Liedes für den jeweiligen Menschen.[425] Vertraute Lieder – selbst gesungene mehr als abgespielte[426] – wirken wie eine Gedächtnishilfe, wie ein Zuhause außerhalb der greifbaren Welt, mit deren Hilfe verschollene Emotionen und Assoziationen hervorgeholt werden. Sie sind gewissermaßen „Sicherheit in fünf Strophen."[427] So erfahren auch schwer eingeschränkte Menschen Kontakt zu Stimmungen und Erinnerungen, Gedanken und Welten, die anscheinend vollkommen verloren waren.[428] So lässt sich durch musikalische Klänge die sinnlich-affektive Teilhabe an der Welt wiedererwecken.[429] Wie beim Lachen kann die durch das Singen hervorgerufene Stimmung anhalten, und zwar länger als die Erinnerung daran, dass man gesungen hat.[430]

Frau Maron erhält das erste Mal Besuch von einem Clown. Sie befindet sich in einem sehr späten Stadium der Demenz, liegt in ihrem Bett meist mit geschlossenen Augen und spricht seit Monaten nicht mehr, obwohl sie wohl noch hört. Heute sitzt sie im Rollstuhl in ihrem Zimmer. Es ist Weihnachten, und der Clown fragt sie nach einer stillen Weile, ob sie ein Weihnachtslied hören möchte. Sie nickt kaum merklich. „Oh Tannenbaum" erklingt. Es scheint ihr zu gefallen. Ob sie noch eines hören möchte? „Ja, bitte, aber nicht so laut."
Das nächste Weihnachtslied ertönt, dann deutet Frau Maron, es sei genug. Der Clown verabschiedet sich. Die Pflegekraft im Hintergrund ist sprachlos.

Simsalabimbambasaladusaladim

Weihnachten und Weihnachtslieder sind emotional besonders besetzt – doch was singt man, wenn gerade nicht Weihnachten ist? Wichtig sind Lieder aus der Zeit, als die alten Menschen jung und agil waren: als Kinder, die im Kindergarten oder in der Grundschule sangen, oder als Jugendliche, die in der Tanzstunde oder auf dem Schützenfest zu Schlagern turtelten. Lieder aus diesen Zeiten sind oft selbst bei schwerster Demenz noch zugänglich.[431]

Frau Kleber, gerade hundert geworden, kann sich zum Beispiel an den Vornamen ihres (längst verstorbenen) Mannes nicht mehr erinnern. „Ach, auch nicht so wichtig." Aber bei dem Lied „Auf einem Baum ein Kuckuck" singt sie den Refrain „simsalabimbambasaladusaladim" jedes Mal fehlerfrei.

Und: Wenn auch – im Nationalsozialismus – politisch missbraucht, haben „Hoch auf dem gelben Wagen" oder „Lilli Marleen" einen festen Platz im musikalischen Gedächtnis Hochbetagter. Inzwischen kommen für die jüngeren Alten die Beatles, Reinhard Mey und sogar AC/DC dazu.

Doch auch das Singen hat Grenzen. Niemand sollte darauf bestehen, schöne, aber den alten Menschen unbekannte Lieder anzustimmen. Das stößt teils ohnehin auf Ablehnung, da keine innere Resonanz entsteht. Es kann aber auch dazu führen, dass die Zuhörenden versuchen, sich an diese Lieder zu erinnern, was oft nicht gelingt – und sie erfahren wieder einen Misserfolg.[432] Immer wieder leiden alte Menschen zudem an schlechten Erfahrungen im Zusammenhang mit Singen. Als Schülerin, als Ministrant – überall war die Reaktion möglich: „Du sei mal still, damit es sich gut anhört." Dieses Gefühl, zu unmusikalisch zum Mitsingen zu sein, kann schnell reaktiviert werden. Als hilfreich habe ich hier den einfachen Hinweis erlebt: „Ich glaube das zwar nicht, aber ich freue mich auch, wenn Sie einfach nur zuhören."

Die Innigkeit entscheidet

Auch unter den Menschen, die als Clowns in die Häuser gehen, gibt es welche, die von sich sagen, sie könnten nicht singen. Vermutlich trifft auch das meist nicht zu. Ganz abgesehen davon entscheidet über den Kontakt mittels Liedern nicht die Qualität des Gesangs, sondern die Innigkeit des Vortrags und das ausgesuchte Lied. Wer aber glaubt, nicht singen zu können, und dennoch in Altenheimen als Clown arbeiten will, kann sich um eine dieser beiden Optionen kümmern:

singen lernen oder Musik aus dem Netz. Singen lernen ist dabei nicht so aufwendig und mühsam, wie manche glauben, erfordert aber einen gewissen Einsatz – der auch für einen selbst lohnt. Die zweite Variante erfordert nur einen kleinen guten Akkulautsprecher, über den man per Bluetooth die Lieder der weiten Welt zur Verfügung hat. Mittels Handy lassen sich den Streamingdiensten alle Lieder entlocken, die in dem Moment wichtig sind: russische Volkslieder, polnische, kroatische, ungarische, italienische – alles eben. Zudem auch alles, was jüngere Bewohner gerne hören, die bei Volksliedern zusammenzucken.

Allerdings: Wenn Musik aus dem Radio oder anderen Quellen nur als dauerhafte Geräuschkulisse dient, kann das schaden. Man stelle sich vor, man liegt im Bett, kann sich nicht bewegen oder äußern und den ganzen Tag dudelt Musik im Hintergrund – ohne dass man das irgendwie beeinflussen kann.[433] Ich schalte deshalb oft solche Lärmquellen ab.

Außenwirkung

Gemeinsames Singen hat nicht nur einen Effekt auf Beteiligte. Auch Unbeteiligte, Zuhörende und Zuschauende können berührt werden, erleben, wie sich die Atmosphäre verändert. Besonders positiv wird das häufig von Angehörigen und Betreuungskräften erlebt, die staunen und sich freuen, welches Potenzial die alten Menschen noch besitzen, welche Freude, welches Glück sie ausstrahlen können.[434] Sie nehmen dann weniger das Defizit wahr als die Ressource – und begegnen den Betreuten das nächste Mal anders – ein langfristiger Effekt eines kurzweiligen Liedes.

Zudem gibt es immer wieder Situationen, in denen das Personal selbst die wohltuende Wirkung von Musik genießt.

Nach über zwei Jahren Online-Präsenz besucht der Clown das erste Mal wieder leibhaftig das Altenheim, in dem er schon über ein Jahrzehnt arbeitet. Viele freuen sich sehr darüber: der Clown, die Bewoh-

nerinnen, auch das Personal. So schaut der Clown auch in dem Pausenraum der Pflegekräfte vorbei. Nur kurz will er „Guten Tag" sagen, da fragt eine von ihnen: „Du singst immer so schön für die Bewohner, kannst du nicht auch für uns was singen?" Natürlich kann er. Zwar kennt niemand Harry Belafonte (alle noch recht jung), aber „Island in the sun" gefällt ihnen.

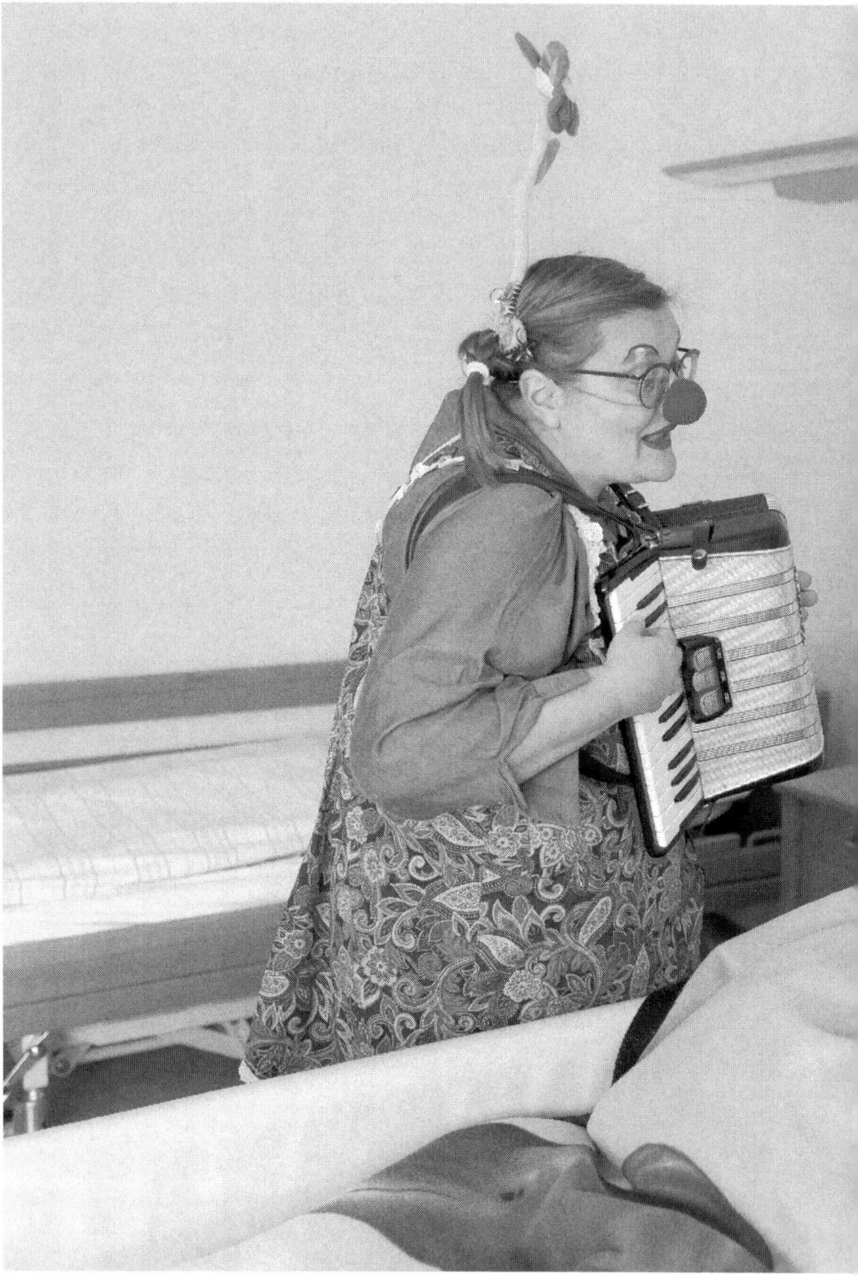

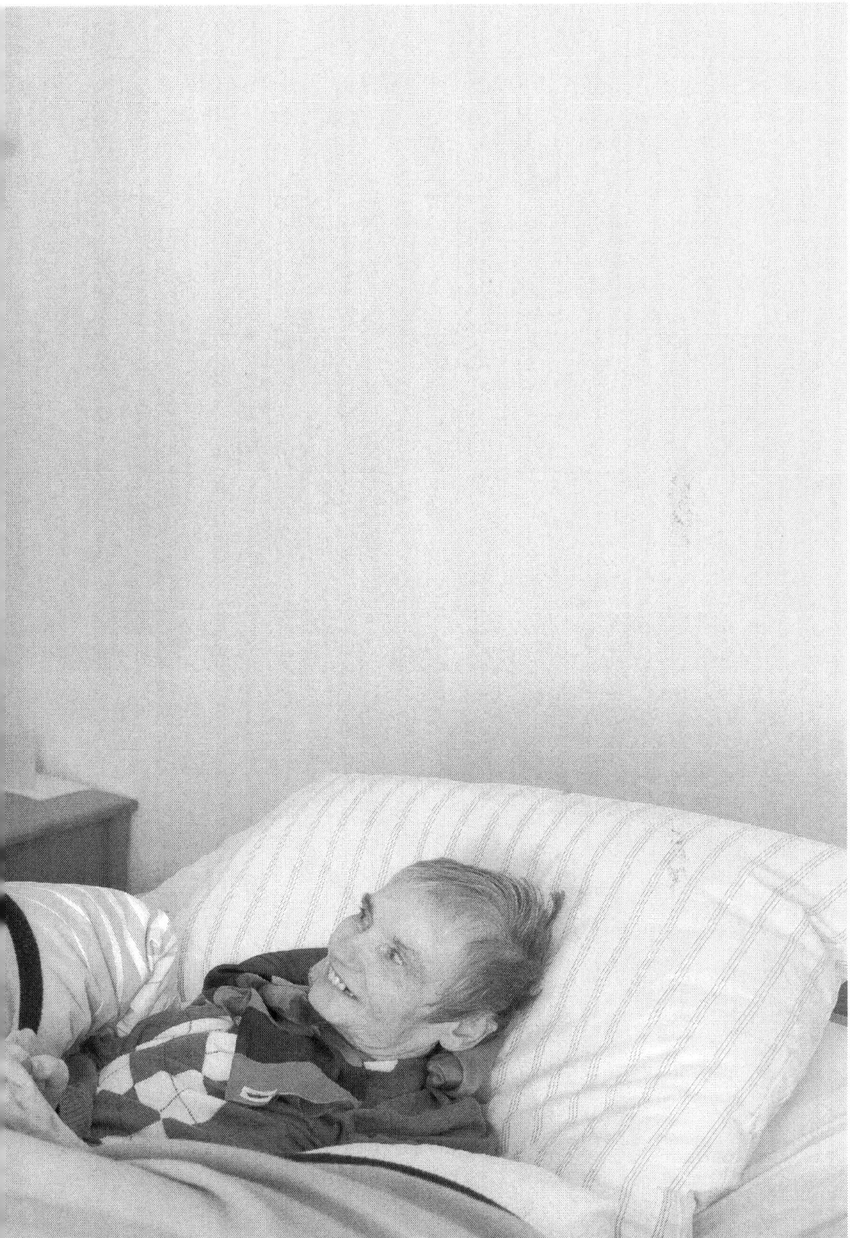

Ein Clown wirkt wie Aspirin,
nur doppelt so schnell.

Groucho Marx. Groucho war Mitglied der Marx-Brüder, einer US-amerikanischen Komikergruppe, die mit Filmen in den Dreißiger- und Vierzigerjahren sehr bekannt wurde.

Kapitel 13
Clowns bei Menschen mit Demenz

Warum sollen nun ausgerechnet Clowns Menschen mit Demenz helfen können? Die Antwort ist einfach: Weil niemand anders derart prädestiniert ist dafür.

Die Forderungen nach einem guten, wertschätzenden Umgang mit von Demenz Betroffenen lauten: Zugang vorrangig (im fortgeschrittenen Stadium ausschließlich) über Emotionen; für gute Begegnungen braucht es außerdem Zeit, Ruhe und Geduld. Die Begegnungen sollen zudem offen sein, ohne Erwartungen, ohne Bedingungen und getragen von Gefühlen der Aufrichtigkeit und Empathie.[435] Eine echte Begegnung gelingt, wenn jede der Beteiligten wirklich die Freiheit behält, über den Kontakt zu entscheiden.[436] Eine praktische Anleitung haben die Franzosen Yves Gineste und seine Frau Rosette Marescotti entwickelt: *ansehen, ansprechen, berühren, stehen.* Sehr einfach, von allen umsetzbar, sehr wirksam.[437]

Der Wiener Pflegewissenschaftler Erwin Böhm schreibt: „Lasse ich alle moralischen, pädagogischen, kultivierten Prägungen weg, schaffe ich eine tolle Verbindung zu jedem auch noch so verwirrten Betagten.“[438] Böhm hatte zwar keinen Clown im Sinn, aber dank dessen roter Nase und dessen besonderer Rolle wird der Clown Böhms Anspruch gerecht. Es bedarf zum Beispiel keiner Anstrengung, als Clown dem Menschen mit Demenz auf einer Ebene zu begegnen – der Clown befindet sich bereits dort. Denn der Clown ist selbst desorientiert,[439] jedenfalls was die reale Alltagswelt angeht. So fragt der Clown auch nicht nach der Sinnhaftigkeit des Redens oder Handelns, sondern nimmt wie selbstverständlich und ohne zu zögern daran teil.

Wenn der Clown Rosa besucht, wird es meist interessant. Die alte Dame war Schauspielerin und schon immer etwas exaltiert. Nun ist sie zudem sehr verwirrt. Mal soll er ihre Lippen schminken (was er tut), mal ein Wesen unter dem Bett verscheuchen (was er natürlich auch tut). Dann, nachdem er ein paar Lieder gesungen hat, fragt sie heute: „Kannst du bitte mal das Licht anmachen?" Das macht der Clown, klar. „Und jetzt wieder aus." Auch das macht der Clown und lacht leise. „Und wieder an?", fragt er. „Ja", sagt sie, „und wieder aus."

Der Clown und ein Mensch mit Demenz können eine spezielle Verbundenheit spüren – vielleicht auch, weil beide auf ihre Weise gegen Normen verstoßen und Grenzen erfahren.[440]

Diese Seelenverwandtschaft ist in vielen Kontakten spürbar – als leicht und unverkrampft. Einen wesentlichen Beitrag gibt der Clown mit seiner emotionalen Hingabe, die nicht an Bedingungen geknüpft ist. In dieser Gemeinsamkeit entsteht manchmal eine Vogelperspektive auf das Leben, eine Einsicht in ein größeres Bild, was nachhaltig wirkt.[441] Natürlich gibt es Menschen (alte und junge), die einen Clown als blöd oder kindisch erleben – was vermutlich mehr über diese Menschen aussagt als über den Clown. Natürlich akzeptiert das ein Clown. Doch eine glatte, vehemente Ablehnung habe ich selten erlebt.

Vertrauen gegen Angst

Clowns – als seltsame Wesen einer Zwischenwelt – symbolisieren Wohlwollen und Vertrauenswürdigkeit, was selbst schwer eingeschränkte Menschen erfassen können.[442] Vertrauen wiederum stellt das beste Mittel gegen Angst dar, unter der viele Menschen mit Demenz leiden.[443] In Studien mit Klinikclowns wurde bei von Clowns besuchten Kindern sogar ein „signifikanter Angstabbau" festgestellt.[444] Um das Vertrauensverhältnis nicht zu unterminieren, muss der Clown ehrlich sein, nichts versprechen, was er nicht halten kann. Zwar kann der Clown die Not unmittelbar etwas lindern, aber langfristig natürlich keine Schmerzen wegnehmen, keine Einsamkeit.

Der Clown trifft den neuen Bewohner das zweite Mal. Wieder schaut ihn der Mann traurig an und sagt: „Bin ein alter Mann, ganz allein. Was soll ich tun. Ich weiß nicht weiter." Der Clown nickt und erwidert: „Das weiß ich auch nicht. Aber jetzt gerade sind sie ja nicht allein, wir sind zusammen. Das ist doch auch nicht schlecht." Und schaut den Bewohner freundlich an.

Die Begegnung des Clowns mit einem verwirrten Menschen hat kein Ziel, außer der Begegnung selbst.[445] Darin liegt ein fundamentaler Unterschied zu den Kontakten mit anderen Betreuungskräften. Diese kommen immer mit einem äußeren oder inneren Auftrag: Die Besuchten sollen essen, mitkommen, singen, Gedächtnistraining machen, basteln, malen, Angehörige wollen zumindest gerne erkannt werden. All dies ist dem Clown einerlei. Deshalb ist er auch kein Therapeut, selbst wenn er therapeutisch wirken sollte. Ein Therapeut verfolgt immer eine Absicht.

Ein Clown begegnet den Menschen mit Demenz auf der verspielten, versponnenen, verrückten Ebene der Enkelkinder: mit viel Anteilnahme, Gefühl, bisweilen Liebe. Gute Clowns füllen in gewisser Weise die Lücke, die abwesende Enkelkinder hinterlassen haben. Und Clowns spüren sogar, anders als manche Enkelkinder, wenn es den alten Menschen zu viel wird.

Clowneske Intuition

Da die Begegnungen zwischen einem Clown und einem Menschen mit Demenz immer offen sind, kann der Clown nichts planen oder einstudieren. Zentrales Element seines Handelns stellt deshalb die clowneske Intuition dar. Diese basiert vor allem auf Wahrnehmung, Wissen und Erfahrung und dem daraus resultierenden Gefühl, was in der jeweiligen Situation angebracht ist. Das kann schwanken zwischen Nichtstun und Tanzen zu lauter Musik. Wesentlich für diese clowneske Intuition ist die Fähigkeit, sich blitzschnell zwischen verschiedenen Interventionen zu entscheiden. Eine Art 360-Grad-Radar zu entwickeln, hilft dabei enorm. Clowneske Intuition und rationale Analyse sind indes keine Gegensätze, sondern zentrale Kompetenzen, die sich ergänzen – Irrtümer eingeschlossen.[446] Mit zunehmender Berufserfahrung werden diese Entscheidungen immer weniger kopfgesteuert – was der Arbeit zugutekommt.

Der Clown macht in seiner praktischen Arbeit vieles, was in Humorgruppen, in der Musik- und Ergotherapie oder an Spielenachmittagen angeboten wird. Nur: Der Clown kann dabei spielend zwischen Elementen dieser Angebote wechseln und noch viel mehr. Er kann auf Tische steigen, sich den Kopf streicheln lassen, Regen machen (Seifenblasen) und Faxen, gegen Wände laufen, Gedichte rezitieren und Geschichten erzählen. In dieser Vielfalt kann das nur er. Als Faustregel für die Besuche des Clowns bei alten Menschen gilt: Je weniger orientiert diese sind, desto weniger Sprachwitz, Körperkomik oder Slapstick sollten die Aktionen enthalten. Bis hin zum Nullpunkt, an dem mehr als die bloße Anwesenheit schon zu viel wäre.[447]

Dem Clown gelingt es sogar, Kontakt aufzunehmen, ohne unmittelbar Kontakt zu haben. Wie das geht? Schon auf dem Flur, beim Gang von Zimmer zu Zimmer, von Stockwerk zu Stockwerk kann er singen, pfeifen, musizieren – das wirkt. Wie oft habe ich schon erlebt, dass auf einmal Bewohnerinnen neugierig aus Zimmern schauen und fragen: „Wer pfeift denn da?“ Kaum jemand sonst singt oder pfeift laut in Alten- und Pflegeheimen. Der Clown kündigt sich schon von Weitem an, verändert die Atmosphäre allein durch das Verbreiten von besonderen Schallwellen.

Zeit, Geduld, Ruhe

Ein Schlüssel zur gelungenen Betreuung von Menschen mit Demenz lautet: Geduld und Zeit.[448] Das wissen viele, vielleicht alle. Doch Geduld und Zeit, ist heutzutage etwas sehr Flüchtiges, sehr Rares. Das gilt besonders in der Altenpflege, worunter alle – alte Menschen wie

Pflegekräfte – leiden. Wer indes über Zeit und Geduld verfügt, kann auch schwierige Situationen bewältigen, wie beim Vater des Schriftstellers Arno Geiger. „Danielas eigener Aussage zufolge war das Zusammensein mit dem Vater kein Problem. Sie sagte, man brauche vor allem Geduld. … Sie habe … Zeit zum Warten."[449] Auch wenn manche es nicht erkennen: Sich einfach neben eine Bewohnerin zu setzen und nichts zu tun, kann „eine Pflegeintervention sein auf höchstem Niveau".[450]

Wer, wenn nicht der Clown, sollte der Zwangsjacke Zeitnot entschlüpfen? Wer sonst kann einfach innehalten, verharren, verweilen? Benötigen offene Begegnungen – zumal unter erschwerten Umständen wie bei Demenz – nicht besonders viel Zeit, damit Kontakt, Gefühle sich entfalten können? In meiner Anfangszeit als Clown Albert war meine Arbeit noch von deutschem Pflichtbewusstsein geprägt: Alle Bewohner, die auf der Liste standen, mussten besucht werden. Dafür wurde ich schließlich bezahlt. Da wurde die Zeit für jede einzelne Person knapp. Die Folge: Hektik bei den Besuchen, Hektik auf dem Flur.

Ende des Abhakens

Mit dem Ende meiner Arbeit in einem sehr großen Altenheim und dem Beginn in einem recht kleinen, begann für mich eine neue Zeit. Keine Blicke mehr auf die Uhr, kein Abhaken. Jede Bewohnerin bekommt vom Clown so viel Zeit, wie dessen Gefühl, dessen Intuition oder der alte Mensch es signalisiert. Zwar bekomme ich in verschiedenen Einrichtungen immer noch Namenslisten, doch mit jeder Heimleitung ist abgesprochen: Allein der Clown entscheidet, wer wie lange besucht wird. Letztlich profitieren davon alle.

Frau Wolfgruber meckert meist. Die über neunzig Jahre alte Dame, die früher einen wichtigen Posten als Chefsekretärin bekleidet hatte, äußert mit zunehmender Demenz vor allem Ärger, Wut, manchmal Verfolgungswahn. Den Clown, der sie in ihrem Zimmer besucht,

herrscht sie an: „Was machen Sie hier?" „Ich besuche alte Leute." „Was?", schreit sie fast, „Sie besuchen alte, kranke Leute? Wieso machen Sie das?" Der Clown antwortet: „Mir macht das Spaß." „Dann müssen Sie ein Sadist sein. Nur Sadisten macht es Spaß, sich an Alten und Kranken zu weiden." Der Clown antwortet ruhig: „Bei mir ist das anders. Mir macht es Spaß, wenn es den Alten Spaß macht, nicht wenn sie leiden."
Frau Wolfgruber stutzt einen Moment. Der Clown spricht weiter. „Den einen macht es Spaß, Schornsteinfeger zu sein, den anderen Tiefseetaucher. Mir macht es eben Spaß, Clown zu sein." Stille breitet sich aus. Auf einmal entfährt es der alten Dame: „Ach, der Klaus."
In einer völlig veränderten Atmosphäre erfährt der Clown, dass Klaus ihre große Liebe war. Ihn wollte sie heiraten, gleich nachdem er im Zweiten Weltkrieg von seinem UBootEinsatz zurückkam. Doch Klaus kam nicht. Das UBoot wurde abgeschossen, er ertrank wie alle seine Kameraden. „Dabei konnte Klaus so gut tanzen." Frau Wolfgrubers Stimme verändert sich noch einmal. „Ich träume manchmal, dass ich endlich tot bin, dann der Klaus da steht und sagt: ‚Komm Käthe, lass uns tanzen.' Dann schließe ich meine Augen – und tanze."

Dieser Besuch dauerte vielleicht zwanzig Minuten. Zwanzig Minuten, in denen ich als Clown diese Negativität ausgehalten habe und freundlich geblieben bin. Mit „Klaus" schlug mein Gefühl schlagartig um: von Freundlichkeit über Fassungslosigkeit in Verständnis und tiefes Mitgefühl. Seitdem begegne ich Frau Wolfgruber ganz anders. Das Pflegepersonal wusste nichts von dieser Geschichte und hat die Information dankbar aufgenommen.

Neben Zeit braucht es in den Begegnungen manchmal Ruhe, ja Stille, damit sich etwas entwickeln kann. Etwas, das von den alten Menschen kommt, nicht von dem Gast. Dazu muss es allerdings wirklich still sein, da Menschen mit Demenz weniger und weniger in der Lage sind, ihre Aufmerksamkeit zu teilen. Manche sind so eingeschränkt, dass sie stehen bleiben müssen, wenn sie jemanden grüßen. Zudem können viele Abstand und Art einer Geräuschquelle wie

Radio oder Fernseher schlecht einschätzen. Das alles führt zu negativem Stress.[451] Stille bedeutet dabei nicht Nichts, nicht Leere. Stille ist hier eine andere Art Sprache, eine Art Seelensprache, die Menschen mit Demenz sehr erreicht.[452]

Der Unruhe keine Chance

Umgekehrt kann auch der Clown von der Ruhe der alten Menschen profitieren, die er besucht.

Der Mann hinter dem Clown ist heute hektisch: Bahn verpasst, viel zu spät gekommen, hastig umgezogen und geschminkt. Voller Unruhe besucht er als Erstes Frau Fink. Er kennt und mag die alte Dame, die freundlich und zufrieden ihre Welt erlebt. Sie liegt bereits angekleidet in ihrem Bett und strahlt Ruhe aus.
Clown: „Guten Tag, Frau Fink, Sie haben es aber gemütlich."
Frau Fink: „Ach, ich bin so müde."
Clown: „Oh, ich bin auch ganz müde. Darf ich mich dazulegen?" Frau Fink: „Aber ja, komm nur rein."
Der Clown nimmt am Fußende des Bettes Platz, legt sich vorsichtig um sie herum.
Clown (seufzt): „Ach, tut das jetzt gut, es war vorhin so hektisch." Der Clown schließt ebenfalls die Augen, ruht eine Weile.
Clown: „Geht's gut so?"
Frau Fink: „Ach ja, in Vaters Garten."
Clown: „Ach, ich bin immer so durcheinander im Bett."
Frau Fink (in beruhigendem Tonfall): „Das macht nix. Sie brauchen keine Angst zu haben."
Der Clown dreht sich auf den Rücken und legt seine Füße auf ihren Rollator, der gleich neben dem Bett steht.
Clown: „Es ist richtig gemütlich bei Ihnen." Frau Fink: „Gell, uns geht's ganz gut."

Der Clown und Frau Fink schweigen lange. Frau Fink: „Wie schöööön. Uns geht's gut."
Später steht der Clown auf. „Ich danke Ihnen, dass ich mich hier ausruhen durfte."
Frau Fink: „Ich bin immer da, komm, wann du willst."

Dauer des Dialogs: fast eine halbe Stunde.

Schon das Äußere wirkt

Die Wirkung des Clowns beginnt schon mit seinem Erscheinen. Niemand sonst kommt in derart schriller Kleidung: zu kurze Hosen oder zu buntes Kleid, zu knallige Schleife. Dazu die rote Nase und ein keckes Hütchen. Das wirkt. Hose oder Hemd sollten dabei keine Produkte der Moderne sein, sondern Symbole der Vergangenheit – was den Zugang zu den betagten Menschen erleichtert.[453]

Die alte Dame sitzt im Café des Pflegeheims bei einem Kaffee und einem Hörnchen. Sie winkt den vorbeigehenden Clown heran, schaut ihn von oben bis unten an. Sie sieht die karierte Mütze, die rote Nase, das rote Hemd und darüber die schwarze Weste, auf der eine große gelbe Blüte prangt. Dazu eine bunte Fliege am Hals. Die – ebenfalls – karierten Hosen sind zu kurz, die schwarzen Lederschuhe zu groß. Dann sagt sie: „Eins muss man den Männern ja lassen, sie verstehen es, sich zu kleiden."[454]

Mir ist zudem die Schminke wichtig. Auch wenn ich als Clown Albert nur dezent Farben aufgetragen habe, will ich möglichst vielen Bewohnerinnen die Möglichkeit geben, auch vom Gesicht her als Clown erkennbar zu sein. Auch denen, die demenziell oder vom Sehvermögen her eingeschränkt sind.

Schmerz- und Angstableiter

Die Arbeit eines Clowns berührt vor allem die Gefühle. Wie stark diese angesprochen werden können, zeigt sich daran, dass sogar manche Menschen mit fortgeschrittener Demenz sehr wohl wissen, wann der Clown kommt und wer das überhaupt ist.

Frau Karl sitzt oft versunken in ihrem Stuhl, lässt sich aber aktivieren. Den Clown erkennt sie sofort. Obwohl sie weder Tag noch Stunde weiß, auch nur mühsam selbstständig essen kann, reagiert Frau Karl immer wieder auf Wilhelm Buschs „Max und Moritz". „Ach, hast du's wieder mitgebracht", ruft sie beim Anblick des Buches erfreut. Manche Verse spricht sie dann auswendig mit.

Mit ihrem Lächeln, mit ihrem Blick auf die Ressourcen können Clowns zumindest temporär als „Schmerzableiter" wirken.[455] Ähnlich wirksam können sie auch bei Ängsten sein.

Frau Reinsdorf ist verwirrt und bettlägerig. Besucht sie der Clown, überschüttet sie ihn mit ihrer Angst.
„Niemand ist da, bleib' hier, bleib' hier, ich bin ja so allein, so allein."
Der Clown hält meist ihre Hand, spricht wenige, beruhigende Worte. Eines Tages kommt ihm die Idee, statt Volksliedern Kirchenlieder zu singen. Mit „Großer Gott, wir loben dich" breitet sich leichte Ruhe bei der unruhigen Frau aus. Nach „Lobet den Herren" mit allen Strophen, die sie mitsingt, entspannen sich ihre Gesichtszüge weiter.
Und Frau Reinsdorf sagt: „Jetzt bin ich zu Hause."

Tabu Tod

Der Clown kennt auch keine Tabus. Tabus sind schambesetzte Grenzen, auf die sich Gemeinschaften geeinigt haben und bei deren Übertretung der Ausschluss droht.[456] Doch der Clown ist ein Außenseiter, er gehört keiner Gemeinschaft an, kann also auch nicht vom Ausschluss bedroht sein. Im Umgang mit alten, verwirrten Menschen kann diese Tabulosigkeit eine große Hilfe darstellen.

Die bettlägerige alte Dame schaut den Clown verwundert an. Er besucht sie das erste Mal. Doch sie lädt ihn ein, auf dem Bettrand Platz zu nehmen. Die Augen begegnen sich, Ruhe breitet sich aus. „Weißt du", sagt die alte Frau, „ich will sterben." Der Clown nickt. „Ich weiß aber nicht, wie das geht." Pause. Dann entgegnet der Clown: „Das können wir üben. Wissen Sie, ich gehe raus und Sie legen sich so hin, als ob Sie gerade gestorben wären. Ich komme dann wieder und sage, ob's gut aussieht." Die alte Dame ist erst überrascht, dann erfreut. Der erste Versuch überzeugt den Clown wenig, der zweite gelingt schon besser und beim dritten sagt der Clown: „So ist es prima, so würd' ich's lassen." Das freut die alte Dame sehr. Sie verabschiedet den Clown mit einem Lächeln.

Sterbebegleitung

Doch der Clown muss auch ganz real mit Sterben und Tod umgehen.

Herr Graf zeigte sich immer als Freund des Clowns, lachte, winkte, wann immer er ihn sah. Nun lässt es seine schwindende Kraft nicht mehr zu, das Bett zu verlassen. Also kommt der Clown an sein Bett. Es sind schöne, fast heitere Besuche. Der Clown streichelt ihn, singt alte Schlager. Herr Graf scheint zwischen den Welten zu wandern: Mal lächelt er im Hier und Jetzt, mal wirkt er weit weg. Für den Clown ein besonderes Erlebnis.

Der US-amerikanische Psychotherapeut und Autor Irvin D. Yalom schreibt dazu: „Die reine Anwesenheit ist das größte Geschenk, das man jemandem machen kann, der dem Tod gegenübersteht."[457]

Frau Kulack starb überraschend. Der Clown hatte sie längere Zeit regelmäßig besucht. Sie ist an dem Besuchstag morgens verstorben und liegt noch in ihrem Zimmer. Der Clown möchte Abschied nehmen – und darf das nach Rücksprache. Frau Kulack liegt wie schlafend im Bett, die Haut noch weich und geschmeidig. Der Clown tut das, was er schon oft tat: Er streichelt ihren Arm, singt ihre Lieblingslieder. Und weint.

Jeder Mensch, auch der hinter der roten Nase, findet seinen eigenen Umgang mit dem Tod. Ich habe immer wieder erlebt, wie wichtig der Abschied von den Menschen ist, die ich als Clown lange besucht und liebgewonnen habe.

Ver-rückte Welt

Menschen mit Demenz entrücken zunehmend der realen Welt um sie herum und nähern sich einer anderen Welt, einer, in der sie selbst noch heil und voller Lebensgefühl waren – als Kinder oder Jugendliche. In der Begegnung mit ihnen stellt sich oft die Frage: Gehe ich ein auf diese – für uns absurde – Welt? Aus Angehörigensicht schreibt der Schriftsteller Arno Geiger über seinen Vater: „Die objektive Wahrheit kam oft unter die Räder, es kümmerte mich nicht, denn sie war wertlos.“[458] Pflegewissenschaftler empfehlen meist, die Irrealität weder zu bestätigen noch abzulehnen, vielmehr auf die mit den Aussagen der alten Menschen verbundenen Gefühle einzugehen.[459]

Für den Clown gilt das nicht. Mühelos bewegt er sich in der irrealen Welt der verwirrten Menschen, denn die Begegnung, nicht die Wirklichkeit besitzt den größten Wert. Auch bei der häufig auftretenden Sehnsucht nach der ersten verlässlichen Bezugsperson, der Mutter,[460] kann der Clown einer Achtzigjährigen mit derselben Ernsthaftigkeit begegnen wie einer Achtjährigen. Solange die Menschen mit Demenz nicht unter ihren Vorstellungen leiden, sollen sie beim Besuch des Clowns in ihrer Welt bleiben können.[461] Allein die

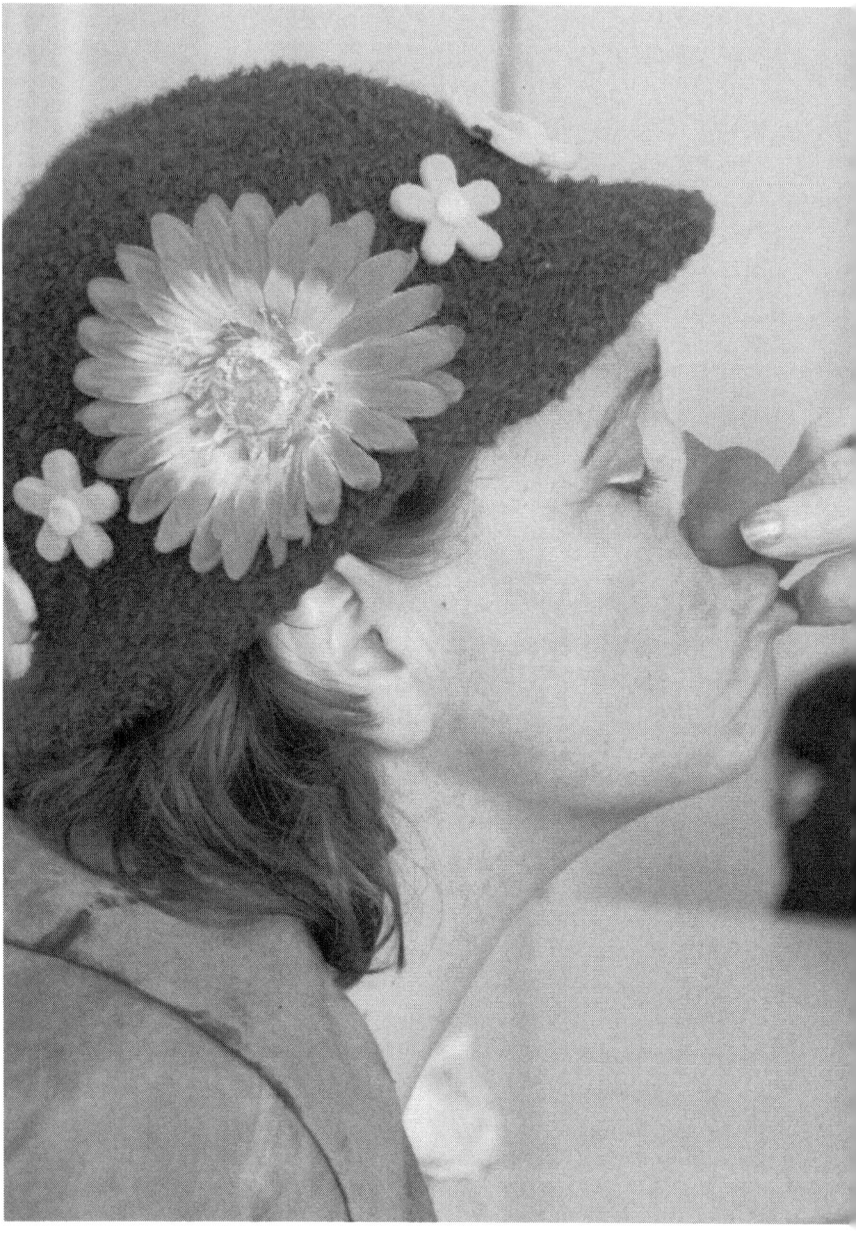

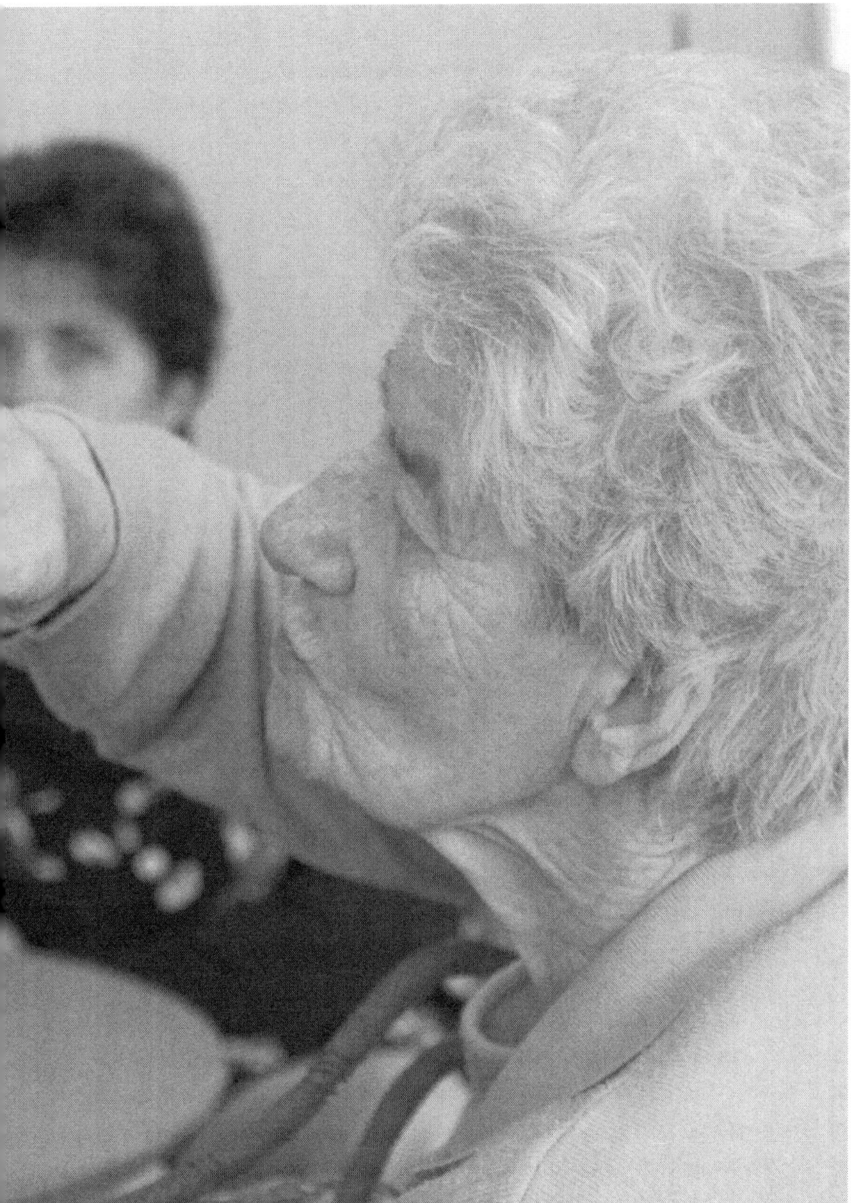

Selbstverständlichkeit, mit der ein Clown sich auch in kuriosesten Wirklichkeiten bewegt, trägt dazu bei, diese Situationen zu entspannen, zu lösen.

Frau Janssen sitzt im Gemeinschaftsraum der Wohngruppe. Ihr gegenüber steht ein großer Spiegel, ab und zu spricht sie ein paar Worte in dessen Richtung. Die Clownin kommt hinzu und setzt sich. Nach einer Weile schaut Frau Janssen die Clownin an und begrüßt sie. „Da vorne ist meine Tochter", sagt sie und deutet auf den Spiegel. Die Clownin begrüßt wie selbstverständlich – im Spiegel – deren Tochter. Es entwickelt sich ein Gespräch unter den „dreien". Ab und zu steht die Clownin sogar auf, tritt an den Spiegel, um etwas besonders eindrücklich mitzuteilen. Alle „drei" haben großen Spaß an dieser Unterhaltung.

Bei einer Korrektur Richtung reale Welt hätte es dieses Gespräch, diesen guten Kontakt, diese Freude nicht gegeben.

Komplize gefunden

Wer im Alter seine vertraute Umgebung verlassen muss und in ein Altenheim zieht, erlebt eine zum Teil erhebliche Einschränkung seiner Wirksamkeit. In der eigenen Wohnung lebte und entschied man (gefühlt) allein, allenfalls wirkte der Partner noch mit. Nun sind die Strukturen vorgegeben, werden die Umgangsformen bisweilen als autoritär erlebt. Viele der verwirrten alten Menschen kennen diese Umgangsformen aus ihrer Kindheit – wenige widersetzen sich, kämpfen einen aussichtslosen Kampf, viele passen sich an. Das ist zwar kein schönes, aber ein gewohntes Gefühl. So machen sich manche von ihnen – wie vielleicht schon als Kinder – auf die Suche nach Hilfe in dieser als fremdbestimmt erlebten Welt, nach einem Komplizen. Mit dem Clown ist er schon gefunden.

Die alte, kleine und sehr hagere Dame sitzt am Tisch vor der Tasse Kaffee mit einem Milchhörnchen in der Hand. Sie wirkt unschlüssig, unsicher. Als sie den pfeifenden Clown auf dem Flur wahrnimmt, winkt sie ihn zu sich. „Darf ich wohl das Hörnchen in den Kaffee tunken? Ist das hier erlaubt?“, fragt sie. „Das ist absolut in Ordnung“, sagt der Clown. Er bückt sich und rückt nahe an ihr Ohr, ehe er weiterspricht. „Und falls irgend jemand etwas dagegen hätte, sagen Sie, ich hätte es erlaubt.“ Dann schaut er sie ermunternd an. Das scheint sie zu beruhigen. Sie wendet sich vom Clown ab, dem Hörnchen zu – und tunkt es in den Kaffee.

Einmal überlegen sein

Der Clown kann aber noch mehr helfen. Er kann die letzte Person verkörpern, welcher der demente Mensch überlegen ist.

Zu Frau Kramer geht der Clown besonders gern. Oft beginnt sie schon laut zu lachen, wenn sie ihn nur erblickt. Frau Kramer ist eine ausgesprochen fröhliche Frau, trotz oder wegen ihrer ausgeprägten Demenz. Sie sitzt im Rollstuhl, kann selbstständig essen, aber kaum noch verständlich sprechen, es sei denn, es handelt sich um schwäbische Ausdrücke. Denn Frau Kramer stammt aus der Nähe von Stuttgart: „Ha jo“, klappt immer. Wie so oft kuschelt der Clown oder blödelt mit ihr herum. Auf einmal sagt Frau Kramer klar und deutlich zu der – nicht minder von Demenz betroffenen – Nachbarin mit Blick auf den Clown: „Der da, der kann gar nix.“ Und freut sich.

Ein Clown kann selbst sehr alte Menschen ermutigen, wie in ihrer Jugend vorwitzig, übermütig zu werden, ein altes, fast vergessenes Gefühl neu zu erfahren.

Wie jeden Freitag besucht der Clown die Gruppe der alten Damen mit fortgeschrittener Demenz. Heute fühlt er sich voller Energie und tut dies kund. „Heute habe ich Lust auf Quatsch." Pause. „Wollen wir rülpsen?", fragte er eine alte Dame. Die Bewohnerin schaut erst etwas verwundert, dann scheint sie zu verstehen. Sie fragt: „Geht auch pupsen?" Na klar. Aber nicht einfach so. Der Clown steigt auf den Tisch und geht in den Vierfüßerstand. Nun hockt er mitten auf dem Tisch umringt von fünf Damen und versucht es mit Pupsen. Es klappt allerdings nicht. „Mist." Pause. Auch weitere Versuche misslingen. „Doch Rülpsen geht bestimmt", sagt er. In der Tat: Das klappt auf Anhieb. Und alle haben ihren Spaß.

Ideale Projektionsfigur

Da der Kontakt über allem steht, ist es dem Clown sogar einerlei, ob er als Clown wahrgenommen wird oder nicht. Es hat sich sogar gezeigt, dass sich die Figur des Clowns als ideale Projektionsfläche eignet. Das reicht von: „Sind Sie der neue Arzt, der kommen wollte?", bis zu: „Sie sind der Einzige hier, mit dem man vernünftig reden kann." Ich habe als Clown häufig Projektionen in Richtung vergangene oder unerfüllte Liebe erlebt.

Frau Schlag hat regelmäßig Kontakt zu dem Clown, wenn er ihre Mitbewohnerin besucht. Sieht Frau Schlag den Clown, pflegt die gebürtige Fränkin zu sagen: „Ah, des Kaschperle." Mehr nicht. Auch an diesem Tag. Auf einmal aber schaut sie den Clown an und sagt: „Ich liebe Sie." Ihre Nachbarin konnte das nicht hören, registriert aber die Besonderheit der Aussage und fragt: „Was ist los?" Frau Schlag schaut den Clown nochmals an und sagt voller Ernsthaftigkeit: „Ich liebe ihn, ich liebe ihn über alles, er ist der Beste."

Tabu Erotik und Sexualität

Bei Liebe sind auch Erotik und Sexualität nicht weit. Außer Frage steht, dass die Sexualität bei alten Menschen (ohne und) mit Demenz eine

Rolle spielt. Davon wissen nicht nur Pfleger zu berichten, die von älteren Damen auf eindeutige Art angesprochen werden. Sexualität kann aber auch in so eingeschränkter Form stattfinden wie beim Ausziehen oder nackt Umherlaufen.[462]

Beim Clown stehen Erotik und Sexualität tabulos und gleichberechtigt neben anderen Themen. Die Grenze allerdings zieht jeder individuell.

Rosa, der Clown darf sie mit dem Vornamen ansprechen, war früher darstellende Künstlerin – und schon immer etwas exaltiert. Ihre zunehmende Psychose hat dies verstärkt, ebenso wie ihre Wutausbrüche. Den Clown allerdings mag sie sehr, der darf immer kommen, bei ihm ist sie ganz entspannt. Heute schaut sie ihn lange an. Dann ruft sie auf einmal mit schriller Stimme: „Ich möchte dich nackt sehen, splitterfasernackt." Der Clown lächelt und sagt: „Tut mir leid Rosa, das mache ich nicht, das ist mir zu genant."

In einem anderen Fall habe ich als Clown den Wunsch einer knapp Neunzigjährigen nach einem Zungenkuss freundlich abgelehnt. Zurückhaltendere Angebote allerdings nehme ich gerne an. So kritisierte eine nur wenig eingeschränkte alte Dame den Popo des Clowns als „zu klein". Daraus erwuchs das Thema des ganzen Besuchstages: Überall fragte der Clown die Damen nach ihrer Meinung zu seinem Popo. Viele tasteten erst ausgiebig, ehe sie zu einer Entscheidung kamen.

Die älteren Damen, die an diesem Nachmittag in der Wohnküche sitzen, strahlen. Denn der Clown kommt zu Besuch. Und wie so oft wird gesungen: „Tulpen aus Amsterdam" und „In einer kleinen Konditorei". Frau Jungwirt sitzt dem Clown direkt gegenüber, mehr als achtzig Jahre alt und meist orientiert. Heute wirkt sie besonders aktiv und singt laut mit. Da gesellt sich ein älterer Herr zu der Runde, auch schon knappe achtzig Jahre alt und gut bekannt mit Frau Jungwirt. In einer Liedpause wendet die sich dann an ihren Bekannten. „Übrigens", sagt sie und zeigt mit dem Kopf in Richtung Clown, „ich geh zusammen mit dem auf Tournee. Und für's Bett kannst du dir auch 'ne andere suchen."

Aggressives Verhalten

Dem vorrangig emotional handelnden Clown begegnen die Menschen ebenfalls meist emotional. Im Gegensatz zu allen anderen unterscheidet der Clown nicht zwischen guten und schlechten Emotionen. Aggressives, „herausforderndes" Verhalten ist lediglich eine mögliche Verhaltensvariante. Manch schroffe Ablehnung des Clowns beruht vermutlich sogar auf dessen Verkörperung der Emotionalität: Wer den Kontakt zu seinen Gefühlen verloren hat, will auch keinen Kontakt zum Clown. Und: „Herausforderndes Verhalten stellt oft die einzige Möglichkeit dar, als Person vorzukommen, sich bemerkbar zu machen, sich selbst zu spüren."[463]

In der Runde von vielleicht acht, zehn Bewohnern eines Altenheims sitzt der Clown. Alle singen mit ihm „Kein schöner Land" und „Alle Vögel sind schon da". Neben dem Clown sitzt ein Mann im Rollstuhl, der schwer zu erreichen ist, nur noch in unverständlichen Silben spricht. Nach dem Lied „Am Brunnen vor dem Tore" ist der Clown ganz gerührt. Er legt den Kopf auf die Schulter des Mannes und sagt: „Ist das nicht schön?" Ruckartig zieht der Mann sich zurück, schaut den Clown an und brüllt klar und deutlich: „Du Arschloch!"

Der Wutausbruch kam überraschend, war als Ausdruck von Emotionalität aber willkommen – wenngleich der Umgang mit einem Lächeln einfacher gewesen wäre. Dafür hätte es vermutlich eines intensiveren Augenkontakts mit dem Mann bedurft. Die anwesende Betreuungskraft zeigte sich indes zufrieden über den Kontakt.

Alle wissenschaftlichen Arbeiten, die sich bisher den Besuchen von Clowns bei alten Menschen mit Demenz gewidmet haben, kamen zu demselben Ergebnis: Clownsvisiten verringern Unruhe und problematisches (d. h. aggressives) Verhalten signifikant.[464] Oft genügt es, den Betreffenden einfach zu lassen, in seinen Gefühlen und Handlungen zu akzeptieren.

Die beiden Clowns besuchen die gerontopsychiatrische Station eines Pflegeheims und machen Musik im Gemeinschaftsraum. Ein recht junger Bewohner verbreitet Unruhe. Er macht das, was er immer macht: Geht eiligen Schrittes durch den Gemeinschaftsraum, laut vor sich hinredend, bleibt ab und zu stehen, um den Reißverschluss seiner Hose zu öffnen und gleich wieder zu schließen. Die Pflegekräfte sorgen sich wohl, beschließen, ihn zu dritt mit sanfter Gewalt auf einen Stuhl zu setzen. Doch der Mann wird laut, wehrt sich, wirft einen vollen Trinkbecher um – die Unruhe ist erheblich größer als zuvor. Einer der Clowns bedeutet den Pflegekräften abzulassen. Er stellt sich neben den Stuhl und schaut den Mann nur an. Der steht sofort auf, fängt wieder an, durch den Raum zu gehen. Der Clown geht lediglich neben ihm her, bleibt mit ihm stehen, begleitet ihn weiter, ohne ein Wort zu sprechen. Der Mann wird etwas ruhiger und beginnt, langsamer zu werden. Schließlich setzt er sich in eine Ecke und spricht nur noch vor sich hin. Der Clown verabschiedet sich und kann sich wieder anderen Bewohnern zuwenden.

Bewegungen synchronisieren

Stereotype, sich wiederholende Handlungen lassen sich bei Menschen im fortgeschrittenen Stadium der Demenz häufig beobachten. Sie können alte und sinnvoll erlebte Tätigkeiten symbolisieren oder einfach sich und der Situation einen Sinn geben. Solche Handlungen können sich aber auch verselbstständigen.

Die alte Dame macht mit Händen und Unterarmen Bewegungen, als wenn sie auf etwas einschlüge. Ein Betreuer kommt und nimmt ihre

Hände in seine. Behutsam nimmt er das Tempo und die Bewegung der Bewohnerin auf. Sie ist zunächst erstaunt und verstärkt ihre Bewegungen. Der Betreuer passt sich auch jetzt an. Mit der Zeit beginnt sie, ihr Tempo zu mäßigen und ihre Hände und Bewegung in seine „abzugeben". Schließlich wird es ein gemeinsames Wiegen der Hände. Die beiden blieben dann eine Zeit lang Hand in Hand stehen, bis die Bewohnerin die Begegnung auflöst und ihrer Wege geht.[465]

Für den Clown bedeuten stereotype Wiederholungen: Wenn zum Beispiel das mechanische Glattstreichen einer Serviette für eine Bewohnerin gerade von zentraler Bedeutung ist, dann nimmt er Kontakt über das interessierte Zuschauen dieses Glattstreichens auf. Er kann auch selbst beginnen, eine Serviette glatt zu streichen. Nicht um den alten Menschen zu imitieren, sondern um sich dessen Gefühlswelt zu nähern. Bei Menschen mit Gehzwang kann der Clown einfach mitgehen, über die äußere die innere Haltung erspüren[466] und vor allem: Sicherheit vermitteln.[467]

Frau Schuster läuft in sich gekehrt und eher missmutig den Flur auf und ab, isst inzwischen gar auf dem Flur, macht nur kurze Pausen. Der Clown spricht sie heute erstmals an. „Frau Schuster, darf ich etwas neben Ihnen hergehen?" Sie schaut irritiert, nickt jedoch. So geht der Clown neben ihr, hin und her. Wenn sie sich setzt, setzt er sich auch. Geht sie weiter, geht er auch. So geht das eine ganze Weile. Bei der nächsten Sitzpause fragt der Clown: „Darf ich meinen Arm um Sie legen?" Sie nickt. Nach und nach schmiegt sie sich an ihn. Ein Moment der Ruhe entsteht. Dann steht sie wieder auf und geht weiter.

Kontakt, Kontakt, Kontakt

Im Zentrum der Clownsarbeit bei Menschen mit Demenz steht der Kontakt. Dieser Kontakt sollte aber nicht nur den Besuchten, sondern auch den Besuchenden, also dem Clown, guttun. Wer sich als

Clown anstrengt und verspannt, wird nur Anstrengung und Verspannung weitergeben – das würde niemandem helfen. Ich habe das große Glück, gerne zu singen und Gedichte vorzutragen. Beides eignet sich sehr gut für diese Arbeit. Jeder Clown sollte bei der Wahl seiner Kontaktmöglichkeiten auf die Vorlieben aller Beteiligten achten, auf die der alten Menschen wie auf seine eigenen. Im Folgenden eine kleine Auswahl als Anregung:

Berührungen und Musik: Sie gelten als Zauberformeln, mit denen auch scheinbar unerreichbare Menschen erreicht werden können. Beides gleichermaßen gelingt mit sanftem Tanz.[468]

Zum Hören: Neben dem Singen und dem Spiel auf Instrumenten wirken auch Spieluhren, Klangschalen oder Windspiele – sofern die Betagten gut hören. Sollten die alten Menschen eine Färbung in der Sprache, einen Dialekt haben – auch dies ist ein Anknüpfungspunkt, ebenso wie Komplimente zu Kleidung oder Frisur.

Zum Sehen: Spielpuppen, Seifenblasen.

Zum Fühlen: Manche Clowns nehmen ihren Hund mit, manche Clowns spielbare Hundepuppen oder Plüschtiere. Auch Jahreszeiten lassen sich „mitbringen“: buntes Laub, sogar Schnee.[469]

Zum Riechen: Es eignen sich altbekannte Gerüche wie die von Kölnisch Wasser, Bohnerwachs, Kaffee oder Rosen.

Basale Stimulation: Hier begegnet der Clown dem Menschen im sehr späten Stadium der Demenz auf einfachster, grundlegender Ebene durch einfache Berührungen.[470]

Züricher Studie

Dass der Clown auf Menschen mit Demenz hilfreich und anregend wirkt, zeigt die tägliche Praxis. Die Wissenschaft stützt die Erfahrung, die Basis dafür ist allerdings schmal. Warum? Wissenschaftliche Kriterien wie exakte und wiederholbare Bedingungen lassen sich in diesem

Umfeld nur schwer schaffen. Kein Clown arbeitet in der Improvisation exakt und wiederholbar, kein alter Mensch reagiert entsprechend exakt und immer gleich.

Dennoch hat eine Gruppe von Forschenden des Psychologischen Instituts der Universität Zürich eine Studie vorgenommen über die Wirkung von Clowns auf Menschen mit Demenz. Da diese Menschen nicht befragt werden können, haben sich die Wissenschaftler darauf konzentriert, Körpersprache und Mimik zu filmen und zu analysieren. Wichtigste Aufgabe dabei war es, echtes von unechtem Lächeln zu unterscheiden. Die Lachforscher kennen achtzehn verschiedene Formen davon, doch nur ein Lächeln drückt Freude und Glücklichsein aus, in der Wissenschaft Duchenne-Lächeln genannt. Das ist selbst in späten Stadien der Demenz noch identifizierbar. Gestützt wurde die visuelle Auswertung durch umfangreiche Fragebögen, welche die Pflegekräfte dreimal täglich ausfüllten.

Das Ergebnis der Züricher Untersuchung ist eindeutig: Ein Clown löst echte Freude aus, steigert die Lebensqualität von Menschen mit Demenz. Dieser Effekt ist sogar „objektiv messbar".[471] Am meisten lächelten die alten Menschen bei Musik, das meiste Lachen erfolgte bei „tollpatschigem Verhalten" des Clowns. Bei durchweg allen alten Teilnehmerinnen konnte eine verstärkte Aktivität wahrgenommen werden, und das nicht nur unmittelbar.[472] Diese positive Haltung verschlechterte sich im Verlauf der Tage mit Clownsbesuchen weniger stark als an Kontrolltagen ohne Clowns.[473]

Fragen nach dem Clown

Wie oft sollte ein Clown nun kommen? Als gutes Intervall für Clownsbesuche gilt einmal pro Woche – was sich mit meinen Erfahrungen deckt.[474] Ein Beispiel dazu: Eine 99 Jahre alte Dame, körperlich noch rüstig, insgesamt aber wenig orientiert, hatte über mehrere Jahre wöchentlich einmal Besuch vom Clown. Diese Einzelbesuche dauerten etwa eine halbe Stunde, in der vor allem gesungen wurde. Im

Laufe dieser Besuche erinnerte sie sich manchmal daran, schon mal mit „Albert" gesungen zu haben, manchmal auch nicht. Es war auch nicht wichtig. Dann wurde das Altenheim, in dem sie wohnte, umgebaut, was mit viel Lärm verbunden war. Schnell entschieden die Angehörigen, die alte Frau in einem anderen Haus unterzubringen. Nach wenigen Monaten bekam ich folgende E-Mail:

Sehr geehrter Herr Fey,
bei uns ... wohnt eine Bewohnerin, die immer und immer wieder nach Ihnen fragt, weil sie Sie aus Zeiten vor ihrem Umzug in guter Erinnerung behalten hat. Vielleicht bestünde ja die Möglichkeit, dass Sie auch in unser kleines Pflegeheim etwas Farbe und Freude im Alltag bringen könnten?

Wohlgemerkt: Die kaum orientierte Frau, inzwischen hundert Jahre alt, fragte „immer und immer wieder" nach dem Clown. Als nun der Clown – inzwischen war etwa ein halbes Jahr seit dem letzten Einzelbesuch vergangen – der Dame wieder begegnete, geschah nichts weiter: keinerlei Wiedererkennung, weder bei der Person noch beim Gesang.

Zwar stellt dieses Beispiel einen Einzelfall dar, doch lassen sich daraus gewisse Rückschlüsse ziehen: Wer zwischen Menschen mit fortgeschrittener Demenz und Clowns eine tiefere Beziehung ermöglichen will, der sollte wöchentliche Besuche einrichten. Je nach Orientierung der alten Menschen können Clownsbesuche indes alle zwei bis vier Wochen genügen, um eine engere Beziehung zustande kommen zu lassen.

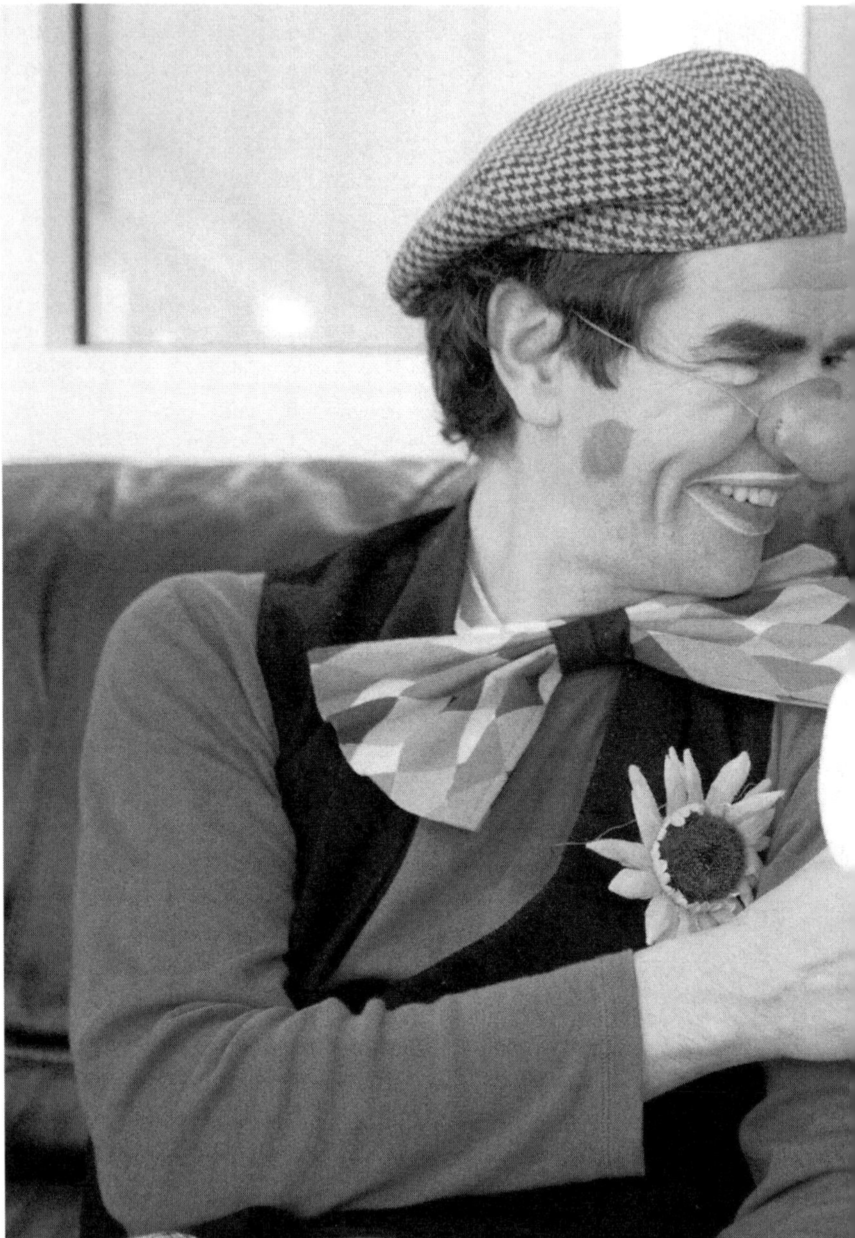

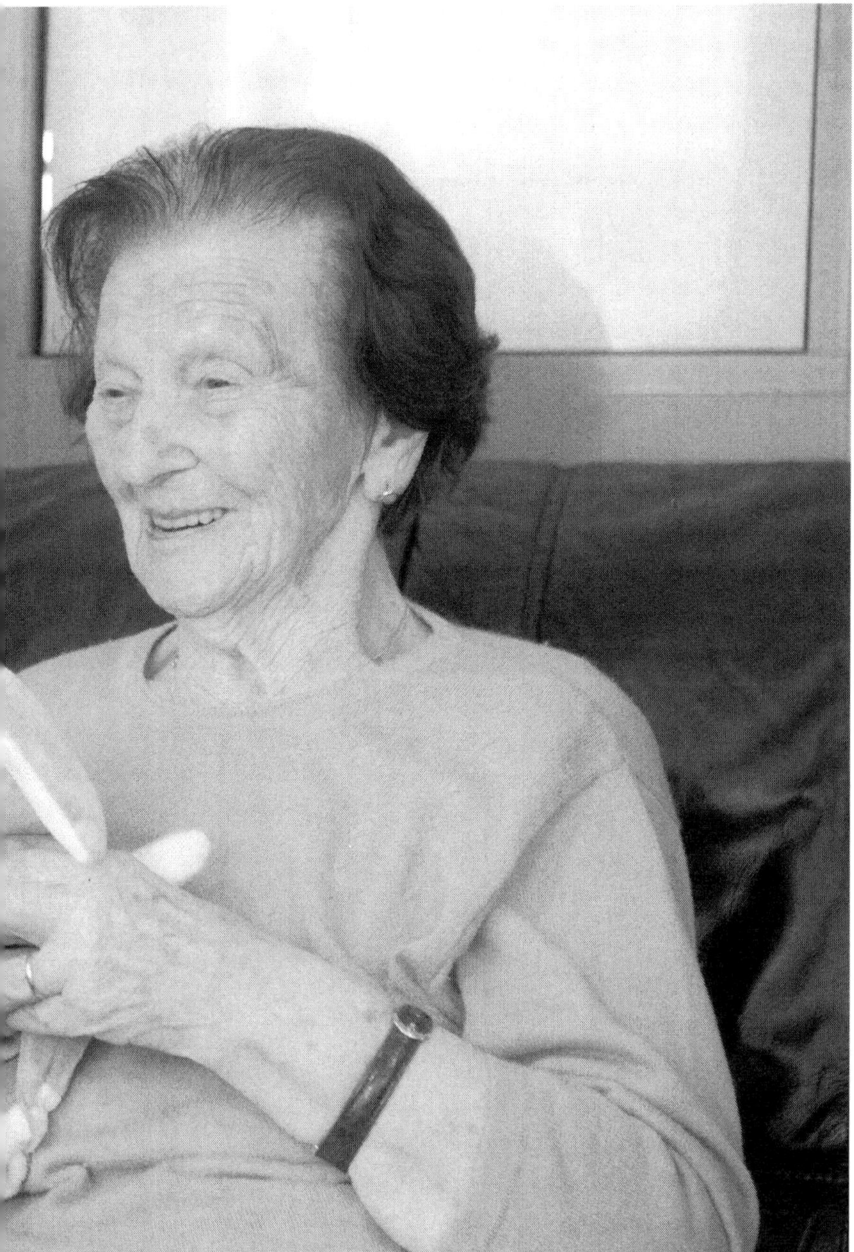

In einem kühlen Grunde

In einem kühlen Grunde,
da geht ein Mühlenrad.
Mein Liebchen ist verschwunden,
Das dort gewohnet hat.

Sie hat mir Treu' versprochen,
Gab mir ein' Ring dabei,
Sie hat die Treu' gebrochen,
Das Ringlein sprang entzwei.

…

Hör' ich das Mühlrad gehen,
Ich weiß nicht, was ich will;
Ich möcht' am liebsten sterben,
Da wär's auf einmal still.

Gedicht: Joseph von Eichendorff (1807/08)
Melodie: Friedrich Glück (1814)

Kapitel 14
Innere und äussere Grenzen

Der Clown ist eine besondere Figur. Sie ruft immer Reaktionen hervor. Diese reichen von einem leichten Schmunzeln bis zum lauten Lachen, von ängstlicher Distanz bis zum lebhaften Schimpfen. Hinzu kommen dem Spiel immanente Reizeffekte: Die Arbeit eines (guten) Clowns sieht immer leicht aus, unbeschwert – und steht damit im grellen Kontrast zu vielen anderen Arbeiten. Und dafür bekommt der Clown noch Geld? Das können doch auch Pflegekräfte, die haben schließlich auch Humor. Solche Einschätzungen sind verständlich, zeugen aber von Ahnungslosigkeit. Wer sich als Clown in schwierigen Arbeitsfeldern wie zum Beispiel bei alten Menschen mit Demenz sicher und angemessen bewegen will, braucht deutlich mehr dazu als ein fröhliches Gemüt, bunte Klamotten und eine rote Nase.[475]

Der Clown steht als Synonym für Kontakt. Der aufrichtige, tiefe Kontakt zu anderen Menschen setzt eines voraus: den aufrichtigen und tiefen Kontakt zu sich selbst. Hier beginnen häufig die Schwierigkeiten. Denn dieser Kontakt ist geprägt von unseren Erfahrungen, unserer Sozialisation, unserer Lebensgeschichte. Und die hat in der Regel schmerzhafte Anteile, von denen wir – verständlicherweise – nichts mehr wissen, die wir nicht mehr spüren wollen. Angst, Hilflosigkeit (und viele andere Gefühle), so tief sie auch vergraben sein mögen, können schnell wieder aktiviert werden – wenn in einer aktuellen Situation Ähnliches erlebt wird. Und dies ist in einem derart offenen beruflichen Feld wie der Alten- und Krankenpflege immer wieder der Fall.[476]

Aktivierte Abwehr

In einem Alten- oder Pflegeheim treffen wir auf die Allgegenwart von Krankheit, Leiden, Siechtum und Tod. Das berührt uns im Innersten.

Das kann Angst auslösen und die innere Abwehr aktivieren. Ärger und Wut kommen hoch oder auch Teilnahms- und Rücksichtslosigkeit – alles unbewusst. Der Effekt: Man muss die eigene Angst nicht mehr spüren, was aber zugleich bedeutet, den Menschen, dem ich gerade begegne, auch nicht mehr spüren zu können.

In meiner Anfangszeit als Clown im Altenheim habe ich derartige Situationen häufig erlebt.

Frau Meyering musste aus familiären Gründen – 83jährig, schlecht sehend und nur noch eingeschränkt orientiert – ins Altenheim ziehen, wo sie jetzt auf dem Flur sitzt. Sie hat Angst und ruft immer wieder: „Hallo, hallo – wo bin ich denn hier?" Die Antwort der Pflegekraft: „Im Altenheim", hilft nicht. Weiter wiederholt Frau Meyering ihre Rufe: „Hallo, hallo..." Der Clown kommt, setzt sich hinzu, berührt sie vorsichtig. Doch Frau Meyering ist nicht zu beruhigen. In ihrer Angst ruft sie: „Ja, wo bin ich denn, bin ich denn verrückt geworden? So helft mir doch!"

Grenzen der Wirksamkeit

Dieser Moment war für mich als Clown sehr schwer auszuhalten. Ich hatte tiefes Mitgefühl mit Frau Meyering, musste aber die Grenzen meiner Wirksamkeit erfahren, vielmehr meine Hilflosigkeit. Ich konnte sie nicht wirklich erreichen. Das war schwer. Ich bin gegangen.

Eine Gruppe von alten Menschen mit Demenz sitzt in dem Raum, halb Esszimmer, halb Küche, um den großen Tisch herum. Eine Frau versucht zu trinken, eine andere nestelt an ihrer Bluse, einige schauen umher, andere haben die Augen geschlossen, manche schnarchen – irgendwie wirkt jeder der etwa zehn alten Menschen für sich. Der Clown erlebt eine solche Situation zum ersten Mal. Für den Menschen hinter dem Clown ein Schock. Diese Alten sind so anders und das so geballt. Der Clown begrüßt jeden nur kurz – und geht schnell wieder.

Der Anblick dieser verwirrten, so isoliert wirkenden Menschen hatte in mir eine alte Angst aktiviert. Ganz unbewusst tauchten Fragen auf wie: Werde ich eines Tages auch so sitzen? Werde ich dann auch so allein sein? Die Konfrontation damit hatte mich unerwartet und so überwältigend getroffen, dass kein Platz mehr war für andere Gefühle, andere Personen. Wer aber derart mit sich beschäftigt ist, kann keine Empathie für andere empfinden, kann unmöglich als Clown gut arbeiten. Das aber wollte ich. Also wollte ich mehr über mich erfahren, mich besser verstehen. Inzwischen habe ich mich – im geschützten Rahmen – mit meinen Ängsten beschäftigt, kann sie, wenn sie auftauchen, meist alten Erfahrungen zuordnen. Zudem habe ich inzwischen viele Menschen mit Demenz kennengelernt, liebgewonnen. Sie haben mir sehr geholfen, alte Ängste zu überwinden. So konnte ich Offenheit, Neugier und Zuneigung entwickeln. Eine wunderbare Arbeitsbasis.

Andere Clowns haben vielleicht andere Ängste oder Schwierigkeiten. Vielleicht wurde ihnen als Kindern beigebracht, dass sie nicht kleckern dürfen, schon gar nicht auf das feine Hemd. Und nun sehen sie, wie der alten Dame der Schokoladenpudding immer wieder vom Löffel auf die hellbeige Bluse fällt. Vielleicht haben sie auch früh gelernt, dass „Pippi“ und „Kacka“ schlimm und eklig sind. Und nun kommt es vor, dass es bei den alten Menschen im Pflegeheim eben danach riecht. Auch das wirkt.

Deshalb ist es unumgänglich, sich seiner alten Muster bewusst zu werden. Zum einen, um Übertragungen (es fühlt sich jetzt so an wie damals) und die damit verbundene Abwehr zu vermeiden und Empathie zu ermöglichen.[477] Zum anderen – und das gilt eben besonders für Clowns –, um privaten Schmerz aus der Spielsituation herauszuhalten.[478]

Kontakt zur Kindheit

Clowns besitzen beim Aufarbeiten der eigenen Geschichte mehrere Vorteile. Zum einen sind sie – potenziell – schon im Umgang mit alten, schwierigen Gefühlen geübt. Da das gefühlvolle Spiel die Basis für jede Aktion eines Clowns darstellt, braucht es eine direkte Verbindung zum eigenen spielerischen Potenzial. Das bringen zwar alle mit aus der Kindheit,[479] die Verbindung dazu wurde aber im Lauf der Sozialisation oft gestört, bisweilen sogar gekappt. Im Rahmen einer (guten) Ausbildung zum Clown ist es deshalb wesentlich, wieder guten Kontakt zu seiner kindlichen Spielfreude herzustellen – mit allen schwierigen Gefühlen, die damit verbunden sein können. Dazu gehört zum Beispiel, dass man als Clown gezielt das ansteuert, was sonst jeder tunlichst vermeidet: selbst Anlass zum Lachen zu sein. Die damit verbundene alte Scham zu überwinden, gehört zum zentralen Lernprogramm eines jeden Clowns. Und: Wer anderen vorbehaltlos begegnen will, muss ihnen Raum geben, darf sich und seine Überzeugungen nicht so wichtig nehmen – kurz, das eigene Ego muss zurücktreten.[480]

Der Clown besucht wie jeden Montag den Gemeinschaftsraum der Station. Wie jeden Montag beginnt er, nach der Begrüßungsrunde zu singen. Wie jeden Montag singt Magda Ehrmann laut mit. An diesem Tag aber nur kurz. Dann schüttelt sie den Kopf. Und nuschelt vor sich hin: „Er kann den Ton nicht halten." Immer wieder. Der Clown hört das. Es trifft ihn privat, schließlich hatte er mal Gesangsunterricht. Doch dann macht er sich bewusst, als Clown hier zu singen und nicht als Privatperson. Resultat: Er sieht ein, Frau Ehrmann hat recht. Nach einer kurzen Besinnungspause beugte er sich in ihre Richtung. „Ich rutsch' immer tiefer, stimmt's?" Sie nickt. Und er sagt: „Wissen Sie, das ist auch ganz schön schwer, immer allein zu singen ohne jede Unterstützung vom Klavier oder so." Da nickt sie verständnisvoll und der Clown singt weiter – ganz entspannt.

Die Macht des Unbewussten

Allerdings: Das Ego besitzt eine hartnäckige Natur, der nicht nur Clowns häufig begegnen. Immer wieder erleben wir Situationen, in denen wir reflexhaft reagieren und erst später – wenn überhaupt – uns überrascht fragen, warum auf diese Weise.

Dieses kleine Altenheim zählt zu anspruchsvolleren Arbeitsplätzen des Clowns: Hier sind stets fast alle Bewohner im offenen Erdgeschoss mit Küche, Essecke und Wohnzimmer versammelt. Das bedeutet für den Clown: Stets präsent, hellwach und in der Rolle zu sein. Alle Bewohnerinnen und Mitarbeitenden freuen sich über ihn, die Stimmung ist fast immer entspannt und heiter. Allein Frau Friedrich äußert bisweilen ihren Unmut. „Was macht der denn jetzt schon wieder?", oder: „Muss das denn sein?", sagt die recht orientierte Frau oft in forschem Ton. An diesem Tag häufen sich solche Äußerungen von Frau Friedrich. Für einen Moment blitzt es dann bei dem Mann hinter der roten Nase auf: Wie meine Mutter! Die hatte auch diese Nörgelphasen. Und schon war's wieder vergessen.

Am Ende des Besuches geht der Clown wie immer zu jeder Bewohnerin, um sich zu verabschieden. Frau Friedrich sitzt mit dem Rücken zum Flur in einem gemütlichen Sessel des Wohnzimmers. Der Clown nähert sich ihr von hinten, tippt ihr auf die Schulter, um sich bemerkbar zu machen. Darauf erschrickt Frau Friedrich sehr. Der Clown entschuldigt sich und geht irritiert.

Späte Rache

Diese Irritation ist verständlich. Der Clown wusste sofort, er hat sich falsch verhalten. Nur warum? Erst daheim und nach vielen Überlegungen wurde klar: Es war Rache. Die Erinnerung an die eigene nörgelnde Mutter aktivierte – etwas verspätet und deplatziert – sein Abwehrsystem. So musste Frau Friedrich erleben, was Jahrzehnte zuvor meiner Mutter erspart geblieben war.

Neben der nicht zu vermeidenden Beschäftigung mit sich und seinen Ängsten tragen Clowns eine weitere Hilfe deutlich sichtbar mit sich herum: die rote Nase. Denn Clowns besuchen alte Menschen nicht als Pflegekraft, Tochter oder Schwiegersohn. Die rote Nase macht es ihnen leichter, sich von privat aufkommenden, schweren Gefühlen zu lösen, sich der Situation anzuvertrauen. So gelingt es mir als Clown, mühelos und entspannt ein Zimmer zu verlassen, wenn der alte Mensch einen Besuch ablehnt. Diese Rollendistanz gilt umgekehrt auch für positive Reaktionen: Freudige Äußerungen wie „Du bist mein Sonnenschein" gelten dem Clown in dieser einen bestimmten Situation – ein Anlass zur Freude über den gelungenen Kontakt, mehr nicht.

Kein Fall für den Clown

Alles ist wie üblich: Der Clown besucht die Kaffeerunde im Wintergarten des Altenheims. Fünf, sechs ältere Damen sitzen – wie üblich – um einen großen runden Tisch herum und verspeisen die letzten Kuchenstückchen. Wie üblich kommen mit den Pflegekräften noch ein, zwei Damen im Rollstuhl dazu, dann kann gesungen werden. Kaum ist aber die erste Strophe von „Ich weiß nicht, was soll es bedeuten" verklungen, weist eine der Damen auf Hertha Stipp. „Guck mal da!" Hertha Stipp hat den Kopf leicht nach vorne geneigt – und erbricht sich. Schnell schaut der Clown sich um, ob vielleicht noch eine Pflegekraft da ist. Ist aber keine. Beim Blick zurück sieht er, wie Hertha Stipp seitlich vom Stuhl fällt – bewegungslos wie eine Statue – und mit dem Kopf auf den Boden aufschlägt. Zutiefst erschrocken eilt der Clown hinzu. Er setzt sie auf und zieht sie an die Wand, damit sie nicht in ihrem Blut und Erbrochenen liegen bleibt. Dann holt er Hilfe.

So einen Fall habe ich in den vielen Jahren meiner Arbeit im Altenheim noch nie erlebt. Und war unsicher, ob ich mich richtig verhalten habe. Mit Recht. Die Leiterin des Hauses kritisierte mich zwar nicht, empfahl aber, die Bewohnerin liegen zu lassen und eine Pflegekraft zu holen. In der Regel ist der Notknopf nicht weit und fachkundige Hilfe schnell da. Hertha Stipp kam mit dem Rettungswagen in die Klinik. Sie wies zum Glück keine schweren Verletzungen auf.

Systembedingte Risiken

Der Clown genießt einen weiteren wesentlichen Vorteil: Er ist nicht Mitglied des Systems Altenheim, unterliegt nicht dessen Mechanismen. Meist jedenfalls.

Der Mann, der bis vor etwa einer halben Stunde noch als Clown im Haus unterwegs war, kehrt in den Speiseraum zurück, wo er kurz zuvor noch mit den alten Damen gesungen hatte. Die warten nun zusammen mit einer Betreuungskraft auf das Mittagessen. Die Gelegenheit scheint günstig zu sein, die Betreuungskraft entspannt. So berichtet der Mann hinter dem Clown über seine jüngsten Erfahrungen – und bemerkt nach kurzer Zeit, dass er eben über die Damen spricht, die vor ihm sitzen. Ein Schock. Ein heilsamer.

Wie jedes größere System, in dem Menschen arbeiten, haben auch Alten- und Pflegeheime systembedingte Risiken. Dort können zum einen Arbeitsabläufe auf ihre Funktion reduziert, funktionalisiert werden. So kann sich Essen anreichen wandeln vom sinnlichen Erlebnis zum Auffüllen des Kohlenhydratspeichers, was zudem schnell gehen sollte. Zweites Risiko: Menschen werden entpersonalisiert, nicht mehr als Personen wahrgenommen. So kommt es vor, dass aus dem üblichen Hinweis: „Frau Schneider in Zimmer 16 hat noch kein Essen", der Zuruf wird: „Machst du die 16 fertig?" Diese Risiken sind allgegenwärtig und je länger jemand in diesem System arbeitet, damit verwoben ist, desto mehr Anstrengung benötigt es, sich diesen Risiken zu widersetzen.[481]

Schleichende Entwicklung

Denn die unheilvolle Entwicklung kommt schleichend und im Detail. So wird dann nicht nur über die Köpfe der Betreffenden hinweg gesprochen, werden Rollstühle unangekündigt in die „richtige"

Position geschoben, Servietten umgehängt, Haare gekämmt, Krümel vom Pullover gewischt und manch anderes mehr. Denn ein anderer Umgang erfordert nicht nur ein anderes Bewusstsein, eine andere Haltung, sondern auch jedes Mal mehr Zeit. Wenn zudem ein Vorbild fehlt, wird es besonders schwer, sich dem Trend zu widersetzen, Pflegebedürftige auf einen Objektstatus zu reduzieren.[482] Damit kein falscher Eindruck entsteht: Diesem Risiko sind alle im System Alten- und Pflegeheim Arbeitenden ausgesetzt, vom Clown über die Heimleiterin bis zu den Pflegekräften. Und es gibt natürlich viele Gegenbeispiele.

Erwartungsfalle

Was mich als Clown immer wieder begrenzt, ist mein Erwartungsdruck an mich, mein Produktionsstress. Einfach nur da sein, Nähe bieten, vielleicht für längere Zeit? Das wirkt wie Nichtstun. Dafür bin ich nicht ausgebildet, dafür kann ich doch kein Honorar bekommen – das waren häufige innere Dialoge. In diesen Fällen hilft Wissen weiter. Wissen, dass eben genau dieses Abwarten erst Nähe herstellt, damit sich ein Kontakt entfalten kann. Ein anderes Mal wird vielleicht gesungen, getanzt, gelacht. Jede Situation unabhängig von eigenen Vorstellungen zu betrachten, schützt auch vor einer anderen Erwartungsfalle: Vergangene Woche hatte Frau Schneidereit so schön gelächelt, das soll sie dieses Mal wieder. Und schon sitzt der Clown in der Falle, der innere Auftrag ist formuliert und schließt eine offene Begegnung aus. Kurz zusammengefasst lässt sich sagen: Umso mehr Egoanteile die Arbeit als Clown bestimmen, umso weniger hat er oder sie die Bedürfnisse der alten Menschen im Blick. Dabei geht es nur um diese.

Trotz aller Arbeit an sich und der eigenen Clownfigur kann die Begegnung mit vielen Runzeln, schlechten Gerüchen und verrutschendem Gebiss schwerfallen. Mir und meinem Clown haben die alten Menschen sehr geholfen, meine Vorbehalte zu überwinden. Denn viele Menschen mit Demenz sind meinem Clown mit beglückend großer Offenheit begegnet – weil sie freundlich sind, vielleicht aber auch, weil sie gar nicht anders können. Einerlei: Das machte Mut. Ein Erlebnis indes gab den Ausschlag für einen anderen Umgang.

Frau Beyer sitzt meist halb heruntergerutscht in ihrem Stuhl, spricht für sich ein paar unverständliche Silben, nimmt wenig Kontakt nach außen auf. Der Clown setzt sich neben sie, berührt sie, macht sonst nichts. Ab und zu wendet sie sich ihm zu, schaut ihn an. Auf einmal ruft sie: „Ich hab dich so lieb, lass dich umarmen." Und dabei strahlen ihre Augen wie die einer 17Jährigen.

Seit dieser Zeit habe ich als Clown weniger die Runzeln oder das Gebiss im Blick als vielmehr die Augen. Das hilft, die beglückenden Momente zu spüren, die mir in dieser Arbeit geschenkt werden.

Der alte Herr leidet an den Folgen eines Schlaganfalls, kann nicht mehr sprechen, nur noch eine Körperhälfte bewegen. Er liegt auf der Seite stabilisiert im Bett. Der Clown besucht ihn das erste Mal. Nach einem Moment der Stille, fragt der Clown: „Mögen Sie Musik?" Eine Art Nicken folgt. Der Clown spielt ein Lied auf der Mundharmonika. „Mögen Sie Gesang?", fragt der Clown. Wieder eine Art Nicken. Auf „Komm lieber Mai und mache" folgen weiteres Nicken und „Der Mai ist gekommen". Im Gesicht des Mannes formt sich ein Lächeln, die bewegliche Hand versucht Beifall auf dem Oberschenkel zu klatschen. Weitere Lieder erklingen. Zum Abschied winkt der sonst so apathisch liegende Mann.

Als Clown im Altenheim ist es unbedingt notwendig, sich, seine Erwartungen, seine Ziele auf null zu reduzieren. Erst dann kann eine wirkliche Begegnung mit den alten Menschen auf Augenhöhe stattfinden – ganz gleich wie orientiert diese sind. Das gehört zu dem Schwierigsten, was ich in dieser Arbeit kennengelernt habe. Und die Kapazitäten dafür lernt man in keinem Clownkurs.

Sollte der Besuch eines Zimmers einmal sehr anstrengend gewesen sein, sucht mein Clown – allein oder mit Partner – einen schönen Ort, eine schöne Situation, um wieder Kraft zu schöpfen. Ich gehe dann gezielt zu den alten Menschen, wo das möglich ist, oder spiele etwas Klavier – das entspannt. Oder ich setze mich einfach auf einen Stuhl in einer ruhigen Ecke und atme bewusst ein und aus. Das nenne ich „Beruhigungsstuhl".

Wer bin ich?

Das Verhältnis zu dem Heimleiter empfindet der Clown als sehr entspannt, fast freundschaftlich. Immer wieder wird er auch in nichtclownesken Fragen zurate gezogen. So auch an diesem Tag, als der Clown über den Flur im ersten Stock geht. „Herr Fey, Sie kennen sich doch mit Computern aus", ruft er aus einem Bewohnerzimmer heraus. „Können Sie mal kurz kommen?" Na klar, auch wenn ein Clown sich natürlich null mit Computern auskennt. Privat aber schon etwas. Ich kann es mal versuchen. Irgendetwas ist mit der Maus. „Hm", sage ich, „hm." Ein bisschen fummeln hier, ein bisschen bewegen dort – nichts geschieht. Helfen kann ich nicht, nun kommt der Clown wieder zum Zug. „Haben Sie mal einen Schraubendreher?" Der Heimleiter schaut einen Moment verdutzt, dann versteht er. Und der Clown geht lächelnd.

Clowneskes Dilemma

Diese Szene charakterisiert ein potenzielles Dilemma. In der Clownschule, in vielen Kursen habe ich gelernt, mir eine Clownsbiografie zu basteln, die mich, meine Rolle und mein Spiel als Clown ausmacht. Das hilft natürlich, die eigene Figur mit Leben zu füllen. Allerdings: Was ist, wenn nicht ich meine Rolle bestimme, sondern die Menschen, denen ich begegne? Im Altenheim wurde und werde ich immer wieder privat angesprochen, völlig unerheblich, ob ich eine rote Nase aufhabe und mein Clownskostüm an. Regelmäßig erlebte ich dabei Stress, fühlte mich überfordert: Ich bin doch als Clown hier und nicht als Ulrich Fey. Verstehen die denn nicht, dass sie mich in Schwierigkeiten bringen? Lange habe ich unter diesem Zwiespalt gelitten, bis mir klar wurde: Dieser Zwiespalt ist so nicht zu lösen. Anders schon: Wenn ich mich von den Vorgaben aus Schule und Kursen löse, wenn ich nicht streng auf meiner Rolle als Clown beharre, sondern es meinem Gegenüber überlasse, mich und meine Rolle zu definieren, dann lösen sich die Schwierigkeiten in Luft auf. So wie oben in der – eigentlich absurden – Situation, einen Clown bei Problemen mit dem PC um Hilfe zu bitten. Zudem: Ich kann noch so streng auf meiner Clownsrolle beharren, es interessiert niemanden. Niemand im Altenheim weiß darum.

„Bist du verheiratet?"

Mit dieser Sicht entferne ich mich zwar vom klassischen Verständnis eines Clowns, das aber wurde geschaffen für den Zirkus, die Bühne, die Straße. Die Arbeit im Altenheim gab es damals noch nicht. Dort ist mein Ziel aber nicht, Kunststücke zu vollbringen oder Texte aufzusagen, sondern improvisiert Kontakt zu ermöglichen. Dem hat sich für mich alles unterzuordnen. Und wenn es dem Kontakt zu meinem Gegenüber hilft, mich um einen PC zu kümmern, dann bin ich zwar im Gewand des Clowns unterwegs, schlüpfe aber für kurze Zeit in meine private Rolle. Ebenso verfahre ich, wenn alte Menschen an mir interessiert sind und fragen: Hast du Kinder? Bist du verheiratet? Eine orthodoxe Clownssicht würde innere Konflikte hervorrufen, aber keinen Kontakt. Mit einem Wechseln zwischen den Rollen, kann ich ganz entspannt antworten (wie ehrlich, entscheide ich). Und habe Kontakt zu den alten Menschen. Was will ich mehr?

Was wünschen sich wohl alte Menschen, die oft in einem Farbeneinerlei aus Mausgrau und Blassbeige leben? Sicher keinen Clown in Graubraunbeige. Clowns in Altenheimen brauchen etwas Frisches, Buntes, Lebendiges. Dabei ist bunt kein Wert an sich: nicht je bunter, desto besser. Doch Farbe sollte der Clown tragen bei der Hose, dem Rock oder dem Kleid. Zudem muss das Äußere zur Figur des Clowns, zur Person dahinter passen. Handelt es sich eher um einen kräftigen, tapsigen Clown oder um eine zarte, feine Figur? Das alles kann und soll sich in der Kleidung ausdrücken. Wer unsicher ist, kann sich auf Flohmärkten mit Hosen, Jacken, Hemden eindecken und verschiedene Kombinationen testen. Ein Zirkusclown taugt dabei nicht zum Vorbild: Die haben andere Ziele und Entfernungen. So gibt es zum Beispiel kein ungeschriebenes Gesetz, das Clowns vorschreibt, immer mit riesigen, unförmigen Schuhen aufzutauchen. Alles, auch die Schuhe, müssen zum Gesamtbild passen. Als Clown Albert trage ich recht große, aber ganz gewöhnliche, schwarze Schuhe nur aus einem einzigen Grund: Damit gehe ich anders, nämlich langsam.

Frau als Frau erkennbar

Die Figur des Clowns sollte sich von Menschen mit eingeschränkter kognitiver Kapazität immer eindeutig einordnen lassen: Frauen sollten immer als Frauen, Männer immer als Männer identifizierbar sein. Sonst sind die besuchten alten Menschen vorranging damit beschäftigt, für sich das Geschlecht des Clowns zu klären. Und haben für alles andere keine Kapazitäten mehr.

Da das clowneske Gesamtbild sich immer am Publikum orientieren sollte, bedeutet das für das Spiel bei alten, teils verwirrten Menschen: Kleidung, Kostüm sollten immer eine freundliche Grundstimmung ausstrahlen, niemals Ängste aktivieren. Gleiches gilt auch für die Art der Schminke. Die sollte dezent und zurückhaltend sein – keine wilde Klischee-Clown-Maske. Zudem: Clowns kommen den alten Menschen nah, sehr nah. Da würden grelle Farben dick aufgetragen nur erschrecken.

„Wer sind Sie?“, fragt Agnes Heist. Zwar war der Clown schon oft bei ihr, doch daran kann sie sich nicht erinnern. „Ich bin Clown Albert“, sagt der Clown, „ich war schon mal da.“ „Ach ja?“ Pause. „Hübsch haben Sie sich zurechtgemacht“, sagt die 88 Jahre alte Dame anerkennend über Schminke und Kleidung. „Nur die Schnute ist etwas entgleist.“

Nahezu dogmatische Grundsatzdiskussionen löst die Frage aus, ob ein Clown eine künstliche rote Nase tragen sollte oder sich die Nasenspitze einfach rot anmalen. Ich trage immer eine rote Nase, weil meine Vermutungen sich mit meinen Erfahrungen decken: Alten Menschen, die teils nicht mehr so gut sehen können, teils generell eingeschränkt sind, fällt es leichter, ein großes rotes Etwas als etwas Ungewöhnliches auszumachen als nur einen roten Punkt auf der natürlichen Nase.

Es ist sehr heiß in diesen Tagen. Frau Scherflein, aus den früheren deutschen Ostgebieten stammend, löffelt begeistert ihr Erdbeereis. Als der Clown sich ihr nähert, schaut sie auf. Sie sieht ihn an, lächelt, scheint sich zu freuen. „Ah", sagt sie und zeigt ins Gesicht des Clowns, „eine scheene Nase." Der nickt. „Die habe ich immer an, wenn ich arbeite." „Ah", sagt sie strahlend, „Arbeitsnase."

Hygiene beachten

Auch wenn die Bewohnerinnen, die Clowns in Alten- und Pflegeheimen besuchen, nicht krank sind, gibt es einige Grundregeln der Hygiene, die zu beachten sind. Denn alte Menschen weisen oft ein geschwächtes Immunsystem auf, sind also leicht anzustecken. Clowns sollten gesund sein bei ihrer Arbeit oder auf gesunde Distanz achten. Eine Desinfektion der Hände sollte selbstverständlich sein – zumindest nach Hautkontakt mit den Besuchten. Zudem achte ich immer darauf, dass alte Menschen mich nicht mit ihren Händen im Gesicht berühren. Niemand weiß, wo sie diese vorher hatten.

Da viele der alten Menschen, die von Clowns besucht werden, sich nicht mehr äußern können, müssen die Clowns sich selbst überprüfen: Ist das Kostüm sauber und geruchsfrei? Hat der Clown zuvor geraucht, Knoblauch gegessen? Das klingt nach Kleinigkeiten, kann aber – nicht beachtet – im engen Kontakt als schlimm empfunden werden.

Eine alte Sorge besteht indes noch immer: Clowns könnten die alten Menschen nicht ernst nehmen, sie infantilisieren.[483] Eine Sorge, die zwar meist unbegründet ist, aber nicht weltfremd. Denn manche Clowns sind für diese anspruchsvolle Arbeit schlecht ausgebildet und schnell überfordert. Sie können unangemessen reagieren, sogar schaden. Doch solche Clowns sind leicht zu erkennen: Sie sind zu schnell, zu ungeduldig, zu laut, zu viel redend, zu aufgesetzt lustig.

Äußere Grenzen

Das Außen setzt dem Wirken von Clowns ebenfalls Grenzen. Wenn der Clown von der Leitung nicht gestützt wird, wenn Betreuungskräfte ihm neidisch oder eifersüchtig begegnen, dann wird es für ihn schwer, in seinen Kontakten die notwendige Tiefe zu erreichen. Dabei helfen Clowns den Pflegekräften, da die Bewohnerinnen dann beschäftigt und meist zufrieden sind – auch über den unmittelbaren Zeitraum des Clownsbesuchs hinaus. Zudem steht das Clownsein allen offen: Es gibt kaum limitierende Eingangsvoraussetzungen, niemand muss Abitur haben, einen Numerus clausus erfüllen oder viel Geld besitzen. Es gibt sowohl BAföG-berechtigte Ausbildungen wie auch berufsbegleitende.

Häufiger limitieren dagegen alltägliche Störungen auf den Stationen die Clownsarbeit. Meist geschieht das aus Unwissenheit des Personals um die Fragilität der Situation, manchmal aus einer Notsituation heraus. Sehr hilfreich ist es für Clowns hier, sich nicht persönlich angegriffen zu fühlen.

Alle alten Damen sitzen wie gewohnt im Essraum um den großen Tisch herum. Der Clown hat die vier begrüßt, sich für jede Zeit genommen. Nun will er mit der kleinen Gruppe singen. Wie auf Stichwort geht nun die Tür auf, und der Mann mit dem Staubsauger kommt. Wieder einmal. Alle Gespräche mit ihm hatten nicht gefruchtet, seine Tour sei nun einmal so. Manchmal gelingt es dem Clown, die Kollision zu vermeiden, heute nicht. Häufig genug ist der Privatmensch hinter dem Clown ärgerlich geworden. Heute nicht. „Ist schon witzig", sagt der Clown, „kaum wollen wir anfangen, kommt der Mann mit dem Staubsauger. Das hätten wir nicht besser absprechen können." Und lacht. „Wir warten einfach ein paar Minuten." Das gelingt dann mühelos.

Falsche Vorstellung

Heute ist Donnerstag. Der Tag, an dem die Clowns kommen. An dem sie ihre Vorstellung im großen Speisesaal geben. Geschäftig werden alle mobilen Bewohnerinnen in den Saal geleitet oder geschoben. Viel Arbeit für das Personal, schließlich soll die Schau um vier Uhr beginnen. Mehr oder weniger erwartungsvoll sitzen die vielleicht zwanzig Bewohnerinnen im Kreis und warten auf die Clowns. Da erklingt das Akkordeon, die beiden tanzen herein, die Show kann beginnen.

So oder ähnlich erleben das Clowns immer wieder. Die wenigsten erleben das positiv. Die meisten empfinden Stress: Sie sollen etwas produzieren, etwas Schönes, Musikalisches, am besten Lustiges. Auf Knopfdruck sozusagen wird das mühsam, da nur wenige eine echte Show einstudiert haben, die sie abrufen können. Doch selbst in diesem Fall bleibt das Gelingen eines solchen Nachmittags zweifelhaft. Einmal ist das Publikum sehr gemischt. Das entscheidende Kriterium für dessen Teilnahme scheint die Mobilität der Personen zu sein. So sind orientierte Bewohnerinnen anwesend, die sich am Singen von Volksliedern und am Hören von Musik erfreuen. So sitzen im Saal aber auch sehr eingeschränkte Menschen, die unmittelbaren Kontakt brauchen und von einer Show, die sie nicht einordnen können, eher verunsichert werden. Bisweilen werden manche so unruhig, dass sie ärgerlich den Raum verlassen wollen. Die Showclowns spüren diese Gegensätze, können sie aber nicht aufheben.

Haken machen

Da solche Nachmittage zudem das Personal belasten, stellt sich die Frage: Warum sind solche Shows vielen Einrichtungen wichtig? Der Grund ist relativ einfach: Das System Altenheim verfolgt andere Ziele als die Clowns. Diese suchen Kontakt, individuell und emotional. Das System Altenheim zwingt seine Arbeitskräfte dazu, in die Akte der Bewohnenden Haken zu machen, möglichst viele Haken: Haken für Aktivierung, Haken für Clownkontakt, Haken für Mobilisierung. Das bedeutet: Je mehr Bewohnerinnen bei der Clownshow anwesend sind, desto mehr Haken können in die Akten, desto besser ist die Bewertung des Hauses. So ist das System.

Sicher wird es Clowns geben, die gute Erfahrungen machen mit solchen Nachmittagen, alle anderen sollten sich um eine Lösung bemühen. Mit der Leitung sprechen, mit dem Sozialdienst und die Grenzen einer solchen Show beschreiben. Auch ihre eigenen. Im Zweifel – und so habe ich es bei Häusern gehandhabt, wo es dauerhaft inhaltliche Differenzen gab – habe ich mich verabschiedet. Denn wenn mein Spaß an der Arbeit, bei den Besuchen leidet, ist das für mich das Schlimmste.

„Jetzt wird's lustig"

Der Clown besucht das Haus zum ersten Mal. Eine der Betreuungskräfte begrüßt ihn und sagt freundlich: „Ich begleite Sie, damit Sie sich zurechtfinden." So geht sie voran, auch in jedes Zimmer, in dem eine Bewohnerin liegt, die der Clown besuchen soll. „Jetzt wird's lustig, Frau Schneider, jetzt kommt ein Clown." Das ist für den Clown nicht immer lustig, für sein Ziel, entspannten Kontakt zu suchen, nicht hilfreich. Aber es ist ja das erste Mal.

Besucht ein Clown das Altenheim zum ersten Mal, ist es sehr nachvollziehbar, dass man dessen Arbeit kennenlernen will, um abschätzen zu können: Wollen wir uns das leisten oder nicht? Wird diese Art der Begleitung aber Standard, habe ich das als problematisch empfunden. Oft genug setzt die Betreuungskraft einen Impuls, schafft eine Atmosphäre, die von ihren Vorstellungen oder Vorurteilen geprägt ist. Oft genug das Gegenteil einer offenen Situation. Das habe ich angesprochen, wenn nach einigen Besuchen eine weitere Zusammenarbeit geklärt war. Der Hinweis, eine Arbeitskraft zusätzlich gebunden zu haben, erwies sich oft als nützlich.

Clowns können das Verständnis für sich und ihre Arbeit fördern, wenn sie in Teamsitzungen der Pflegekräfte, bei hausinternen Fortbildungen oder anderen Besprechungen ihre Ziele, ihre Wünsche vorstellen. Am besten regelmäßig. Ein weiterer Effekt: So lernen Pflegekräfte die Menschen hinter dem Clown kennen – und (hoffentlich) als ernsthafte Arbeitskraft schätzen.

Öffentlichkeitsarbeit

Grundsätzlich stellt die Finanzierung der Clownsbesuche eine Grenze dar. Wie jede Arbeit, die professionell auf gutem Niveau ausgeübt wird, kostet auch diese Arbeit Geld. Das können die Häuser oft nur schwer leisten. Doch es gibt Unterstützung: bei Kommunen (mit entsprechenden Programmen), bei lokalen Sponsoren (zum Beispiel Lions-Club oder Rotarier), bei Stiftungen (zum Beispiel Humor hilft heilen, Hans und Ilse Breuer-Stiftung, Werner und Gretchen Neumann-Stiftung) oder bei Fördervereinen. Vielleicht hilft die Idee eines Heimleiters, der den Clown nicht aus dem Beschäftigungs-, sondern aus dem Budget für Öffentlichkeitsarbeit bezahlt. Schließlich sei ein Clown, der regelmäßig die Bewohnerinnen besuche, eine öffentlichkeitswirksame Maßnahme.

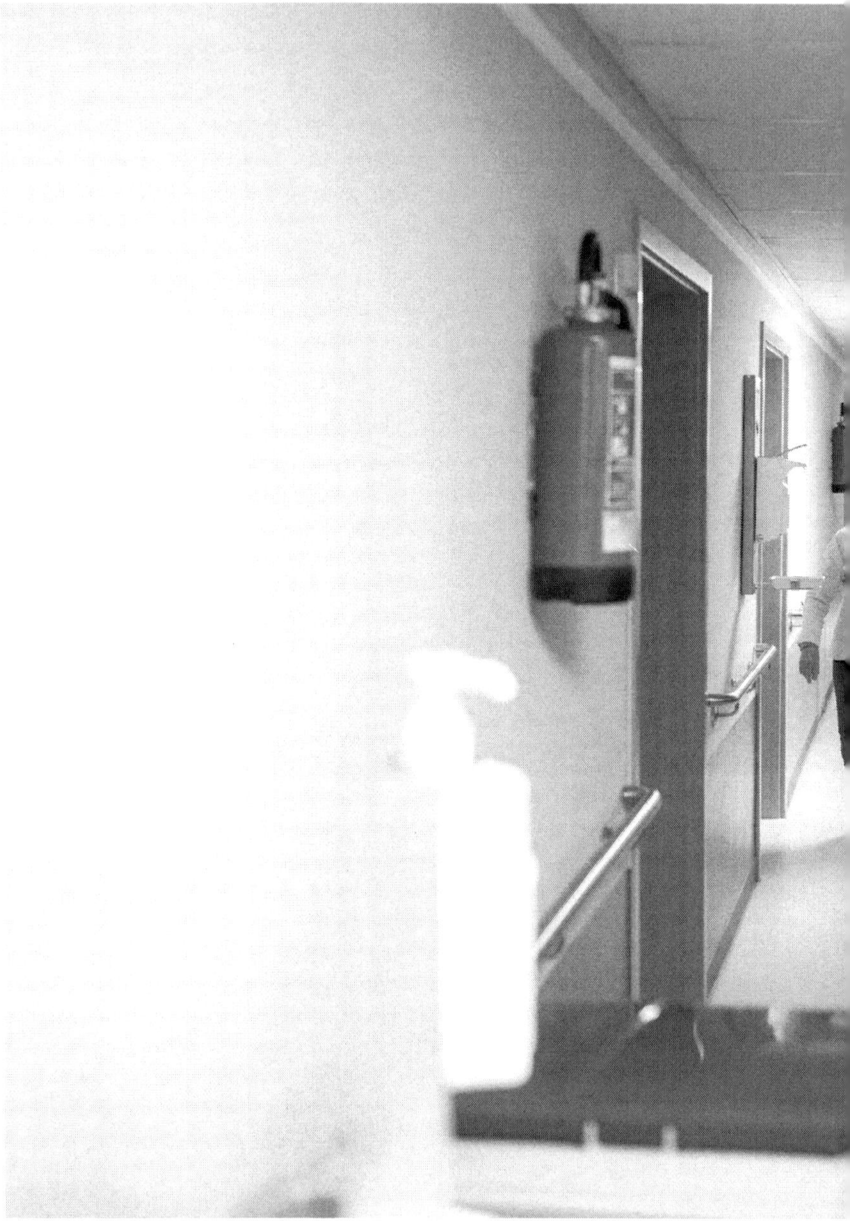

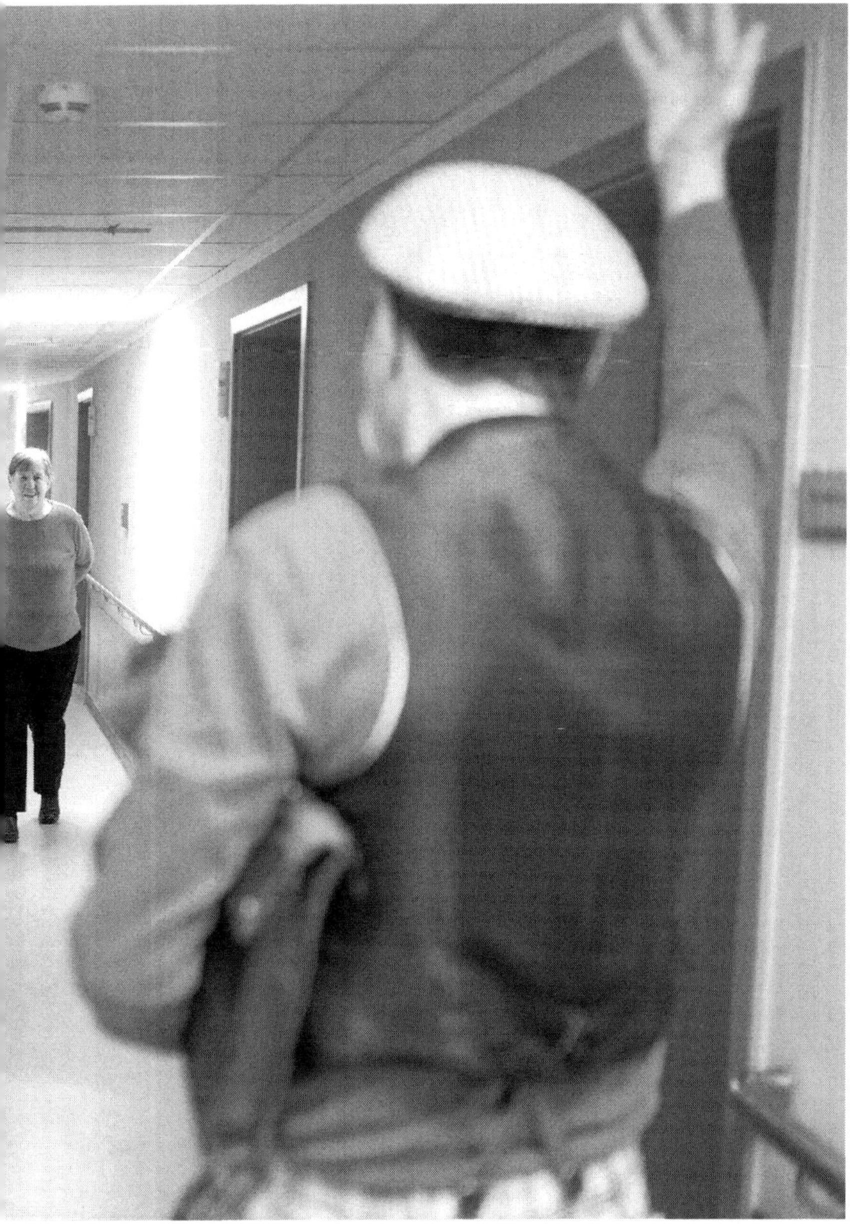

Wenn alle Brünnlein fließen

Wenn alle Brünnlein fließen,
So muß man trinken
Wenn ich mein Schatz nicht rufen darf,
Tu ich ihm winken,
Wenn ich mein Schatz nicht rufen darf,
Ja, ja, rufen darf,
Tu ich ihm winken.

Ja, winken mit den Äugelein,
Und treten auf den Fuß;
's ist eine in der Stube drin,
Die meine werden muß,
's ist eine in der Stube drin,
Ja, ja, Stube drin,
Die meine werden muß,

Warum sollt sie's nit werden,
Ich hab' sie ja so gern;
Sie hat zwei blaue Äugelein,
Die leuchten wie zwei Stern,
Sie hat zwei blaue Äugelein,
Ja, ja, Äugelein,
Die leuchten wie zwei Stern.

Sie hat zwei rote Wängelein,
Sind röter als der Wein;
Ein solches Mädel findst du nicht
Wohl unterm Sonnenschein;
Ein solches Mädel findst du nicht,
Ja, ja, findst du nicht,
Wohl unterm Sonnenschein.

Text: aus dem Odenwald, 19. Jahrhundert
Musik: Friedrich Silcher (1789–1860)

Kapitel 15 Kommunikation

Wer versteht hier wen nicht? Wer redet hier Unsinn?

> *Wieso soll ich heute nicht ins Büro gehen? Das mache ich doch seit fast vierzig Jahren. Oder: Was will dieser Mensch von mir, der so tut, als wäre er mein Sohn Herbert?*

Und:

> *Wieso versteht dieser Mann denn nicht, dass er seit zwölf Jahren in Rente ist und nicht mehr ins Büro muss? Oder: Wieso erkennt sie mich denn auf einmal nicht mehr? Ich bin's doch, dein Sohn Herbert!*

Eines der Probleme in der Kommunikation mit verwirrten Menschen beruht darauf, dass jeder vom anderen glaubt, der wäre verwirrt.[484] Solange die Orientierten versuchen, den Verwirrten nachzuweisen, dass diese desorientiert sind, wird es mühsam bleiben. Als einfachster Weg für alle Beteiligten hat sich erwiesen, das Kommunikationsproblem umzudrehen: Das beiderseitige Unverständnis liegt nicht daran, dass der Mensch mit Demenz sich nicht entsprechend ausdrücken kann. Nein, ich als Orientierte kann nicht verstehen, was er ausdrücken will. Das verändert sowohl die Situation wie auch die Beziehung grundlegend.[485] Ebenso wichtig, der Fokus der Kommunikation ändert sich: Wenn ich als Orientierte nicht auf die Realität verweise, nicht auf sachliche Argumente setze, nicht irgendwie Recht haben will, sondern stattdessen auf die Gefühle meines eingeschränkten Gegenübers achte, auf die Qualität des Kontaktes, dann werden wir uns verstehen.[486] Wer sich auf einen solchen Perspektivwechsel einlässt, wer die Verwirrtheit vielleicht als einen „alternativen Bewusstseinszustand" sieht[487] und die Verantwortung übernimmt für die Verständigung,[488] der wird so manche Entdeckung machen.

Tempo runter

Erste Voraussetzung, um mit alten Menschen in Kontakt zu kommen, ist eine reduzierte Geschwindigkeit. Schon unser übliches Alltagstempo überfordert sie, von Hektik ganz zu schweigen. Sämtliche Fragen – Schlüssel? Geldbörse? Herd aus? –, die normalerweise in Sekunden beantwortet werden können, brauchen bei Menschen mit Demenz (je nach Stadium) lange, bis sie ihren Weg vom Ohr ins Gehirn und zurück in den Mund gefunden haben, um sich dann zu einer Antwort zu verdichten.[489]

> *„Es ist nicht nur, dass ich nicht mehr gut hören, berühren und fühlen kann; ich brauche auch quälend lange, um das zu verarbeiten und zu verstehen, was ich sehen kann.“*[490]

Zudem sollte jedem bewusst sein, wenn er oder sie den Menschen mit Demenz besucht, dass dieses Zimmer dessen Zuhause darstellt, dessen Privatsphäre, auch wenn wir darin unseren Arbeitsplatz sehen. Wie würden wir wohl reagieren, wenn bei uns ein Besuch gleich ins Schlafzimmer käme und als Erstes ungefragt das Radio ausschaltete, um sich dann ebenso ungefragt auf das Bett zu setzen, in dem wir liegen?

Weiter hilft es, die vielen Faktoren zu kennen, die eine Kommunikation mit alten Menschen erschweren, selbst wenn noch keine Demenz deutlich wird. Mit zunehmendem Alter nimmt die Fähigkeit ab, zu sehen und zu hören. Zu wissen, ob die Brille noch nützt, das Hörgerät noch funktioniert, welches das „gute“ Ohr ist – das alles kann schon eine Hilfe sein. Mit fortschreitender Demenz kommt hinzu, dass das Wahrnehmungsfeld der alten Menschen immer kleiner wird. Manchmal reagieren sie erst, wenn man unmittelbar neben ihnen steht, sie berührt. Manchmal selbst dann nicht. Zudem sind sie durch mehrere Reize von außen schnell überfordert.

Eine Begegnung mit dem Clown im Aufenthaltsraum eines Altenheims, wo ein Radio läuft, Besucher kommen und gehen und vielleicht noch eine Pflegekraft Teller zusammenräumt, wird begrenzt bleiben.[491] Für einen echten Kontakt sollten sich Clowns Orte suchen, in denen echte Ruhe und Stille möglich ist.[492] Wichtig ist zudem, dass mit zunehmender Demenz die Konzentrationsfähigkeit spürbar sinkt, im fortgeschrittenen Stadium vielleicht nur noch für paar Sekunden Augenkontakt reicht.

Das Diana-Prinzip

Prinzessin Diana hat bei ihren vielen Begegnungen mit Menschen ein Verhaltensmuster entwickelt, das ihr viele Sympathien gebracht hat. Als sogenanntes Diana-Prinzip mit vier Schritten ist es auch in der Begegnung mit alten, verwirrten Menschen hilfreich.[493] Der erste Schritt erfolgt über den Augenkontakt, das Überprüfen des Einverständnisses mit der Begegnung. Nur so nehmen wir eine wirkliche Beziehung auf.[494] Dazu zählt auch, dass man sich auf Augenhöhe begegnet. Bei sitzenden Menschen bedeutet das, sich auf deren Niveau zu begeben, das heißt, sich zu bücken oder in die Hocke zu gehen. Da ich das schnell als zu anstrengend empfand, habe ich mir Knieschützer (wie man sie vom Volleyball kennt) unter der Hose angezogen und knie nun recht entspannt am Rollstuhl oder Bett.

Schritt zwei des Diana-Prinzips bedeutet, empathisch und wertschätzend zu sprechen. Dabei sind nicht unsere Ziele, unsere Auffassung maßgeblich, sondern ein echtes Interesse am Gegenüber. Bei verwirrten Menschen sollte zudem Belastendes oder Negatives nicht von uns aus angesprochen werden – ihr Alltag ist schon schwer genug. Erst im dritten Schritt sind körperliche Berührungen möglich, wobei immer auf verbale und nonverbale Signale geachtet werden sollte. Der vierte Schritt, der Abschied, erfolgt deutlich spürbar, unterstützt durch Rituale wie Winken oder Ähnliches. Das Gegenüber soll mit einem möglichst positiven Gefühl zurückgelassen werden.

Rituale helfen

Die verbale Kommunikation sollte immer mit Ritualen beginnen, die mit der Erfahrungswelt der alten Menschen übereinstimmen. Das „Sie“ als Anrede gekoppelt mit dem Nachnamen stellt immer die erste Wahl dar. Zum einen signalisiert es Respekt und Distanz, zum anderen stammen unsere Gegenüber aus einer Zeit, in der das „Sie“ üblich war und das „Du“ auf die freundschaftliche Ebene begrenzt. Ein „Hallo“ statt des gewohnten „Guten Tag“ würde eher verwirren. In fortgeschritteneren Stadien gelingt die Kontaktaufnahme manchmal besser über die Anrede „Du“ und den Vornamen, bei den Frauen manchmal über ihren Mädchennamen.[495] Auf keinen Fall sollten die alten Menschen infantilisiert, angesprochen werden wie ein Kind. Das sind Menschen mit achtzig, neunzig Jahren eben nicht, selbst wenn sie noch so sehr regredieren. Eine einfache und effektive Art des Kontaktes stellt indes der Dialekt dar. Gerade alte Menschen sprechen oft noch in der Färbung ihrer Heimat, selbst wenn sie diese schon lange verlassen haben. Und freuen sich, wenn sie darauf angesprochen werden. Nostalgisch gefärbte Erinnerungen können – besonders in schwierigen Situationen wie dem Umzug in ein Altenheim – zur Stärkung der Identität, zum Wohlbefinden beitragen.[496]

Zum ersten Mal besucht der Clown die neue Bewohnerin des Altenheimes auf ihrem Zimmer. Sie sitzt klein, fast geduckt am Fenster auf einem Stuhl und fragt: „Was mechten Sie bitte schen?“ Der Clown horcht auf und begrüßt sie. Dann fragt er: „Kommen Sie aus Ostpreußen?“ Die Dame richtet sich etwas auf und beginnt zu lächeln. „Na, aus Oppeln. Kennen Sie das?“ Der Clown kennt Oppeln nur aus Erzählungen (und weiß auch nicht, dass es in Oberschlesien liegt), dennoch: Die Basis für einen freundlichen Kontakt ist gefunden. Noch lange später, besonders in ihrem zunehmend verwirrten Zustand, freute sich die alte Frau immer wieder beim Besuch des Clowns über den „alten Freund aus Oppeln“.

Fern der Heimat

Auch wenn Heimatvertriebene in Folge des Zweiten Weltkrieges seltener werden, so müssen heute dennoch alte Menschen ihre Heimat verlassen. Sie ziehen, mehr oder weniger freiwillig, an den Wohnort der Kinder. Dort kann ihnen auch sprachlich deutlich werden, wie fremd sie sind.

Der alte Herr ist Hesse, nein Frankfurter von Geburt und aus Überzeugung. Nun lebt er in einem Ort in Oberfranken, in der Nähe des Sohnes. Die Sprache dort kennt er nicht, sie verwirrt ihn, der ohnehin verwirrt ist, noch mehr. Auf ihn wirkt Fränkisch unfreundlich. Seine Reaktion: Missmut, Ärger, Rückzug. Was würde helfen? Vermutlich ein paar einfache Begriffe Frankfurter Mundart wie: „Ei guude, wie" – was eine Verkürzung von „Ei, guden Daach, wie geht's?" bedeutet. Oder: „Ei horsche maa" – die Aufforderung zuzuhören. Oder: „Ah Schoppe petze", was „ein Glas Apfelwein trinken" bedeutet. (Vielleicht lässt sich dies sogar verbinden mit einem realen Glas Apfelwein.) Diese Wörter, ganz beiläufig fallen gelassen, könnten zumindest für einen Augenblick Heimatgefühle aufkommen lassen. Ein positiver Ansatz für mehr.

Wenig reden, viel mitteilen

Mit fortschreitender Demenz werden die Einschränkungen deutlicher. Wird anfangs vielleicht nur langsamer gesprochen, folgen oft Störungen beim Wortefinden. Die Menschen sprechen stockend, behelfen sich mit ähnlichen, aber in dem Zusammenhang unsinnigen Wörtern. Gelingt auch dies nicht mehr, wird vor allem der Klang wichtig, kommen inhaltsleere einfache Begriffe, bis vielleicht auch diese nicht mehr gebildet werden können. Zudem vergessen sie, was eben erst besprochen wurde. In späteren Stadien werden längere Sätze nicht mehr oder nur noch emotional wichtige Bruchstücke daraus verstanden, danach oft nur noch ein Wort aus einem einfachen Satz.[497]

Selbst wenn nur noch Laute gebildet werden können, kann der Clown mitreden. Denn der Inhalt des Gesprochenen ist nicht wichtig, sondern allein die Emotion, die transportiert wird. So bleibt ein Clown weiterhin idealer Ansprechpartner.

Der Clown kam erst vor Kurzem aus Brasilien und spricht die deutsche Sprache nur bruchstückhaft. Als Clown aber besitzt er Erfahrung und arbeitet in Deutschland gleich im Seniorenheim. Dort trifft er eine ihm unbekannte Bewohnerin, die ihn freundlich begrüßt. Arm in Arm gehen sie in den Garten. Dort machen sie einen längeren Spaziergang. Nach der Rückkehr wird der Clown von Pflegekräften gefragt, was er denn beim Spaziergang so lange mit der Dame gemacht habe.
„Unterhalten."
Darauf die Pfleger erstaunt: „Aber sie kann doch gar nicht mehr reden."
Der Clown entgegnet: „Ich kann auch kaum Deutsch."

„Ja" sagen und „Nein" meinen

Der abnehmenden kognitiven Kapazität können wir begegnen, indem wir langsam und deutlich reden, größere Pausen einlegen, eindeutige, einfache und kurze Sätze formulieren. Zudem sollten wir im Augenkontakt bleiben mit unterstützender Gestik und Mimik. Offene Fragen, W-Fragen oder gar Quizfragen zum Alltag oder zur Biografie bringen Menschen mit Demenz in Not, weil sie die Antwort meist nicht wissen.[498] Oder-Fragen hemmen, weil sie Entscheidungen erfordern, was schnell zu viel wird. Besser lassen sich da zwei Fragen stellen: Bringt „Soll ich noch ein bisschen bleiben?" keine Klarheit, kann nach einer Pause folgen: „Soll ich jetzt gehen?"

Alte Menschen sind zudem in einer Zeit aufgewachsen und sozialisiert, in der gutes Benehmen, ja Gehorsam als hohes Gut vermittelt wurde. Entsprechend schwer fällt es vielen (vor allem Frauen, die als junge Mädchen besonders angepasst sein mussten), sich zu widersetzen, zu widersprechen. Zumal wenn die Kraft im Alter schwindet.

Der Clown hat seine Arbeit beendet und wünscht zum Mittagessen guten Appetit. „Ich glaube, es gibt Würstchen.“ „Oje“, sagt Frau Sommerlatt, „die mag ich nicht.“ Darauf erwidert der Clown: „Na, dann sagen Sie es doch. Ich mag auch keine Würstchen und bekomme keine mehr.“ Doch die fast neunzig Jahre alte Frau entgegnet: „Das habe ich nicht gelernt.“

Durch seine Art zu fragen, kann der Clown beim „Neinsagen“ helfen, nämlich in der Weise, dass die Antwort immer positiv ausfällt.

Frau Glockenthal sitzt wieder am Tisch im Aufenthaltsraum. Die sehr alte, sehr dünne und gebrechlich wirkende Frau hat studiert, kommt aus „gutem Hause“. Der Clown fragt sie, ob er sich neben sie setzen könne. Sie antwortet ganz leise: „Das kann ich ja nicht verhindern.“ Der Clown erwidert: „Doch das können Sie. Zum Beispiel, indem Sie sagen, ich möchte das nicht.“ Darauf stutzt Frau Glockenthal, sagt aber nichts. Der Clown fragt nun: „Soll ich lieber weitergehen?“ Und die alte Frau flüstert fast: „Das wäre gut, es strengt mich zu sehr an.“

Es muss nicht immer intensiver, enger Kontakt sein, um als Clown zu wirken. Kurze Begegnungen auf dem Gang oder im Speisesaal, eine Frage nach dem Befinden, eine freundliche Bemerkung zur Frisur oder der Bluse signalisieren dem alten Menschen ein Interesse an seiner Person, ein Wahrnehmen, ein Wertschätzen.[499] Das benötigen Menschen mit Demenz noch mehr als andere.

Fehler macht nur der Clown

Grundsätzlich vermeiden sollte man Hinweise auf Fehler jeder Art, die verwirrten Menschen unterlaufen.[500] Als entlastend habe ich erlebt, wenn der Clown an ihrer Stelle stets die Verantwortung für Fehler übernimmt.

Frau Lohrbach wohnt erst kurz im Altenheim, ihre Verwirrtheit schwankt noch sehr. Der Clown, der alle vierzehn Tage kommt, kennt sie nicht, fragt aber spontan, ob sie sich schon gesehen hätten. „Na, gestern." Der Clown erwidert: „Oh, das habe ich wohl wieder vergessen. Na, manchmal habe ich so ein schlechtes Gedächtnis." Frau Lohrbach schaut mitfühlend. „Na, Gehirn kaputt?", fragt sie. Pause. „Na ja, passiert so allerhand."

Weitere gute Erfahrungen habe ich gemacht, wenn ich mich ausdrücklich für das Mitsingen, das Zuhören, das Lächeln, die Zeit etc. bedankte. Ich bedanke mich allerdings nur, wenn ich tatsächlich Dankbarkeit empfinde, es also keine Floskel darstellt. Oft genug sind die alten Menschen freudig überrascht, eine solche Rückmeldung zu erhalten. Und: Sollte der Clown etwas versprechen, muss er es einhalten können. Denn Verlässlichkeit ist auch bei diesen Menschen eine Vorstufe von Vertrauen.

Notlügen

Da einem Clown die Realität ohnehin einerlei ist, besitzt das Thema Notlügen für ihn kaum Brisanz. Ganz entspannt bewegt sich der Clown in der Welt des Gegenübers, wo auch immer die sein sollte. Voraussetzung: Es ängstigt den Menschen mit Demenz nicht, sondern hilft ihm, die Situation halbwegs entspannt zu akzeptieren. Eine Notlüge zu verwenden, bedeutet eben nicht, Menschen mit Demenz zu schaden, sondern ihre Bedürfnisse und Ängste ernst zu nehmen und ihnen mit Respekt zu begegnen.[501]

Frau Bach wohnt zwar schon länger in der Demenz-WG, doch hat sie den Wechsel aus der heimischen Wohnung in ihr neues Zuhause nicht wirklich verstanden. Der Vorschlag ihres Mannes aber hilft meistens: Er sei in Kur und sie nur vorübergehend in dem Haus, bis er wiederkomme.

Oder:

Der Clown besucht die alte Frankfurterin das erste Mal. Seit knapp einer Woche bewohnt die bettlägerige zierliche Frau ihr neues Zimmer. Sie strahlt, als sie einen Clown erkennt. Nach einer Plauderei fragt der Clown, ob sie Musik mag. Wieder strahlt sie. Der Clown holt seine Mundharmonika hervor. „Ich kann aber nur ein Lied darauf spielen", sagt er. „Ist egal", antwortet sie. Der Clown spielt und schon vor dem Ende beginnt sie (mühevoll) zu klatschen – mit Tränen in den Augen. „Das war sehr schön, vielen Dank." Dann nach einer Pause fügt sie hinzu: „Ich kann ihnen aber gar nichts geben, ich habe gar kein Geld." Das mache gar nichts, antwortet der Clown, „Hier ist alles Vollpension, der Clown inklusive." Das beruhigt sie.

Ganz anders verhält es sich, sollten mit Notlügen nur eigene Interessen verfolgt werden und könnten dem Menschen mit Demenz potenziell sogar schaden. Dann sind Notlügen „ganz und gar nicht in Ordnung".[502]

Reden, ohne zu sprechen

Menschen mit fortschreitender Demenz verlieren neben der Fähigkeit zu sprechen auch die Fähigkeit, Gesichter und Personen einzuordnen. Doch selbst in späten Stadien können sie mit der Außenwelt in Kontakt treten. Sie können nonverbale Botschaften senden und empfangen, entwickeln darin sogar eine größere Fähigkeit – vielleicht als eine Art Kompensation. Sie werden auch sensibler dafür, ob die verbale und nonverbale Kommunikation ihres Gegenübers stimmig ist.[503] Sie spiegeln uns, wenn wir nur freundlich tun, es aber gerade nicht sind.[504]

Frau Schmittens ist unruhig. Erst vor wenigen Tagen bezog sie ein Zimmer im Altenheim und hat Mühe, sich mit der neuen Situation abzufinden. Dennoch wollte sie den Clown erleben und kam in den kleinen Aufenthaltsraum, in dem schon fünf Damen mit Demenz zusammensitzen. Der Clown begrüßt sie freundlich und kümmert sich dann weiter um die verwirrten Bewohnerinnen. Frau Schmittens lässt sich in den einzigen Sessel nieder, steht aber nach kurzer Zeit wieder auf und schiebt ihren Rollator durch den Raum. Dann macht sie kehrt, setzt sich wieder. So geht es einige Male hin und her, bis Frau Schmittens ärgerlich den Raum verlässt. Der Clown war nicht lustig. Frau Schwarz, schon erheblich eingeschränkt, sitzt meist mit geschlossenen Augen in ihrem Rollstuhl. Worte sprechen kann sie kaum noch. Doch nachdem die Türe hinter Frau Schmittens zufällt, ruft sie leise in den Raum: „Frieden."

Wie positiv nonverbale Kommunikation erlebt werden kann, zeigt diese Aussage einer pflegenden Angehörigen:

„Wir haben eine gute Zeit miteinander, ruhig und auch genussvoll in den Dingen des Alltags, obwohl mein Mann seit vielen Jahren nicht mehr spricht. Aber er kommuniziert deutlich mit Blicken und Mimik."[505]

Empfänglich für Berührung

Je eingeschränkter die Menschen mit Demenz werden, desto wichtiger werden körperliche Berührungen für sie, am Ende sind sie der „wichtigste Kommunikationskanal".[506] Mit jeder Berührung ist eine Chance, aber auch ein Risiko verbunden: Körperliche Berührungen rühren an auf körperlicher, geistiger und seelischer Ebene.[507] So können selbst zarte Berührungen große Reize darstellen. Entsprechend vorsichtig soll die Kontaktaufnahme ausfallen, sollten erst weniger heikle Körperstellen wie oberer Rücken, Schultern, Arme und Hände berührt werden. Da der Clown einen Vertrauensvorschuss genießt, kann er diesen hier gut nutzen. Doch auch die Berührungen sollten eindeutig sein, ruhig und freundlich und jederzeit den Wünschen des Gegenübers angepasst. Ein Tipp: Die eigene Hand bei schwer beeinträchtigten Menschen nicht auf deren Hand legen, sondern darunter. Andernfalls können sie sich kaum entziehen.[508] Unter keinen Umständen sollten eingeschränkte alte Menschen unangekündigt berührt werden. Das kann sie sehr erschrecken.[509]

Im nonverbalen Kontakt eignen sich bekannte Rituale besonders, um eine gute Basis des Miteinanders zu schaffen.

Der Clown kennt Frau Frank schon sehr lange. In der Anfangszeit, als ihr das Reden weniger Mühe machte, sprach sie sogar Reime mit. Aus jener Zeit stammte die besondere Begrüßung, die Frau Frank gefunden hatte: Ihre Nase und die des Clowns stupsten aneinander. Anschließend rief sie meist: „Ah, da bist du ja wieder." Auch als ihre verbale Kapazität erloschen ist, nimmt Frau Frank den Clown ab und zu noch wahr. Dann kehrt die Erinnerung zurück: Beide Nasen berühren sich und schaffen sogleich ein kurzes, inniges Verhältnis – ohne ein einziges Wort.

Fehler erlaubt

Wer allein auf körpersprachliche Signale angewiesen ist, muss das Risiko einer Fehlinterpretation in Kauf nehmen. Das sollte aber nicht zu sehr belasten: Es ist nicht vermeidbar. Grundsätzlich hilft, positiv zu bleiben, den ganzen Körper, auch Arme und Beine in die Deutung der Reaktion einzubeziehen.[510] Doch je eingeschränkter die Besuchten werden, desto feiner sind die körpersprachlichen Signale, die wir wahrnehmen sollten: Atmung, Blick, Mimik, Körperspannung und Körperbewegungen zeigen, ob der Besuch des Clowns eher als angenehm empfunden wird oder nicht. Je besser wir den Besuchten und seinen Normalzustand kennen, desto genauer werden wir reagieren können.

Als Zeichen des Sichöffnens werden gesehen:
Gesicht: entspannter Ausdruck, leichtes Öffnen von Mund und Augen, wenige, ruhige Bewegungen von Lippen, Augenlidern und Pupillen, glatte Stirn
Atmung: tieferes, rhythmisches Atmen
Herzfrequenz: leichte, aber eindeutige Zunahme
Kopfhaltung: angedeutete Kopfbewegung zur Seite des Besuchenden hin
Körper: leichtes Entspannen, leichtes Anheben von Schulter, Arm oder Hand; entspannte Beine und Füße

Als Zeichen des Sichverschließens werden gesehen:
Gesicht: Schwitzen, Erröten oder Blasswerden, Verschließen von Mund und Augen, vermehrter Speichelfluss, Wegdrehen oder Zucken der Augen, unruhige Bewegungen von Augenlidern und Pupillen, zusammengepresste Lippen, Stirnrunzeln
Atmung: zunehmend unruhige und hektische Atmung, Stöhnen, Husten, vermehrte Atemgeräusche
Herzfrequenz: schneller und hoher Anstieg
Kopfhaltung: Abwenden des Kopfes
Körper: Zittern, Gänsehaut, Wegziehen der berührten Hand oder des Armes, zur Faust geballte Hand, insgesamt eine eher angespannte Haltung auch bei Beinen oder Füßen[511]

Basis der Handlungen bei alten Menschen, die des Sprechens nicht mehr mächtig sind, bleibt der wahrscheinliche Wunsch, miteinander in Kontakt zu kommen. Der erste Eindruck kann dabei täuschen. Denn wenn in späten Stadien der Demenz die Gesichter abwesend, erstarrt, ja maskenhaft wirken, steht das nicht gleichbedeutend für Abwehr oder Desinteresse. Hier bringt ein freundlicher Blickkontakt bisweilen erstaunliche Reaktionen, tauchen die Versunkenen immer wieder für wenige schöne Momente auf.[512]

Gesichtsausdrücke und Körpersprache anderer lesen und deuten zu können, lässt sich bis zu einem gewissen Grad trainieren, was sehr empfehlenswert ist.[513] Dennoch stellt dies nur die eine, technische Seite dieser Kommunikation dar. Die andere: Alles, was wir an Mimik, Gestik oder auch an Verhalten bei anderen wahrnehmen, hat eine Wirkung auf uns, eine unmittelbar emotionale. Die erfolgt immer und überall, ist aber bei nonverbaler Kommunikation von besonderer Bedeutung. Denn diese Resonanz aktiviert unser intuitives Wissen, unser „Schnellerkennungssystem“.[514] So haben wir oft ganz unbestimmt im Gefühl, eher auf jemanden zuzugehen oder von ihm fern zu bleiben – ohne dass wir es näher begründen können. Diese Intuition hilft bei derart einseitiger Kommunikation wesentlich weiter.

„Rehabilitation des Spürens"[515]

Denn nur die eigene Resonanz bleibt, wenn keine Reaktion der Person gegenüber erfolgt, zudem keine Vorinformation besteht. Erste Voraussetzung dafür: nichts machen, innehalten, spüren. Nehme ich mich entspannt oder angespannt wahr? Ähnlich wird vermutlich der alte Mensch empfinden. Passt leise Musik oder eher stille Anwesenheit? Was sagt mein Gefühl? Doch ähnlich wie im therapeutischen Kontext gilt es, die eigene Reaktion zu überprüfen auf deren Reinheitsgehalt. Das bedeutet, den Anteil von Übertragung in mir auszumachen. Mochte ich die Bewohnerin vielleicht noch nie – oder ist sie mir besonders sympathisch? Beides alte Empfindungen, die aktuell in die Irre führen können. Unsere inneren Stimmen senden pausenlos – was aber eher uns, als unser Gegenüber betrifft. Dies zu unterscheiden, braucht auch Training, am besten unter fachkundiger Anleitung. Mit zunehmender Erfahrung wird es dann besser gelingen, sich den Wünschen der alten Menschen zu nähern. Vielleicht entspannt dieser Hinweis: Wer vorsichtig und wohlwollend agiert, kann wenig falsch machen.[516]

Basale Stimulation

Als letzte Möglichkeit bleibt die basale Stimulation. Hier begegnet der Clown dem sehr eingeschränkten alten Menschen auf einer sehr grundlegenden Ebene, auf der auf Urerfahrungen aus der Kindheit aufgebaut wird. Über Streicheln, vorsichtiges Wiegen oder Schaukeln, Auflegen und zartes Anschlagen einer Klangschale, dem Sicheinfühlen in den Atemrhythmus und über synchrones Atmen wird die besuchte Person angesprochen. Über den steten Wechsel von Aktion und Pause erfahren wir, was ihr wohltut und was nicht.[517]

Frau van der Loos und die Clownin kennen sich schon lange, auch wenn Frau van der Loos das wahrscheinlich nicht mehr weiß. Die alte Dame, die so viel mit der Clownin lachte, liegt nur noch still im Bett, ihre Kontakte zur Außenwelt sind sehr eingeschränkt. Die Clownin beugt sich über das Bett und schaut Frau van der Loos liebevoll an. Ein Teddybär, der neben dem Kopfkissen liegt, hilft bei den ersten Berührungen. Die Clownin streichelt vorsichtig den Arm der Frau mit diesem Kuscheltier. Minutenlang geschieht nichts anderes. Die Augen der Dame im Bett öffnen sich etwas. Dann beginnt die Clownin, hörbar mit ihr zu atmen. Bald wird dies unterstützt von einer Mundharmonika – lautere Töne beim Ausatmen, leisere Töne beim Einatmen. Nach vielen Minuten des gemeinsamen Atmens beugt die Clownin sich weiter zu Frau van der Loos herab und bewegt deren Schultern beim Ausatmen leicht auf und nieder. Auch dies mit großer Ruhe. Das Gesicht der Dame entspannt sich weiter, die Augen sind immer noch geöffnet. Es scheint ihr wohlzutun. Doch nicht nur ihr. Als die Clownin nach vielleicht einer Viertelstunde das Zimmer verlässt, lächelt auch sie.

Selbst wenn weniger gehandelt wird, an äußerlich sichtbaren Aktionen nichts geschieht, kann der Besuch bei sehr eingeschränkten alten Menschen für diese von Bedeutung sein. Der amerikanische Psychotherapeut Yalom schreibt treffend: „Beziehung hat Priorität … Halten

Sie den Leidenden auf jede Art, die Trost schenkt."[518] Und: „Ich glaube, das Gegenmittel für viele Qualen ist reine Verbundenheit."[519]

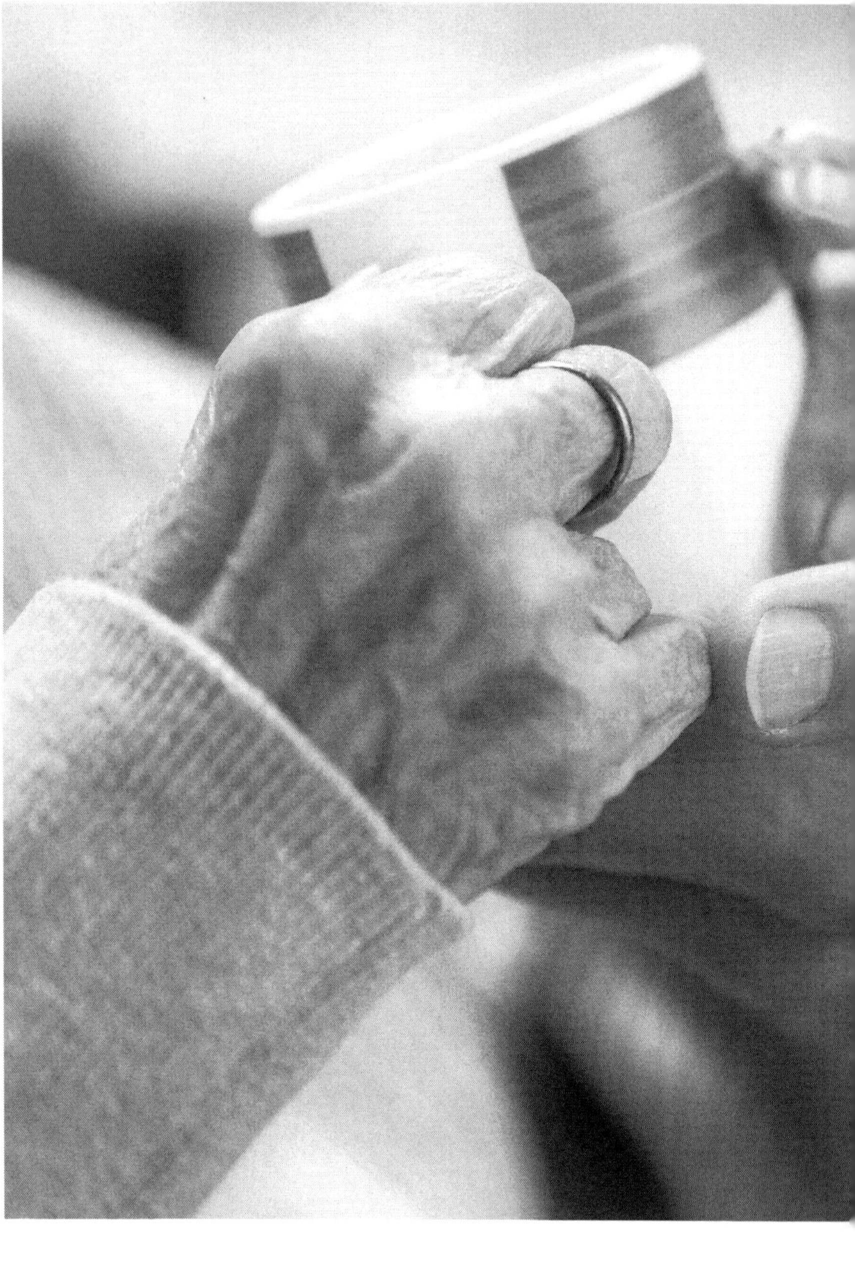

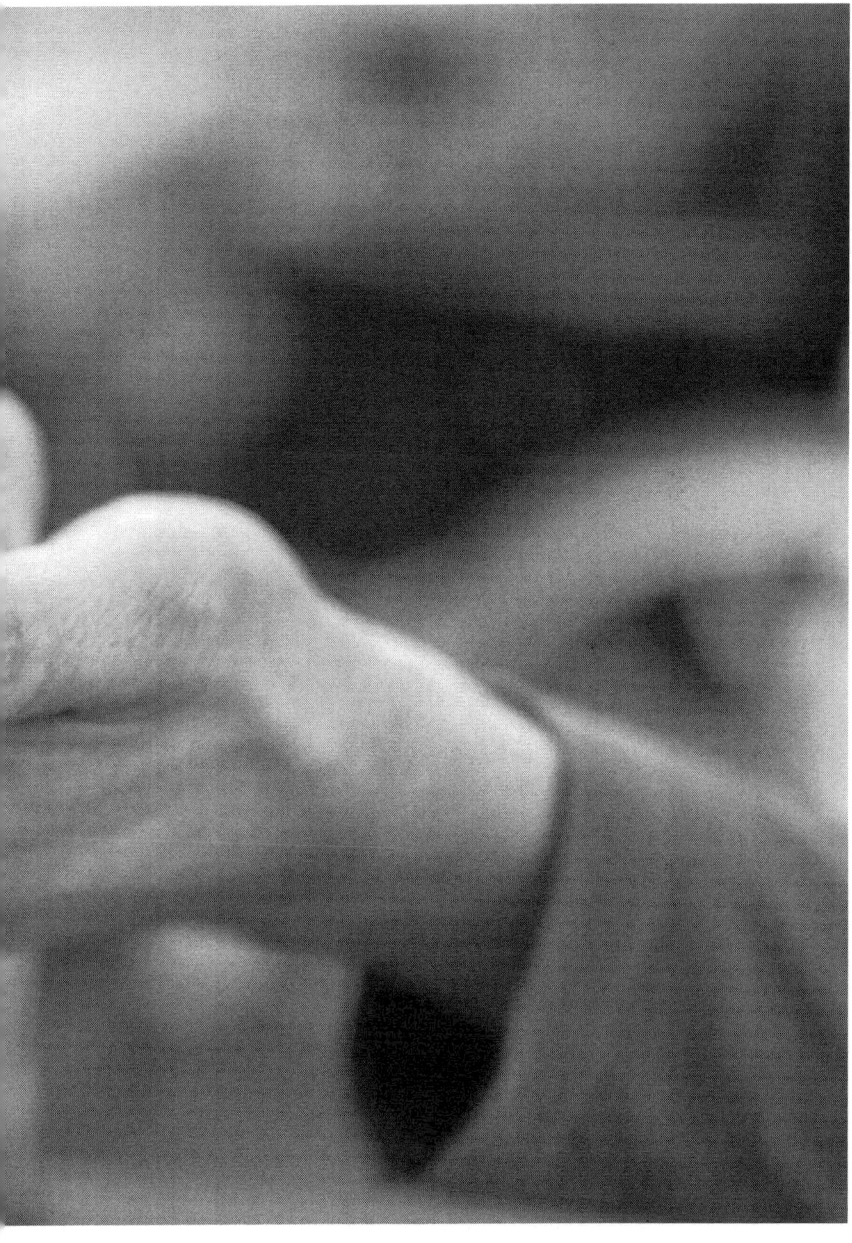

Gefunden

Ich ging im Walde
So für mich hin,
Und nichts zu suchen,
Das war mein Sinn.

Im Schatten sah ich
Ein Blümchen stehn,
Wie Sterne leuchtend,
Wie Äuglein schön.

Ich wollt es brechen,
Da sagt es fein:
Soll ich zum Welken
Gebrochen sein?

Ich grub's mit allen
Den Würzlein aus.
Zum Garten trug ich's
Am hübschen Haus.

Und pflanzt es wieder
Am stillen Ort;
Nun zweigt es immer
Und blüht so fort.

Johann Wolfgang von Goethe

Kapitel 16
Voneinander lernen

Die größte Überraschung ist (hoffentlich) keine mehr: Dass wir von Menschen mit Demenz lernen können, habe ich schon mehrfach erwähnt. Zum Beispiel können wir lernen, das Altern, den eigenen Verfall zu ertragen. Im besten Fall: in Würde. Wir können von ihnen lernen, was wirklich zählt im menschlichen Miteinander, fernab vom neuesten Tablet oder der x-ten Handtasche.

Menschen mit Demenz können aber auch selbst noch lernen. Einerseits unter erschwerten Bedingungen, da ihre kognitive Kapazität eingeschränkt ist. Andererseits hat aber ein massives Lernhindernis bei ihnen an Kraft verloren: Die Überzeugung, die eigene Sichtweise sei die maßgebende. Anders bei all jenen, bei denen die Reizleitungen noch einwandfrei funktionieren, nämlich bei uns. Wir halten lange an unseren Sichtweisen fest, reflexhaft, schließlich haben wir die uns mühsam angeeignet aus Nachahmung und Erfahrung. So formulierte eine (ehrliche) Autorin, die in einer Masterarbeit die Sinnhaftigkeit von Clowns in Altenheimen untersuchte, zu Beginn ihres Textes: „Ich gehe davon aus, dass die betagten Bewohner sich eher durch den Besuch eines Clowns verspottet fühlen würden.“[520] Wie kommt sie zu diesem Schluss? Die Autorin geht von sich aus, ihren Einschätzungen von Clowns. Doch ist sie weder alt, noch dement, noch wohnt sie in einem Altenheim. Ihre persönliche Sichtweise ist vielleicht verständlich, in diesem Zusammenhang aber belanglos. Um wirklich voneinander zu lernen, bedarf es Offenheit und echten Interesses – sogar daran, ahnungslos dazustehen. Und da beginnt das Lernen schon, da lässt sich auch vom Clown profitieren: Denn der steht oft nicht nur ahnungslos, sondern dumm da. Und hat noch Spaß daran.

Um wen oder was geht es?

Orientierung kann in dem heiklen Feld Lernen eine zentrale Frage geben: Um wen oder was geht es eigentlich? Die lässt sich jederzeit stellen, umso dringlicher, je reflexhafter unsere Antworten erfolgen.

Martha Schneidereit hat den Tod ihres Mannes und dem daraus folgenden Verlust der Selbstständigkeit nicht verkraftet. Ihre Verwirrung hat stark zugenommen, seit sie in das Pflegeheim zog. Doch ihr eher depressiver Gemütszustand veränderte sich zunehmend, seitdem sie einen – ebenfalls demenziell veränderten – Bewohner desselben Flurs als ihren Mann wahrgenommen hat. Nun gehen die beiden händchenhaltend durch das Haus und lächeln. Die Kinder Schneidereit betrachten dies als Verrat an ihrem kürzlich verstorbenen Vater und weisen das Personal an, die Kontakte ihrer Mutter mit diesem Mann zu unterbinden.

Um wen es wohl hier geht?

In der häuslichen Pflege verstärkt die gewohnte Umgebung noch die alten Reflexe.

Seit zwanzig Minuten sitzt Herr Konrad am Frühstückstisch. Reglos. Er betrachtet das Butterbrot vor sich mit dem Klecks Erdbeermarmelade in der Mitte. So hat es seine Frau angerichtet. So könne er es besser anfassen und seine Hände würden nicht so klebrig, sagt sie. Auf einmal steckt Herr Konrad einen Finger in die Marmelade, zieht dann gedankenverloren mit dem Marmeladenfinger Striche und kleine Kreise – erst auf dem Brot, dann auf der weißen Tischdecke. Und lächelt.[521]

Würde seine Gattin reflexhaft eingreifen („Die gute Tischdecke"), zahlte sie einen hohen Preis: den Preis, ihren Mann für einen Moment glücklich zu erleben. Und damit sich selbst auch. Wie klein nimmt sich dagegen eine verschmutzte Tischdecke aus? Wem es als pflegende

Angehörige gelingt, eigene Reflexe auszuhalten, spontanem Aktionismus nicht nachzugeben und das Leben im Moment anzuerkennen, wird belohnt. Viele, denen das gelingt, berichten von „unglaublichem Reichtum, den sie durch das Mit-Erleben einer Demenz erfahren haben".[522]

Dass Menschen mit Demenz Neues lernen können, haben viele schon erlebt, nur nicht bewusst registriert. Wie oft deklarieren selbst sehr eingeschränkte Bewohner eines Altenheims einen bestimmten Sessel im Wohnbereich als den ihren – und steuern diesen immer wieder ohne Hilfe an (und scheuchen ungebetene Benutzer davon). Meine Mutter konnte auf dem langen Flur des alten Wohnheimes die Tür zu ihrem Zimmer nicht mehr ausmachen – Nummer und Name waren zu abstrakt. Doch sie sammelte Eulen – und eine Eule neben der Türe genügte, um sie sicher ihr Zimmer finden zu lassen. Selbst wenn Gegenstände nicht mehr benannt werden können oder der Gebrauch inzwischen unbekannt ist, kann es gelingen, alten, verwirrten Menschen wieder beizubringen, zum Beispiel was mit einer Gabel zu tun ist.[523] Entscheidend ist auch hier das Ausloten der noch verbliebenen Fähigkeiten, statt vorrangig auf die Defizite zu schauen.[524]

Die defizitäre Sichtweise trägt zudem maßgeblich dazu bei, dass sich eben diese Defizite bei den alten Menschen als eine Art selbsterfüllende Prophezeiung verstärken. Ein Beispiel: Fast jede Form von Entscheidung wird ihnen abgenommen, bis dahin, dass immer der „Saft des Tages" zum Essen gereicht wird – ungefragt. Dabei ist es offensichtlich, dass ein Übermaß an Hilfe Menschen dazu bringt, sich hilflos und inkompetent zu fühlen, und sie tatsächlich mehr Mühe haben, den Alltag alleine zu bewältigen. Selbst Entscheidungen zu treffen, Verantwortung zu übernehmen, wirkt sich dagegen für die alten Menschen immer positiv aus – macht aber deutlich mehr Arbeit.[525]

Neuer Feind, alter Freund

Menschen mit Demenz lassen sich über klassische Konditionierung sogar gezielt trainieren, wie der US-amerikanische Psychologe Cameron Camp eindrucksvoll schildert.

Einem neuen Bewohner gegenüber, einem dunkelhäutigen alten Mann, verhielten sich die – vornehmlich hellhäutigen – alten Frauen, auffallend aggressiv. Jede Ansprache auf rationaler Ebene blieb erfolglos. Da kam Camp auf folgende Idee: Wäre es nicht möglich, diese Damen, die jede Woche Bingo oder anderes spielten, immer wieder gewinnen zu lassen? Das würde wahrscheinlich niemandem auffallen – und die Gewinne sollte jedes Mal der neue Bewohner überreichen. Gefragt, getan. Schon nach wenigen Wochen entspannte sich das Verhältnis der Betreffenden deutlich. Die Damen sagten schließlich sogar, der Mann sei immer schon ihr Freund gewesen.[526]

Suche nach den Gründen

Um wirkliche Lösungen in schwierigen Fällen zu finden, bedarf es eines Bewusstseins, dass jedes Verhalten, auch forderndes, nicht zufällig entsteht, sondern immer Ursachen hat: menschliche Grundbedürfnisse (unter anderem nach Sicherheit oder Aufmerksamkeit), Schmerzen, zu viel oder zu wenig Anregung, Fehler in der Betreuung.[527] Sind die Ursachen ausgemacht, kann das Lernprogramm starten.

Alle zwei, drei Minuten klingelt die alte Dame, nur um die kommende Pflegekraft zu fragen: „Wann kommt mein Mann?" Die alte Dame braucht, wie wir alle, Beachtung. Leider hat sie gelernt, es durch Klingeln zu bekommen. Da sie – obwohl demenziell eingeschränkt – das lernen konnte, soll sie nun etwas anderes lernen. Die Pflegekräfte bekommen folgende Hinweise: Herbeigeklingelt sollen sie inhaltlich nicht auf die Frage nach dem Mann eingehen, sondern ihrerseits fragen, ob etwas nicht in Ordnung sei. Um dann, falls keine andere Aussage käme, mit dem Hinweis zu gehen, später noch einmal vorbeizuschauen. Dann sollen die Pflegekräfte besonders in Ruhephasen ins Zimmer kommen und unaufgefordert versichern, der Ehemann käme sicher bald. Unterstützend sollen der alten Dame sinnvolle Tätigkeiten angeboten werden, zum Beispiel Helfen in der Küche oder beim Essenverteilen, um mögliche Leere angemessen zu füllen.[528]

Lernen vom Clown

Immer wieder verweisen Autoren und Praktikerinnen darauf, in der Betreuung von Menschen mit Demenz das Unkonventionelle, Verrückte zu wagen. Das mache die Kompetenz besonderer Pflegekräfte aus.[529] Zudem helfe es beim Verständnis von Menschen mit Demenz, sich in andere – nicht rationale – Lebenswelten zu begeben.[530] Beides Alltag für einen Clown, der zudem immer aus dem Moment heraus agiert, immer den Moment als Anknüpfungspunkt nimmt für den Kontakt.

Herr Jordan zeigt große Ausdauer. Nahezu jeden Tag, schiebt und schleppt er die kleine, aber massive Gebetbank aus Holz über den Flur des Altenheimes. Irgendwann auf dem Weg verlassen ihn die Kräfte – und die Gebetbank bleibt mitten im Flur stehen. Die Betreuungskräfte schieben diese dann jedes Mal zurück an den alten Platz in der Nische am Eingang. Ein kräftezehrendes Missachten der Heimnormen. Nach ein paar Wochen wird das vom Hausmeister beendet. Er fixiert die Gebetbank mit Dübeln in der Wand. Doch Herr Jordan bleibt hartnäckig. Er rüttelt so ausdauernd an der Bank, dass die Dübel aus der Wand brechen und er wieder schieben kann. In den nächsten Tagen stellt eine Betreuungskraft, mehr aus Not als aus Überlegung, die Gebetbank Herrn Jordan einfach ins Zimmer. Und sofort herrscht Ruhe.

Diese Schilderung klingt sehr nach Anstrengung und Ärger. Dabei wäre eine schnelle Lösung möglich gewesen – wenn sich nur jemand für den Grund des Bankschiebens interessiert hätte. Zwar konnte der alte Herr verbal nicht helfen, aber allein das Beobachten des Schiebens gab die Antwort. Es ging nämlich immer in eine Richtung: die zu seinem Zimmer. Ein Clown hätte einfach geholfen. Ihn hätte zwar der Grund des Schiebens nicht interessiert, er hätte mitgeschoben – und so Richtung und Grund des Schiebens rasch erkannt.

Spielen besser als Kämpfen

Aber auch Clowns vergessen manchmal, in welcher Rolle sie unterwegs sind. Glücklicherweise fällt es ihnen später wieder ein.

Die sehr alte, sehr schmale Dame wird das erste Mal vom Clown besucht. Er weiß nicht, dass diese die Neigung hat, sich immer wieder ihre Blusen oder Pullover auszuziehen. Der Clown begrüßt die alte Dame, wartet ab. Sie schaut nur. Schon nach kurzer Zeit nestelt sie an ihrem Pullover, zieht ihn aus. Ihr knochiger Oberkörper ist nur noch bedeckt von einem dünnen Unterhemd mit Spaghettiträgern. Das alarmiert den Verstand des Mannes hinter der roten Nase: Es ist ein kühler Tag, sie wird sich erkälten. Also: Der Pullover muss wieder an. Die Dame widersetzt sich, aber der Clown ist stärker. Kaum angezogen, beginnt die Prozedur erneut. Der Mann hinter dem Clown merkt, wie ärgerlich, angestrengt, aufgeregt er wird. Da fällt ihm ein: „Ich bin doch als Clown unterwegs." Er beginnt mit der alten Dame ein Pulloverspiel, legt den mal sich auf die Knie, mal auf den Kopf, mal ihr über den Arm oder auf die Beine. So spielen sie unangestrengt, eher freudig. Irgendwann landet der Pullover auf ihren Schultern und sie sagt: „So ist es schön warm."

Da sogar Clowns das Heitere, Spielerische im teils schwierigen Alltag übersehen, verwundert es nicht, dass Nicht-Humor-Profis diesem Phänomen ebenfalls unterliegen. Ein kleiner Trick kann helfen: Einfach eine Clownsnase am Gummiband in die Hosentasche oder

Handtasche stecken und abwarten. Denkt man daran, lässt es einen (vielleicht) lächeln. Wird die Nase vergessen, kommt sie irgendwann plötzlich hervor, weil das Gummiband sich im Schlüsselbund oder der Geldbörse verhakt hat – und wirkt. Meist komisch.[531] Man muss es nur versuchen.

Helfen kann auch, was ich seit vielen Jahren tue. Ich habe ein kleines Heft, das immer in meiner Tasche ist, wenn ich als Clown unterwegs bin. Darin notiere ich mir jede Absurdität, die mir begegnet. Beim späteren Lesen, beim Übertragen der Szenen in den Rechner, freue ich mich ein zweites Mal daran. Und jetzt, wenn manche in dieses Buch kommen, ein drittes Mal. Bei einem späteren Lesen dann noch einmal. Ein ziemlich großer Effekt für einen ziemlich kleinen Aufwand.

Jesters do oft prove prophets.
(Aus Narren werden oft Propheten.)

William Shakespeare (1564–1616) in King Lear.

Ausblick

Ein neuer Umgang mit Menschen mit Demenz wird nicht einfach umzusetzen sein. Zu viele wirtschaftliche und (unbewusste) persönliche Kräfte stehen dagegen. Dennoch lohnt es sich, die Auseinandersetzung mit der Übermacht aufzunehmen: nicht frontal, sondern raffiniert. Tom Kitwood schlägt vor, in einer stillen, subversiven Form Bestehendes durch Neues zu ersetzen.[532] Eine gute Idee.

Und wer ist für diese subversive Arbeit bestens geeignet? Natürlich der Clown, sowohl historisch wie auch aktuell. Natürlich wird der Clown allein wenig ausrichten können, eine neue Betreuungskultur zu etablieren. Aber er kann Schwächen, Risse und Lügen des alten Systems deutlich machen, sodass auch andere darauf aufmerksam werden. Am besten die, auf die das System angewiesen ist, nämlich die alten Menschen selbst und deren Angehörige.

Wenn ein Clown als Indiz für eine menschenfreundliche Betreuung wahrgenommen wird, werden Einrichtungen, die sich regelmäßig einen Clown ins Haus holen, sich einen Vorsprung im Wettbewerb um die Bewohner erarbeiten. Sie würden auch vorne liegen, wenn es um die Zufriedenheit am Arbeitsplatz geht. Denn Clowns spielen für alle, verändern die Stimmung, die Atmosphäre im ganzen Haus. Und vielleicht können sich die Betreuungskräfte sogar etwas abschauen vom Clown, sehen, wie viel Kurioses in der Arbeit mit Verwirrten verborgen liegt, an dem man sich erfreuen kann. Vielleicht kommen sie mit mehr Ruhe zu den Bewohnerinnen, warten zwanzig, dreißig Sekunden ab, um zu verstehen, was gerade geschieht, ehe sie zu agieren beginnen. Vielleicht fangen sie sogar an, bei der Körperpflege mit den alten Menschen zu singen.

Vielleicht wird auch die Erkenntnis zum Verbündeten, dass die kindliche „Vogel-Strauß-Taktik" im Fall von Demenz nicht hilft, die viele von uns Jüngeren verinnerlicht haben. Viel eher hilft es, sich den eigenen Ängsten zu stellen und offen zu werden für die Verwirrten. Das würde nicht nur denen helfen. Schließlich werden wir, Sie und ich, älter, vielleicht richtig alt und möglicherweise einmal dement. Wenn ich dann um liebende und wissende Angehörige oder Betreuungskräfte wüsste, verlöre die Demenz zumindest einen Teil ihres Schreckens.

Und: Ich hoffe vor allem auf einen Clown, der mich dann besucht und mir jenseits der hirnzentrierten Kommunikation begegnet. Einen Clown, der sich auf mich freut, der mit mir lacht und weint, der weiß, wie gerne ich singe, der weiß, wie mir das Herz aufgeht bei alten, traurigen Liedern. Wenn ich hier schon einmal einen Wunsch äußern darf: „In einem kühlen Grunde“ – das wäre toll.

Dank, neu

Es ist unglaublich: Dieses Buch gibt es nun schon in der vierten Auflage. Damit hatte ich nie gerechnet, im Mabuse-Verlag vermutlich auch niemand. Von daher danke ich erst einmal allen Leserinnen und Lesern, die dieses Buch gekauft und genutzt haben. Denn einen Nutzen soll es haben, vor allem für Clowns, die Menschen mit Demenz besuchen, aber auch für alle anderen, die diese betreuen. Soweit ich das den bisherigen Rückmeldungen entnehmen kann, ist es gelungen. Das freut mich ungemein.

Dann möchte ich mich bei Dr. Elodie Kalb bedanken (der einzigen wirklich promovierten Clown-Doktorin, die ich kenne), bei Martina Werner-Ritzel und Prof. Dr. Dr. Rolf D. Hirsch, die aufmerksam und kritisch alles gelesen haben. Das half sehr. Ansonsten gilt der Dank der ersten Auflage uneingeschränkt weiter.

Ulrich Fey, Friedberg im November 2023

Dank, alt

Der erste und größte Dank gilt allen alten Menschen – mit und ohne Demenz, die mir und meinem Clown Albert so offen und freundlich begegnet sind. Erst mit ihrer Hilfe konnte ich dieses Arbeitsfeld kennen- und lieben lernen. Großer Dank gilt auch all meinen Lehrern und Lehrerinnen, die mich mit Klarheit und Wohlwollen begleitet haben. Allen voran Julius Schauer, ohne dessen Zuneigung, Verständnis und Wissen ich viele schwierige Situationen und Erlebnisse so nicht hätte bewältigen können. Dieses Buch wäre sicher nie entstanden. Von meinen Clownslehrern und -lehrerinnen seien stellvertretend Anna Borredà genannt, die meine Liebe zum Clown entzündete, und Gerry Flanagan, der diese entscheidend stärkte. Mein Dank gilt auch allen Clowns, die ich bei ihrer Arbeit begleiten und von denen ich lernen durfte, besonders Bernadette Bolder und Nico Jansen (Niederlande), Marcel Briand (Schweiz), Monika Schloz (Frankfurt am Main), Bernd Witte und Eva Paulus (Dortmund).

Und Barbara Bischoff danke ich sehr, da sie mir immer wieder den Rücken für dieses Projekt freihielt, zudem für alle Kapitel die erste kritische Gegenleserin war. Das hat enorm geholfen. Danke sage ich auch Professor Dr. Dr. Rolf Dieter Hirsch: Lieber Rudi, mit deinen aufmunternden Worten und deiner fachlichen Begleitung hast du mir oft Mut gemacht. Auch Andreas Bentrup, Sigi Karnath und Martina Werner-Ritzel sei gedankt für ihr hilfreiches Gegenlesen. Zudem danke ich dem Mabuse-Verlag, seinem Geschäftsführer Hermann Löffler, der sich auf dieses Abenteuer einließ mit den Worten: „Machen Sie mal." Dank gilt auch dem Lektor Tobias Frisch, der nicht lockerließ, wenn es um Klarheit und Verständnis ging.

Großen Anteil am Gelingen dieses Buches besitzt auch die Deutsche Nationalbibliothek in Frankfurt am Main. Abgesehen davon, dass nahezu alle notwendigen Bücher vorhanden waren – dort zu sitzen und zu arbeiten, war ein Vergnügen. Danke an alle, die diese Möglichkeit geschaffen haben.

Dieses Buch zu schreiben, brachte viel Arbeit mit sich, weit mehr, als ich ahnte. Was mich ebenfalls überraschte, war die Verschränkung von Theorie und Praxis. Morgens las ich zum Beispiel etwas über das „Synchronisieren von Bewegungen", nachmittags habe ich es im Altenheim ausprobiert – auch das war großartig, hat mich bestärkt. Wie dieses Buch zu schreiben überhaupt.

Ulrich Fey, Friedberg im Oktober 2012

Endnoten

1 Müller-Hergl in: Henseler 2003, 50.
2 Vgl. Henseler 2003, 50.
3 Henseler 2003, 50.
4 Vgl. Schweizer, 74.
5 Gruen, 59 f.
6 Eisfeld, 27.
7 Vgl. Lütz in Schröder 2014, 123.
8 Geiger, 17.
9 Frankfurter Allgemeine Sonntagszeitung, 2012.
10 Vgl. dazu Geiger, 58, und Wißmann/Gronemeyer, 109 ff.
11 Wißmann/Gronemeyer, 95.
12 Geiger, 58; vgl. auch Wißmann/Gronemeyer, 108.
13 Vgl. u. a. Wißmann/Gronemeyer, 25.
14 Vgl. Glaeske 2020, 27.
15 Vgl. Wancata.
16 Vgl. Bickel in: Berlin-Institut, 21.
17 Vgl. Glaeske 2020, 19.
18 Vgl. Förstl 2021, 84.
19 Vgl. DAG/1, 2020, 5.
20 Vgl. Destatis 2022/554.
21 Vgl. Berlin-Institut, 38, und vgl. Brandenburg et al., 115, und Nachum, 15.
22 Vgl. Berlin-Institut, 32.
23 Vgl. Wißmann/Gronemeyer, 96.
24 Vgl. Destatis 2021/057.
25 Vgl. Berlin-Institut, 16 ff.
26 Vgl. Statistisches Bundesamt, 2011.
27 Vgl. zu diesem Abschnitt: Berlin-Institut, 32 f.
28 Vgl. Destatis 2023/124.
29 Vgl. Berlin-Institut, 33.
30 Vgl. Glaeske 2020, 9.
31 Vgl. Schäufele et al., 2007, und Glaeske 2020, 54.
32 Geiger, 136.
33 Geiger, 132.
34 Vgl. Glaeske 2020, 68, und Iadecola in: Storck/Pietrzik, 289.
35 Vgl. Elfmann, 14.
36 Vgl. Baer, 14.
37 Vgl. u. a. Baer, 21; Mace/Rabins, 321 f. und Sowinski/Germund, Persönlichkeitsveränderungen.
38 Vgl. Wißmann 2015, 17.
39 Vgl. Glaeske 2020, 21.
40 Vgl. Die Zeit, 11. Juni, 24/2015, vgl. Sottong, 40 f.
41 Vgl. u. a. Baer, 87; Berlin-Institut, 9 f.; Deutsche Alzheimer Gesellschaft; Hirsch 2003, 2 ff.; Kitwood, 44 ff.; Mace/Rabins, 336 ff.; Sowinski/Germund.
42 Vgl. Glaeske 2020, 21, und Elfmann, 15 ff.
43 Vgl. Förstl 2021, 14 ff.; Schilder/Philipp-Metzen, 20; Selkoe und Bloom in: Storck/Pietrzik, 289.

44 Vgl. u. a. Schnabel, 15 ff. und Storck/Pietrzik, 289 f.
45 Vgl. George/Whitehouse 2014, 28; auch AWMF, 11 und Nehls 2015, 37.
46 Vgl. Glaeske 2020, 68, und Schnabel, 30.
47 Vgl. Folkerts, 74; Helsper/Heier, 86 f.; Schilder/Philipp-Metzen, 20, und Taki, 108 ff.
48 Vgl. Baer, 51, und Kitwood, 62.
49 Vgl. Baer, 68.
50 Vgl. u. a. Whitehouse/George, 278 f.; Kitwood, 49; Grond, 164 ff.
51 Vgl. Förstl/Kleinschmidt, 38 f., vgl. Elfmann, 16; Förstl 2021, 49, und Glaeske 2020, 21.
52 Vgl. Förstl/Kleinschmidt, 35, und Whitehouse/George, 107; vgl. Förstl 2021, 47 und 54, und Schilder/Philipp-Metzen, 19.
53 Vgl. Pardridge in: Storck/Pietrzik, 287.
54 Vgl. Nehls 2015, 16.
55 Vgl. Nehls 2015, 26 ff.
56 Vgl. Nehls 2015, 51 ff.
57 Vgl. Taki, 48.
58 Vgl. Nehls 2015, 52.
59 Vgl. Bauer ohne Jahr, 3.
60 Vgl. Böhm 2004, Bd. 1, 15 f.; Böhmer, 83 f.
61 Vgl. Grond, 167 ff.
62 Vgl. Bauer ohne Jahr, 1 und 5.
63 Vgl. George/Whitehouse 2014, 28.
64 George/Whitehouse 2014, 27.
65 Vgl. AWMF, 27.
66 Vgl. Taki, 50.
67 Vgl. Schnabel, 26.
68 Vgl. Gronemeyer, 47.
69 Vgl. Sabat in Kitwood 2020, 94 f.
70 Vgl. Förstl 2021, 15 f.; Glaeske 2020, 68; Schilder/Philipp-Metzen, 27; Schnabel, 29.
71 Vgl. Elfmann, 29 ff.; Förstl 2021, 106 ff.; Glaeske 2020, 6; Gronemeyer, 47 und Schilder/Philipp-Metzen, 31.
72 Vgl. Förstl 2021, 102 ff.
73 Vgl. Glaeske 2020, 32.
74 Vgl. Gronemeyer, 47.
75 Vgl. Nachum, 12.
76 Vgl. Glaeske 2020, 7.
77 Vgl. Stolze, 69 ff. und 106 ff.
78 Gronemeyer, 39.
79 Vgl. Baer, 48, und Hüther, 135; auch Förstl/Kleinschmidt, 55.
80 Vgl. Hüther, 133 f.
81 Vgl. u. a. Baer, 46 ff.
82 Vgl. Hüther, 134 f.; Whitehouse/George, 226; Förstl/Kleinschmidt, 101 ff.
83 Vgl. Baer, 89 f.
84 Vgl. u. a. Baer, 85 ff.
85 Vgl. zu diesem Abschnitt Baer, 80 ff.
86 Baer, 10.
87 Vgl. Hüther, 41 f.
88 Vgl. Sottong, 55 ff.
89 Vgl. u. a. Baer, 81; hier wird das Leibgedächtnis auch nur als Gedächtnis aller Sinne

verstanden. Die philosophische Seite des Begriffes berücksichtige ich nicht. Und vgl. Schnabel, 28

90 Fuchs, 233.

91 Vgl. Basting, 44.

92 Vgl. zu diesem Abschnitt Fuchs 234 f.

93 Fuchs, 238.

94 Fuchs, 241 und vgl. zu diesem Abschnitt Fuchs, 238 ff.

95 Vgl. Bauer 2011, 10.

96 Vgl. Metzner, 60.

97 Vgl. zu diesem Abschnitt Sachweh 2008, 88.

98 Vgl. zu diesen Abschnitten: Elfmann, 28 f.; Sottong, 43 f. und Taki, 46 f.

99 Sonntag, 14; vgl. auch Kruse, 4 ff. und Fuchs, 231.

100 Steen, 8, vgl. auch Basting, 27 f.

101 Vgl. Kruse, 4 f.

102 Gronemeyer, 91 und vgl. auch Klare, 164.

103 Vgl. Steen, 10 f.

104 Gronemeyer, 34.

105 Vgl. Levy, Kap. 9: Befreiung auf persönlicher Ebene.

106 Vgl. Sottong, 42.

107 Vgl. Levy, Kap. 1: Die Bilder in unseren Köpfen.

108 Vgl. Levy, Kap. 1: Die Bilder in unseren Köpfen, Kap. 4: Resistente Gehirne – Gene sind kein Schicksal und Kap. 6: Siebeneinhalb Jahre mehr.

109 Vgl. Levy, Kap. 8: Altersfeindlichkeit: Die böse Krake.

110 Vgl. Levy, Einleitung und Kap. 3: Alt und schnell.

111 Vgl. Perneczky/Schoenberg, 83 f.

112 Vgl. zu diesem Abschnitt: Froböse, 135 ff. und Wackerhage/Heiber, 22 ff.

113 Vgl. Froböse, 183 ff.

114 Vgl. Froböse, 174 ff.; Förstl 2021, 91 f.; Taki, 60, und Pollan, 2.

115 Vgl. Förstl 2021, 91 f.

116 Vgl. Froböse, 144 ff.

117 Vgl. Helsper/Heier, 38 f.; Froböse, 151 ff., und Wackerhage/Heiber, 37

118 Vgl. Wackerhage/Heiber, 23.

119 Vgl. Froböse, 138 und Wackerhage/Heiber, 46.

120 Vgl. Froböse, 214.

121 Vgl. unter anderem Kessler 2, 103 f. und Voelcker-Rehage in Pollan, 2 f.

122 Vgl. Förstl 2021, 78.

123 Vgl. Linden 2, 127 f. und Taki, 62 ff.

124 Vgl. zu diesem Abschnitt: Adler, 44 f.; Förstl 2021, 87 ff.; Froböse, 174 f.; Linden 1, 114; Perneczky/Schoenberg, 64 f.; Taki, 69 ff.

125 Vgl. Perneczky/Schoenberg, 48 ff.

126 Vgl. Folkerts, 77.

127 Vgl. Förstl/Kleinschmidt, 117.

128 Förstl 2021, 94; Folkerts/Linden, 169 ff.; Perneczky/Schoenberg,77 ff., und Taki, 30 f.

129 Vgl. Nehls 2015, 82 f.
130 Hüther in Bode 2014, 123, und Taki, 76 ff.
131 Feil, 44.
132 In Levy, Kap. 1: Die Bilder in unseren Köpfen.
133 Vgl. Förstl 2021, 86; Livingston et al., 418 und Perneczky/Schoenberg, 64.
134 Vgl. Förstl 2021, 87.
135 Vgl. Brandenburg et al., 134 ff. und Schilder/Philipp-Metzen, 183 ff.
136 Vgl. Jens, 121 ff.
137 Jens, 123.
138 Vgl. Eisfeld/Ebert, 319 ff., und Förstl 2021, 20 f.
139 Vgl. Kastner et al., 134.
140 Vgl. Sottong, 80 f.
141 Vgl. Eisfeld/Ebert, 316.
142 Vgl. Kessler 1, 42.
143 Vgl. Förstl 2021, 78 und Rockwood/Wallace/Davis.
144 Vgl. Levy, 4: Resistente Gehirne – Gene sind kein Schicksal.
145 Vgl. Adler, 41, und Schwarz, 14 f.
146 Vgl. Perneczky/Schoenberg, 29 ff.
147 Vgl. Taki, 112.
148 Vgl. Livingston et al, 413.
149 Vgl. Adler, 55 ff.; Folkerts, 77; Kessler 2, 101 f., und Pollan, 4 f.
150 Vgl. Psychopraxis, 147.
151 Vgl. Adorjan et al., 574 f.
152 Vgl. Psychopraxis, 148, und Adorjan et al., 573 f.
153 Vgl. Ammann, 46 f.
154 Vgl. Adorjan et al., 573 f.; Ammann, 46; Dominke et al., 861, Förstl, 70 f., und Geyer, ohne Seite.
155 Vgl. auch Schlucker, 23.
156 Vielen lieben Dank, Frau Wackernagel.
157 Vielen lieben Dank, Herr Graber-Dünow.
158 Vgl. dazu auch Adorjan et al., 574, und Ammann, 46.
159 Vgl. zu wesentlichen Teilen dieses Kapitels: Fey 2021.
160 Seegers in: Seegers/Reulecke, 15.
161 Vgl. Lorenz 2003, 23.
162 Mitscherlich, 10, und vgl. im Folgenden 9 ff.
163 Vgl. Mitscherlich, 37 ff.
164 Mitscherlich.
165 Vgl. Bode 2011, 12 f.; Ustorf, 26 f.
166 Vgl. Alberti, 100 f.; Ustorf, 28 f.
167 Giesen in: Reulecke, 63.
168 Vgl. Ustorf, 28 f.; Seegers in: Seegers/Reulecke 17 f.
169 Vgl. Frey/Schmitt in: Radebold, 61 f.; Bode 2011, 280.
170 Vgl. Mitscherlich, 38 f.
171 Seidler in: Bode, 2009, 32.
172 Vgl. Ustorf, 107 ff.
173 Vgl. Brownmiller in: Böhmer, 50.
174 Vgl. Ustorf, 108 ff.; und ebd. auch zu folgendem Abschnitt.

175 Vgl. Kitwood, 120.
176 Pusch in: Böhmer, 7 f.
177 Vgl. Frankfurter Allgemeine Sonntagszeitung, 2011.
178 Vgl. Bode 2009, 27 f.; Bode 2011, 12 f.; Lorenz, 19 ff.; Alberti, 45 f.
179 Vgl. Baer, 33.
180 Vgl. Stechl et al., 173.
181 Vgl. Stolze, 222 ff. und Stechl et al. 174.
182 Vgl. Steen, 82.
183 Vgl. Radebold, 26 f.
184 Vgl. Bode 2011, 202.
185 Vgl. Kumrow, 60 ff.
186 Vgl. Ustorf, 25, und Betzendahl, 126.
187 Vgl. Ustorf, 167 f.
188 Vgl. zu diesem Abschnitt Alberti, 88 ff.; Mitscherlich, 53 f.
189 Vgl. Gebhardt in: Seegers/Reulecke, 38.
190 Vgl. Nachum, 38.
191 Vgl. zu diesem Abschnitt Bode 2011, 154 f.; Alberti, 90 f.
192 Vgl. Gebhardt in: Seegers/Reulecke, 36 f.
193 Vgl. Mitscherlich, 61 f. und 251 f.
194 Vgl. Geiger, 77.
195 Vgl. Bode 2011, 154.
196 Vgl. Gebhardt, 48.
197 Vgl. Ustorf, 14.
198 Heinl in: Janus 2006.
199 Vgl. Alberti, 35 ff.; Brähler/Decker/Radebold, 135.
200 Vgl. Hüther, 59.
201 Bode 2009, 25.
202 Vgl. Betzendahl, 130.
203 Alberti, 11.
204 Heinl, 227; vgl. zudem Betzendahl, 125, und Bode 2009, 22 ff.
205 Vgl. Bode 2011, 30.
206 Vgl. Alberti, 173 ff.; Kitwood, 187.
207 Vgl. Baer, 98.
208 Vgl. Hüther, 23.
209 Rose in: Baer, 105.
210 Vgl. Basting, 27 ff.
211 Vgl. Gruen, 86.
212 Vgl. Hüther, 118.
213 Vgl. Hirsch in: Baer 103.
214 Vgl. Schützendorf/Datum, 62.
215 Vgl. Baer, 147 ff.
216 McGowin in: Baer, 131.
217 Vgl. Grond, 169 ff.
218 Vgl. Baer, 76 ff.
219 Vgl. Böhm 2004, Bd. 1, 102, und Kapitel 5, „Ausflug in die Geschichte“.
220 Vgl. Baer, 125.
221 Vgl. Sonntag, 231.
222 Rohra, 20.
223 Vgl. Baer, 146 f.
224 Vgl. Sowinski/Germund, Persönlichkeitsveränderungen; vgl. auch Mace/Rabins, 176 f.
225 Vgl. Rüsing, 6.
226 Vgl. Grond, 148, und Mace/Rabins, 319.
227 Vgl. Grond, 171.
228 Vgl. Schützendorf, 2011.
229 Rohra, 17.

230 Zimmermann/Wißmann, 47.
231 Vgl. Zimmermann/Wißmann, 69 und 107 f.
232 Whitehouse/George, 56.
233 Whitehouse/George, 48.
234 Zinkl, 15.
235 Zinkl. 22.
236 Zinkl. 30.
237 Vgl. Kitwood, 121 ff.; Baer, 69.
238 Vgl. dazu auch Gruen, 161.
239 Vgl. Schützendorf/Datum, 13
240 Vgl. Jürgs in: Baer, 138; vgl. Hametner, 115
241 Vgl. Baer, 152.
242 Vgl. Kitwood, 93.
243 Vgl. Baer, 139 ff.
244 Vgl. Kitwood, 172 f.
245 Vgl. Kooij, van der 2007, 45 f.
246 Bryden in: Wißmann/Gronemeyer, 163 f.
247 Vgl. Kooij, van der 2010, 45; Kitwood, 185; Feil, 36 f.
248 Vgl. Funkel in: Baer, 138.
249 Vgl. Myskja, 90; van Dijk, 24 ff., und Tanner, 143
250 Vgl. Becker 2014, 31.
251 Vgl. Kooij, van der 2010, 45.
252 Vgl. Schröder 2021, 20 und 48.
253 Sonntag, 111 und vgl. ebd. 105 ff.
254 Sonntag, 156.
255 Vgl. zu diesem Abschnitt Sonntag, 151 ff. und vgl. Fuchs, 240.
256 Vgl. Sonntag, 228.
257 Vgl. zu diesem Abschnitt Sonntag, 187 f., 212 ff., 236 f.
258 Sonntag, 243, leicht verändert.
259 Vgl. Sonntag, 17, 176 und Metzner, 64.
260 Vgl. Baer, 136 f.
261 Vgl. Petzold, 73 f.
262 Vgl. Schröder 2014, 26; vgl. auch Myskja, 92 f.
263 Vgl. zu diesem Abschnitt Baer, 153 ff.; Maciejewski u. a., III/6 ff.; Kitwood, 134 ff.
264 Rohra, 86.
265 Vgl. zu diesem Abschnitt Kitwood, 121 ff.
266 Vgl. Gruen, 117.
267 Vgl. Baer, 156.
268 Vgl. Helsper/Heier, 24 f.
269 Vgl. Maciejewski u. a., III/6; vgl. Kitwood, 134 f.; Sowinski/Germund, Persönlichkeitsveränderungen; Mace/Rabins, 54.
270 Vgl. Reich, 40.
271 Vgl. Sowinski/Germund/Czerwinski, Freizeit- und Tagesgestaltung.
272 Vgl. Kooij, van der 2010, 45.
273 Vgl. Hüther, 58.
274 Vgl. u. a. Gruen, 50.
275 Vgl. u. a. Böhm 1992, 18; Böhm 2004, Bd. 1, 22; Petzold in: Niessen, 24; Kitwood, 22 und 188, vgl. Schilder/Philipp-Metzen, 90.
276 Gruen, 46.
277 Vgl. Nehls 2014, 28 f., und Fricke, 32.
278 Vgl. Schuster, 260.
279 Kern/König, 58.
280 Vgl. u. a. Mace/Rabins, 156 f.

281 Vgl. u. a. Grond 170; Niessen, 24; Schmidt-Hackenberg, 12 f.
282 Heller in: Barlowen, von, 8.
283 Vgl. Fried/Keller, 183 ff.
284 Vgl. zu diesem Abschnitt Fried/Keller, 186 f.
285 Vgl. Gilmore, 24 f.
286 Vgl. Borne, 99.
287 Vgl. Maciejewski u. a., III/244.
288 Vgl. Gilmore, 43.
289 Vgl. Kurstjens, 23 f. und 168 f.
290 Vgl. Grün in: Küpper, 9; Gilmore, 134 f.
291 Vgl. auch Gilmore, 88.
292 Vgl. Titze/Eschenröder, 43 f.
293 Vgl. Barlowen, von, 12.
294 Barlowen, von, 44.
295 Vgl. Barlowen, von, 120 f.
296 Vgl. Karnath, 111 f.
297 Vgl. Titze, 297.
298 Vgl. Fried/Keller, 14 ff.; Barlowen, von, 15 ff.; Titze, 290 f.
299 Vgl. Räwel in: Karnath, 111.
300 Vgl. Fried/Keller, 23 ff.; Barlowen, von, 27 ff.
301 Vgl. zu diesem Abschnitt Borne, 32 ff.; Barlowen, von, 59 ff.; Fried/Keller, 27 ff.; Gilberg, 8 ff.
302 Vgl. Borne; 37 ff.; Barlowen, von, 53 ff.; Gilberg, 14 ff.
303 Vgl. Hein/Witte, 56 ff.
304 Vgl. Fried/Keller, 34 ff.
305 Vgl. Fried/Keller, 182 f.
306 Vgl. Barlowen, von, 126 f.
307 Vgl. Kurstjens, 22.
308 Vgl. Kurstjens, 94 und 126.
309 Vgl. Christensen.
310 Vgl. Kurstjens, 96 f. und 125.
311 Vgl. Kurstjens, 92.
312 Vgl. Popov in: Borne, 8; Gilmore, 86.
313 Chaplin, 214.
314 Vgl. Gilmore, 151.
315 Vgl. Schilling/Muderer, 53, und Höfner/Schachter, 50, vgl. Metzner, 53.
316 Berger, XVI.
317 Freud in: Titze, 267.
318 Vgl. Fried/Keller, 210 f.
319 Frankl in: Titze, 320.
320 Frankl in: Ruckgaber, 279 f.
321 Gruen, 125.
322 Vgl. Gilmore, 132.
323 Vgl. Gilmore, 114.
324 Vgl. Kalb, 91 ff.
325 Vgl. Fey 2018, 124, und Hirsch 2019/1, 27.
326 Vgl. u. a. Lisson, 11.
327 Vgl. u. a. Aurnhammer/Kern, 6.
328 Vgl. Bergson in Korp 2014, 40 ff.
329 Vgl. Ruch/Zweyer, 5.
330 Vgl. u. a. Korp 2014, 43.
331 Vgl. Barlowen, von, 87 und 93.
332 Vgl. zu diesem Abschnitt Titze, 288 f.; Hehl, 12 f.
333 Vgl. dazu Titze/Eschenröder, 16 ff.; Titze, 331 ff.; Hehl, 15.
334 Korp 2014, 35.
335 Vgl. Plessner in Berger, 45.
336 Vgl. Hirsch 2019/1, 6.
337 Vgl. Gilmore, 159.
338 Vgl. Birkenbihl, 108 f.
339 Vgl. Schwikart, 224.

340 Vgl. Bisaz, 202 ff.
341 Vgl. Martin, 47 f.
342 Vgl. Höfner/Schachter, 55.
343 Vgl. Gilmore, 102 ff.; Birkenbihl, 44 f.
344 Vgl. Höfner/Schachter, 55; Schilling/Muderer, 47.
345 Vgl. Kapitel 11, „Die Wirkung von Humor und Lachen".
346 Vgl. Birkenbihl, 15 ff.
347 Vgl. Bischofberger 3, 333 ff.; Hirsch 2012, 233 ff.
348 Vgl. Birkenbihl, 114.
349 Vgl. Küpper, 94 ff.; Birkenbihl, 59.
350 Vgl. Bischofberger, 29 ff.
351 Vgl. Barlowen, von, 87.
352 Vgl. Schilling/Muderer, 48.
353 Vgl. Fried/Keller, 95; Kurstjens, 112.
354 Vgl. Barlowen, von, 87.
355 Vgl. dazu auch Hirschhausen, 297.
356 Vgl. Barlowen, von, 89 und 95.
357 Kurstjens, 150.
358 Vgl. Küpper, 35
359 Vgl. Titze in: Küpper, 38.
360 Vgl. zu diesen Abschnitten auch Schilling/Muderer, 43 ff.; Kurstjens, 149 ff.
361 Vgl. Schilling/Muderer, 74.
362 Vgl. u. a. Titze, 241 ff.
363 Vgl. Hirsch/Ruch, 5.
364 Ebd.
365 Vgl. Wild 2011, 162, und Wild 2010, 33.
366 Vgl. Ruch in: Cubasch, 27.
367 Vgl. Titze, 245.
368 Vgl. u. a. Hirsch/Junglas/Konradt/Jonitz, 51 und Titze/Eschenröder, 24 f.
369 Vgl. Wild 2010, 34.
370 Vgl. Hirsch 2019/1, 85 und 120 ff.
371 Vgl. Korp 2014, 38 f.
372 Vgl. zu diesem Abschnitt u. a. Birkenbihl, 28 f.; Bischofberger 1, 53 f.; Cubasch, 27 f.; Maciejewski u. a., III/230; Titze/Eschenröder, 17 ff.; Titze, 243 f., vgl. Hirsch 2019, 293 ff.
373 Vgl. Hirsch 2009/2, 466.
374 Vgl. hierzu Wild 2014, 27; Grohs et al, 2 ff.; Korp 2014, 67; Süddeutsche Zeitung, 23. April 2012; Bild der Wissenschaft.
375 Vgl. Hirsch 2009, 35, und Hirsch 2012, 239.
376 Vgl. Wojnar, 166 f.; Birkenbihl, 34.
377 Frankl in: Titze, 248.
378 Vgl. Wild 2011, 167, Hirsch 2010, 3 und Ruch/Zweyer, 5.
379 Vgl. Bruder in: Maciejewski u. a., III/229 und Berger, 111.
380 Vgl. Korp 2014, 68 f.
381 Vgl. Hirsch 2019/1, 83 ff.
382 Birkenbihl, 147, und vgl. Maciejewski u. a. III/231.
383 Vgl. Diegelmann, 184 ff.
384 Metzner, 64.
385 Vgl. u. a. Schilling/Muderer, 50; Birkenbihl, 47 f.; vgl. Hirsch 2019/1, 84.

386 Vgl. Titze, 288.
387 Vgl. Falkenberg, 6.
388 Vgl. Korp 2014, 48 f.
389 Vgl. Fabian, 8.
390 Vgl. Falkenberg, 43.
391 Vgl. Bauer 2011, 11.
392 Vgl. Langmayr, 25 und Korp 2014, 49.
393 Vgl. Cubasch, 26.
394 Vgl. Platt/Ruch/Proyer, 41 und Titze/Eschenröder, 159.
395 Vgl. Sachweh 2019, 207.
396 Vgl. Falkenberg, 29; vgl. Hirsch 2019/1, 65.
397 Vgl. Hirsch 2011, 107, und Bischofberger 1 in: Bischofberger, 58.
398 Vgl. Hirsch 2012, 247, und Wild, 167.
399 Vgl. Hirsch 2007, 61.
400 Vgl. Hirsch 2007, 60; Rösner, 16 und 25.
401 Vgl. zu diesem Abschnitt Rösner 2007, 6.
402 Vgl. Wojnar, 166.
403 Steen, 253.
404 Sacks 2010, 424.
405 Vgl. Laqua, 32 f.
406 Vgl. Hörmann, 20 ff.
407 Vgl. Sacks 2010, 424.
408 Vgl. Sacks 2010, 421.
409 Vgl. Muthesius, 377.
410 Vgl. Hirsch/Junglas/Konradt/Jonitz, 50.
411 Vgl. Kiewitt, 44 f.
412 Vgl. Hüther, 167.
413 Clair in: Laqua, 34.
414 Vgl. Rauhe, 32 f.; Sacks 2010, 417.
415 Vgl. Spitzer in Kiewitt, 48.
416 Vgl. Aldridge, 24; Hüther, 167, und Muthesius, 377.
417 Vgl. Hörmann, 24 ff.
418 Vgl. Kiewitt, 68 und 75.
419 Vgl. dazu Aldridge, 27; Grossbach/Altenmüller in: Stambolis, 114; Hamberger u. a., 585; Hüther, 167; Sacks 2010, 419; Sonntag, 208.
420 Vgl. Sonntag, 224 und 234.
421 Vgl. Wißmann/Gronemeyer, 66.
422 Vgl. Baer, 133.
423 Vgl. Sacks 2010, 424.
424 Vgl. Muthesius, 377; Aldridge, 24.
425 Vgl. Rauhe, 32.
426 Vgl. u. a. Sachweh 2008, 86.
427 Sonntag, 160.
428 Vgl. Geiger, 14, und Sacks 2010, 419.
429 Vgl. Sonntag, 198.
430 Vgl. Sacks 2010, 411.
431 Vgl. Muthesius, 377 f.; Rauhe, 32.
432 Vgl. Muthesius, 381.
433 Vgl. Koch/Reuschenbach, 16.
434 Vgl. Sacks 2010, 420.
435 Vgl. Kitwood 2022, 208, und Schilder/Philipp-Metzen, 90.
436 Vgl. Schröder 2021, 64, und Nachum, 9.
437 Vgl. Taki, 50 ff.
438 Böhm 2004, Bd. 1, 27.

439 Vgl. Briand 2, 14 und Rösner, 2010, 54.
440 Vgl. auch Briand 1 in: Bischofberger, 239, und Rösner 2010, 54.
441 Vgl. Korp 2014, 162 f.
442 Vgl. Hirsch 2007, 62.
443 Vgl. Hüther in: Dieglmann, 185.
444 Titze/Eschenröder, 154; vgl. dazu auch Ruckgaber, 276; Wickmann, 122 f.; Wild, 167; Vagnoli et al.
445 Vgl. Hanses-Ketteler, 11; siehe auch Flash-Technik bei Hirsch 2012, 235 f., vgl. Bode 2014, 26 ff.
446 Vgl. Bauer 2011, 33 f.
447 Vgl. auch Briand in: Bischofberger, 236.
448 Vgl. Schützendorf/Datum, 114, und Schröder 2021, 55.
449 Geiger, 121.
450 Vgl. Urselmann/Georg, 57 f.
451 Vgl. Helsper/Heier, 79 ff.
452 Vgl. Nachum, 91.
453 Vgl. auch Briand in: Bischofberger, 228.
454 Fey 2011.
455 Hirsch 2009, 39 f.
456 Vgl. Kraft, 179.
457 Yalom, 129.
458 Geiger, 118.
459 Vgl. u. a. Grond, 201 f.; Mace/Rabins, 179 f.
460 Vgl. Grond, 171.
461 Vgl. auch Bisaz, 205, und Sachweh 2008, 267 ff.
462 Vgl. Maciejewski u. a., III/66 f.
463 Müller-Hergl in: Maciejewski u. a., III/66.
464 Vgl. Hirsch 2012, 249; Hirsch/Ruch, 7; Garms-Homolova/Kiki in: Rösner 2007, 35; Rösner 2010, 56; vgl. Hirsch 2019/1, 131; Hirsch 2019/2, 285 ff., und Sachweh 2019, 207.
465 Pape-Raschen, 78, leicht verändert.
466 Vgl. Baer, 12, und Gilmore, 81.
467 Vgl. Myskja, 137 f.
468 Vgl. Baer, 133 und 198.
469 Vgl. Ruckgaber, 286.
470 Siehe Kapitel 15, „Kommunikation“.
471 Hofmann, 26.
472 Vgl. Hofmann, 24 ff.
473 Vgl. Neue Züricher Zeitung am Sonntag und Curaviva.
474 Vgl. Rösner 2010, 54 ff.
475 Vgl. auch Ruckgaber, 275.
476 Vgl. u. a. Kitwood, 167; Kooij, van der 2007, 101; vgl. dazu Kapitel 7, „Was Menschen mit Demenz hilft“.
477 Vgl. Kitwood, 185 f.
478 Vgl. auch Kurstjens, 152.
479 Vgl. auch Kurstjens, 63.
480 Vgl. Kurstjens, 167, und Gilmore, 157.
481 Vgl. Fey 2014.
482 Vgl. König/Zemlin, 38 ff.
483 Vgl. Graber-Dünow, 12
484 Vgl. Maciejewski u. a., 16 f.
485 Vgl. auch Keady/Elvish in: Kitwood 2022, 206

486 Vgl. Sachweh 2019, 232.
487 Vgl. Otterstedt 1, 183.
488 Vgl. Sachweh 2008, 53.
489 Vgl. Buijssen, 47 ff.
490 Taylor in: Sachweh 2008, 93.
491 Vgl. auch Sachweh 2008, 54 und 123 f.
492 Vgl. Helsper/Heier, 79 ff.
493 Vgl. dazu Maciejewski u. a., I/3 f.
494 Vgl. Otterstedt 1, 80 f.
495 Vgl. zu diesem Abschnitt Sachweh 2008, 138 f.
496 Vgl. Schuster, 234.
497 Vgl. zu diesem Abschnitt Sachweh 2006, 264 ff.; Sachweh 2008, 43 ff.; Grond, 182 ff.; Schützendorf 2011.
498 Vgl. auch Elfmann, 72 ff.
499 Vgl. auch Sonntag, 233, und Pape-Raschen, 25.
500 Vgl. zu diesem Abschnitt Mace/Rabins, 62 ff.; Otterstedt 1, 166 ff. und 185 f.; Powell, 67 ff.; Sachweh 2006, 278 ff.; Sachweh 2008, 45 ff., 80 ff. und 153 ff.
501 Vgl. Sachweh 2019, 367 ff.
502 Sachweh 2019, 386.
503 Vgl. Helsper/Heier, 52; Sachweh 2019, 237 f. und Schröder 2021, 20.
504 Vgl. zu diesem Abschnitt Sachweh 2008, 86 ff.
505 Eisfeld, 27.
506 Füsgen in: Sachweh 2008, 89.
507 Vgl. Otterstedt 1, 97.
508 Vgl. zu diesem Abschnitt Otterstedt 1, 101 f.; Sachweh 2011, 13 ff.
509 Vgl. Powell, 65.
510 Vgl. Sachweh 2008, 113 ff.
511 Vgl. zu diesen Abschnitten Avellis, 85; Otterstedt 1, 77 ff.; Sachweh 2006, 278 ff.
512 Vgl. dazu auch Sachweh, 2008, 99 ff.
513 Vgl. Myskja, 89.
514 Vgl. Bauer 2011, 13 f.
515 Sonntag, 308.
516 Vgl. zu diesem Absatz Yalom, 220, Fercher/Sramek, 21 und Bauer 2011, 134 f.
517 Vgl. hierzu Avelis, 86 ff.; Grond, 188 f. und 257; Otterstedt1, 43 und 168.
518 Yalom, 129.
519 Yalom, 197.
520 Hambloch, 7 f.
521 Vgl. Vosen-Pütz, 38.
522 Vosen-Pütz, 41.
523 Vgl. Hambloch, 16.
524 Vgl. Camp, 33.
525 Vgl. Langer, 149 f. und 154 f.
526 Vgl. Camp, 96 f.
527 Vgl. Camp, 45 und 108.
528 Camp, 105 ff.
529 Vgl. Falk, 149.
530 Vgl. Schröder 2014, 45.
531 Vgl. Korp 2014, 163 f.
532 Vgl. Kitwood, 202.

Literaturverzeichnis

Adler, Georg: Handbuch Demenzvorsorge, Stuttgart 2021

Alberti, Bettina: Seelische Trümmer – Geboren in den 50er- und 60er-Jahren: Die Nachkriegsgeneration im Schatten des Kriegstraumas, München 2010

Aldridge, David: Musiktherapie in der Behandlung von Demenz, in: Geriatrie Journal 4/2004

Alheit, Peter/Page, Kate/Smilde, Rineke: Musik und Demenz – das Modellprojekt „Music for Life" als innovativer Ansatz der Arbeit mit Demenzkranken, Gießen 2015

Avellis, Mirjam: Der Einsatz des Klinikclowns in Kinderkrankenhaus und Altenheim – Eine vergleichende Studie mit Schwerpunkt auf dem Ausbildungsbereich des Clowns für Einsätze im Altenheim, Diplomarbeit im Studiengang Soziale Arbeit mit Schwerpunkt Musik und Bewegung, Regensburg, Juli 2002

Alzheimer Gesellschaft Baden-Württemberg: Begleiten ins Anderland, 2014

Aurnhammer, Klaus/Kern, Martina: Humor in der Sterbebegleitung – ist das möglich? In: Leidfaden, Fachmagazin für Krisen, Leid, Trauer, Göttingen, Heft 4, 2013

Baer, Udo: Innenwelten der Demenz – das SMEI-Konzept, Neukirchen-Vlyn 2007

Barlowen, Constantin von: Clowns – Versuch über das Stolpern, München 2010 (das Buch ist eine gekürzte Fassung des Werkes von 1981: Clown – zur Phänomenologie des Stolperns, Königstein, bzw. als Taschenbuch, Frankfurt am Main 1984)

Bauer, Joachim: Warum ich fühle, was du fühlst – Intuitive Kommunikation und das Geheimnis der Spiegelneurone, 2006

Becker, Jutta: Gell, heut geht's wieder auf die Rennbahn. Die Handlungslogik dementer Menschen wahrnehmen und verstehen, afw-Arbeitshilfe Demenz II, Darmstadt 2000

Becker, Ursula: Die kleinen, entscheidenden Momente – das Marte Meo-Konzept, in: pflegen: Demenz 33/2014

Berger, Peter L.: Erlösendes Lachen – das Komische in der menschlichen Erfahrung, 2. Auflage, Berlin/Boston 2014

Berlin-Institut für Bevölkerung und Entwicklung: Demenz-Report 2011, Berlin

Berndt, Christina: Das Geheimnis einer robusten Seele, in: Süddeutsche Zeitung 30./31. Oktober/1. November 2010

Betzendahl, Herta: Psychophysische Auswirkungen des Krieges auf deutsche Kinder des Zweiten Weltkrieges, in: Janus 2006

Bickel, Horst: Die Epidemiologie der Demenz, Deutsche Alzheimer Gesellschaft, Selbsthilfe Demenz, 2010

Birkenbihl, Vera F.: Humor – an Ihrem Lachen soll man Sie erkennen, Heidelberg 2005

Bisaz, Jutta: Zwischen Tragik und Komik – Humor bei verwirrten Menschen im Altersheim, in: Bischofberger (Hg.), Bern 2008

Bischofberger, Iren (1): Humor – Ein Pflegekonzept im Aufwind, in: Bischofberger (Hg.), Bern 2008

Bischofberger, Iren (2): Von der Idee zum Konzept – Humorkultur in der Klinik am Beispiel der Reha Zurzach-Baden, in: Bischofberger (Hg.), Bern 2008

Bischofberger, Iren (3): Tipps für engagierte MacherInnen, in: Bischofberger (Hg.), Bern 2008

Bischofsberger, Iren (Hg.): Das kann ja heiter werden – Humor und Lachen in der Pflege, Bern 2008

Bode, Sabine: Die vergessene Generation – die Kriegskinder brechen ihr Schweigen, Stuttgart 2011

Bode, Sabine: Kriegsenkel – die Erben der vergessenen Generation, Stuttgart 2009

Bode, Sabine: Frieden schließen mit Demenz, Stuttgart, 2. Auflage 2014

Boggatz, Thomas: Konzepte zur Pflege und Betreuung von Menschen mit Demenz: Theorie – Methode – Kritik, in: Boggatz/Brandenburg/Schnabel: Demenz, Stuttgart 2022

Boggatz, Thomas/Brandenburg, Hermann/Schnabel, Manfred: Demenz – ein kritischer Blick auf Deutungen, Pflegekonzepte und Settings, Stuttgart 2022

Böhm, Erwin: Verwirrt nicht die Verwirrten: Neue Ansätze geriatrischer Krankenpflege, Bonn 1988

Böhm, Erwin: Ist heute Montag oder Dezember? – Erfahrungen mit der Übergangspflege, 1992

Böhm, Erwin: Psychobiografisches Pflegemodell nach Böhm, Bd. 1: Grundlagen, Wien 2004

Böhm, Erwin: Psychobiografisches Pflegemodell nach Böhm, Bd. 2: Arbeitsbuch, Wien 2004

Böhmer, Martina: Erfahrungen sexualisierter Gewalt in der Lebensgeschichte alter Frauen, Frankfurt am Main 2011

Borne, Roswitha von dem: Der Clown – Geschichte einer Gestalt, Stuttgart 1993

Brähler, Elmar/Decker, Oliver/Radebold, Hartmut: Ausgebombt, vertrieben, vaterlos – Langzeitfolgen bei den Geburtsjahrgängen 1939 – 1945 in Deutschland, in: Radebold (Hg.) 2005

Brandenburg, Hermann, et al: Settings für die Pflege von Menschen mit Demenz, in: Boggatz/Brandenburg/Schnabel: Demenz, Stuttgart 2022

Briand, Marcel (1): Wenn Emotionen tanzen – ein Reisebericht unterwegs zu alten Herzen, in: Bischofberger (Hg.), Bern 2008

Briand, Marcel (2): Humor – eine ernsthafte Sache, in: lebensqualität 4/2008, darin: Wege aus dem Jammertal, Gespräch mit Marcel Briand

Buijssen, Huub: Die magische Welt von Alzheimer – 25 Tipps, die das Leben mit Demenzkranken leichter und erfüllter machen, Weinheim/Basel 2012

Camp, Cameron J.: Tatort Demenz – Menschen mit Demenz verstehen, Bern 2015

Chaplin, Charles: Die Geschichte meines Lebens, Frankfurt am Main 1994

Christensen, Michael: Clown-Kurs im April 2013 in Freising bei München

Cubasch, Peter: Lachen – Tanz des Zwerchfells. Über die heilende Wirkung des Lachens und Atmens, in: Korp/Müller/Titze: Mit Humor arbeiten, Tuttlingen 2011

Curaviva (Zeitschrift in der Schweiz), August 2013, S. 37–39

Die Zeit: Endlich Hoffnung 29/16, Juli 2015

Diegelmann, Christa: Humor als Ressource, in: Kernberg (Hg.), Stuttgart 2011

Dijk, Johannes van: Ursachen erkennen hilft Leiden mildern, in: pflegen: Demenz, 20/2011

Eisfeld, Herta: Metamorphosen, in: Alzheimer Gesellschaft Baden-Württemberg: Begleiten ins Anderland, 2014

Elfmann, Peggy: Demenz – verstehen und achtsam begleiten, Baierbrunn 2022

Fabian, Egon: Humor und seine Bedeutung in der Psychotherapie, Gießen 2015

Falk, Juliane: Basiswissen Demenz – Lern- und Arbeitsbuch für berufliche Kompetenz und Versorgungsqualität, Weinheim/Basel, 3. Auflage

Falkenberg, Irina: Entwicklung von Lachen und Humor in den verschiedenen Lebensphasen, in: Zeitschrift für Gerontologie und Geriatrie, 1/2010

Falkenberg, Irina/McGee, Paul/Wild, Barbara: Humorfähigkeiten trainieren, Stuttgart 2013

Feil, Naomi: Validation – ein neuer Weg zum Verständnis alter Menschen, Wien 1992 ff.

Fercher, Petra/Sramek, Gunvor: Brücken in die Welt der Demenz – Validation im Alltag, München 2014

Fey, Ulrich: Miteinander auf dem Bildschirm – digitale Clownsbesuche im Altenheim, in: Dr. med. Mabuse, 251 · Mai/Juni 2021

Fey, Ulrich: Mit dem Clown im Hier und Jetzt, in: demenz DAS MAGAZIN, 9/2011

Fey, Ulrich: Die Meister des leisen Humors, in: pflegen: Demenz 33/2014

Fey, Ulrich: Wirklich komisch – wenn Clowns Kinder im Krankenhaus besuchen, Frankfurt am Main 2018

Folkerts, Ann-Kristin: Wenn das Gehirn vorbereitet ist – die kognitive Reserve, in: Der andere Anti-Demenz-Ratgeber, Berlin 2021

Folkerts, Ann-Kristin/Linden, Pia: Goldfisch oder Gassi gehen? Soziale Aktivität und Einsamkeit, in: Der andere Anti-Demenz-Ratgeber, Berlin 2021

Förstl, Hans: Alzheimer und Demenz – Grundlagen, Diagnose, Therapie, München 2021

Förstl, Hans/Kleinschmidt, Carola: Das Anti-Alzheimer Buch – Ängste, Fakten, Präventionsmöglichkeiten, München 2009

Frankfurter Allgemeine Sonntagszeitung, Interview mit Heribert Schwan, 19. Juni 2011, S. 47

Frankfurter Allgemeine Sonntagszeitung vom 17. Juni 2012, S. 46

Frey, Corinna/Schmitt, Marina: Kindheitsbelastungen und psychische Störungen im Erwachsenenalter – Ergebnisse einer Interdisziplinären Längsschnittstudie des Erwachsenenalters, in: Radebold 2005

Fricke, Hartmut: Nur, wer gut für sich selbst sorgt, kann auch für andere sorgen, in: Alzheimer Gesellschaft Baden-Württemberg: Begleiten ins Anderland, 2014

Fried, Annette/Keller, Joachim: Faszination Clown, Düsseldorf 1996

Froböse, Ingo: Muskeln – die Gesundmacher. So bleiben wir fit, schlank und mental in Balance, Berlin 2023

Fuchs, Thomas: Das Leibgedächtnis in der Demenz, in: Kruse (Hg.), Heidelberg 2010

Gebhardt, Miriam: Die Last der „Lebensbemeisterung“: Die Sozialisationsmuster des 20. Jahrhunderts und seine lange Wirkung, in: Seegers/Reulecke, Gießen 2009

Geiger, Arno: Der alte König in seinem Exil, München 2011

Gerhards, Alfred: Das Lächeln am Fuße der Bahre – Humor im Angesicht von Tod und Trauer, in: Bischofberger (Hg.), Bern 2008

Giesen, Bernhard: Generation und Trauma, in: Reulecke 2003

Gilberg, Christoph: Das Clownsbuch, Moers 1988

Gilmore, David: Der Clown in uns – Humor und die Kraft des Lachens, München 2007

Graber-Dünow, Michael: „Für Jux und Tollerei war ich immer schon zu haben“, in: Dr. med. Mabuse, Januar/Februar 2010

Grond, Erich: Die Pflege verwirrter und dementer alter Menschen, Freiburg im Breisgau 2009

Gronemeyer, Reimer: Das 4. Lebensalter – Demenz ist keine Krankheit, München 2013

Gronemeyer, Reimer: Demenz – wie unsere Gesellschaft den Kollaps vermeidet, München 2019

Gruen, Arno: Der Verrat am Selbst – die Angst vor Autonomie bei Mann und Frau, München, 21. Auflage 2010

Hametner, Ingrid: 111 Fragen im Umgang mit Menschen mit Demenz, Hannover 2022

Hamberger, Mächthild/Laqua, Mary/Schneider, Barbara/Renz, Mara: Musiktherapie mit demenziell erkrankten Menschen, in: Tagungsreihe der Deutschen Alzheimer Gesellschaft e. V., Bd. 2: Brücken in die Zukunft, Berlin 2001

Hambloch, Christine: Gericlowns im Umgang mit Menschen mit Demenz – warum ist es sinnvoll? – Masterarbeit am Institut für Psychogerontologie, Nürnberg 2014

Hänni, Beat: Humor mit betagten Menschen – ein Praxisbeispiel, in: Wild (Hg.), 2012

Hanses-Ketteler, Sophie: Was haben Clowns mit Genuss zu tun? In: Bausteine Demenz, 4/2010

Hehl, Franz-Josef: Humor in Therapie und Beratung, Heidelberg 2004

Hein, Jakob/Witte, Jürgen: Deutsche und Humor – Geschichte einer Feindschaft, Berlin 2013

Heinl, Peter: Die Ungnade der späten Geburt: Der Hundertjährige Krieg in den Katakomben des Unbewussten, in: Janus 2006

Helbig, Ketevan: Auswirkungen von Humorinterventionen auf Verhaltensauffälligkeiten bei demenziell erkrankten Menschen in der häuslichen Pflege, München: GRIN Verlag 2015

Helsper, Stefanie/Heier, Harriet: Glücksmomente für Menschen mit Demenz – wie Fachkräfte unterstützen können, München 2021

Herberg, Martin: Humor als therapeutische Ressource, Frankfurt 2023

Hirsch, Rolf-Dieter: Stand der Erforschung der dementiellen Erkrankungen und ihrer möglichen künftigen Verbreitung, Gespräch mit dem Bundespräsidenten, Bonn 2003

Hirsch, Rolf-Dieter: Wer lacht, dämmert nicht vor sich hin, in: PRO ALTER 3/2007, Kuratorium Deutsche Altershilfe

Hirsch, Rolf-Dieter: Humor als Analgetikum im Alter – ein chancenreiches Medikament!, in: PRO ALTER 1/2009, Kuratorium Deutsche Altershilfe

Hirsch, Rolf Dieter: Schmerz und Scherz – Humor als „Analgetikum"?, in: Psychotherapie im Alter 4, 6. Jg., 2009/2

Hirsch, Rolf Dieter: Das Humor-Buch. Die Kunst des Perspektivenwechsels in Theorie und Praxis, Stuttgart 2019/1

Hirsch, Rolf Dieter: Humor und Demenz, in: Gebhard, Doris / Mir, Eva (Hrsg.), Gesundheitsförderung und Prävention für Menschen mit Demenz, Heidelberg 2019/2, https://doi.org/10.1007/978-3-662-58130-8_18

Hirsch/Junglas/Konradt/Jonitz: Humortherapie bei alten Menschen mit einer Depression, in: Zeitschrift für Gerontologie und Geriatrie, 1/2010

Hirsch/Ruch: Heiterkeit und Humor im Alter – Ergebnisse aktueller Studien, in: Zeitschrift für Gerontologie und Geriatrie 1/2010

Hirsch, Rolf-Dieter: Humor als Antidepressivum: eine Chance für depressive Menschen?, in: Korp/Müller/Titze: Mit Humor arbeiten, Tuttlingen 2011

Hirsch, Rolf-Dieter: Humor in der Behandlung von kranken alten Menschen, in: Wild (Hg.), 2012

Hirschhausen, Eckart von: Humor hilft heilen: Leicht ist schwer – Ein paar Grundideen, in: Wild (Hg.), 2012

Höfner, Eleonore/Schachtner, Hans-Ulrich: Das wäre doch gelacht! Humor und Provokation in der Therapie, Reinbek bei Hamburg, 1995

Höhn, Jessica/Bell, Erpho/Ganß, Michael: Theatertechniken für Menschen mit Demenz, Frankfurt am Main 2023

Hörmann, Brigitte: Musizieren mit Menschen mit Demenz – Ratgeber für Angehörige und Pflegende, München 2022

Hüther, Gerald: Was wir sind, und was wir sein könnten, Frankfurt am Main 2011

Janus, Ludwig (Hg.): Geboren im Krieg, Gießen 2006

Jens, Inge: Langsames Entschwinden – vom Leben mit einem Demenzkranken, Reinbek 2016

Kalb, Elodie: Clownerie – Kommunikation zwischen Kontinuität und Verunsicherung, Paderborn 2017

Karnath, Sigrid: Methode: Clown, in: Effinger, Herbert (Hg.): Die Wahrheit zum Lachen bringen – Humor als Medium in der Sozialen Arbeit, Weinheim/München 2008

Kastner, Ulrich/Schraut, Veronika/Löbach, Rita: Handbuch Demenz – Fachwissen für Pflege und Betreuung, München 2022

Kern, Sylvia/König, Oliver: Nicht immer ist häusliche Betreuung und Pflege auf Dauer die beste Lösung, in: Alzheimer Gesellschaft Baden-Württemberg: Begleiten ins Anderland, 2014

Kernberg, Otto (Hg.): Persönlichkeitsstörungen, Theorie und Therapie/Humor in der Behandlung von Persönlichkeitsstörungen, 2011

Kessler, Josef/Linden, Pia/Folkerts, Ann-Kristin: Der andere Anti-Demenz-Ratgeber, Berlin 2021

Kessler, Josef (1): Was ist angeboren? Stammbäume der Demenz, in: Kessler/Linden/Folkerts: Der andere Demenz-Ratgeber, Berlin 2021

Kessler, Josef (2): Sport ist Mord? Nein! Was Bewegung bewirkt, in: Der andere Anti-Demenz-Ratgeber, Berlin 2021

Kiewitt, Karsten: Emotionales Musikerleben bei Demenz, Göttingen 2014

Kirchhoff-Rode, Elke: Wohlbefinden und Lebensqualität bei Demenzbetroffenen, Hannover 2013

Kitwood, Tom: Demenz – der personenzentrierte Ansatz im Umgang mit verwirrten Menschen, Bern 2000

Kitwood, Tom (Verfasser)/Müller-Hergl, Christian/Güther, Helen/Brooker, Dawn (Hg.): Demenz : Der person-zentrierte Ansatz im Umgang mit verwirrten, kognitiv beeinträchtigten Menschen, Bern 2022 (elektr.)

Klare, Jörn: Als meine Mutter ihre Küche nicht mehr fand – vom Wert des Lebens mit Demenz, Berlin 2012

Koch, Kai/Reuschenbach, Bernd (Hg.): Konzerte für Menschen mit Demenz – Grundlagen, Durchführung, Erfahrungen, Stuttgart 2022

König, Jutta/Zemlin, Claudia: 100 Fehler im Umgang mit Menschen mit Demenz – und was Sie dagegen tun können, 3. akt. Auflage, Hannover 2015

Kooij, Cora van der: „Ein Lächeln im Vorübergehen" – erlebnisorientierte Altenpflege mit Hilfe der Mäeutik, Bern 2007

Kooij, Cora van der: Das maeeutische Pflege- und Betreuungsmodell, Bern 2010

Korp, Harald-Alexander/Müller, Christoph/Titze, Michael (Hg.): Mit Humor arbeiten, Tuttlingen 2011

Korp, Harald-Alexander: Hier liegen meine Gebeine, ich wünscht', es wären deine! – Humor angesichts von Sterben und Tod, in: Korp/Müller/Titze: Mit Humor arbeiten, Tuttlingen 2011

Korp, Harald-Alexander: Am Ende ist nicht Schluss mit lustig – Humor angesichts von Sterben und Tod, Gütersloh 2014

Kraft, Hartmut: Tabu, Humor und Psychotherapie in: Kernberg (Hg.), 2011

Krämer, André und Ugé, Sybille: Mit den Augen und mit dem Herzen, in: pflegen:Demenz, 16/2010

Kruse, Andreas (Hg.): Lebensqualität bei Demenz? Zum gesellschaftlichen und individuellen Umgang mit einer Grenzsituation im Alter, Heidelberg 2010

Kruse, Andreas: Menschenbild und Menschenwürde als grundlegende Kategorien der Lebensqualität demenzkranker Menschen, in: Kruse (Hg.), Heidelberg 2010

Küpper, Astrid: Erwecke den Clown in dir – mit Humor das Leben meistern, Münsterschwarzach 2010

Kugler, Gerhard/Rüsing, Detlef: Warnung, Schutz und quälender Begleiter, in: pflegen: Demenz, 20/2011

Kumrow, Dietrich: Demenz und Trauma – über die Macht des Verdrängten, in: Dr. med. Mabuse, Januar/Februar 2010

Kuratorium Deutsche Altershilfe (Hg.): Menschen mit Demenz erreichen – Hilfen zur Kommunikation, Köln 2004

Kurstjens, Tom: The Clown, from Heart to Heart, Nijmegen 2010

Langer, Ellen J.: Die Uhr zurück drehen, Paderborn 2011

Langmayr, Arnold: Humor und seine unbewussten Wurzeln, in: Leidfaden, Fachmagazin für Krisen, Leid, Trauer, Göttingen, Heft 4, 2013

Laqua, Mary: Musik, Gedächtnis, Emotionen, in: pflegen: Demenz, 15/2010

Levy, Becca: Du bist so alt, wie Du denkst, München 2023, e-book ohne Seitenzahlen

Linden, Pia (1): Ernährung – mit Völlerei zum Ziel, in: Der andere Anti-Demenz-Ratgeber, Berlin 2021

Linden, Pia (2): Pharmakologische Akzeleration – der Demenzentwicklung: Von Alkohol, Drogen und Medikamente, in: Der andere Anti-Demenz-Ratgeber, Berlin 2021

Lisson, Frank: Humor – warum wir lachen, Springe 2014

Lorenz, Hilke: Kriegskinder – das Schicksal einer Generation, München 2003

Mace, Nancy L./Rabins, Peter V.: Der 36-Stunden-Tag – die Pflege des verwirrten älteren Menschen, speziell des Alzheimer-Kranken, Bern 2001

Maciejewski, Britta/Sowinski, Christine/Besselmann, Klaus/Rückert, Willi: Qualitätshandbuch Leben mit Demenz, Kuratorium Deutsche Altershilfe, Köln 2001

Martin, Rod A.: The Psychology of Humor – an Integrative Approach, Burlington/San Diego/London 2007

Meincke, Joachim (Hg.): ClownSprechstunde – Lachen ist Leben, Bern 2000

Metzner, Michael Stefan: Achtsamkeit und Humor – das Immunsystem des Geistes, Stuttgart 2013

Mitscherlich, Alexander und Margarete: Die Unfähigkeit zu trauern, Erstausgabe München 1967, hier: 1977

Muthesius, Dorothea: Musiktherapie in der Betreuung von Menschen mit Demenz, in Teising, Martin u. a.: Alt und psychisch krank, Stuttgart 2007

Myskja, Audun: Herzgedächtnis – Menschen mit Demenz und Alzheimer mit allen Sinnen erreichen, Weinheim/Basel 2014

Nachum, Hildegard: Die Weisheit der Demenz – Wegweiser zum würdevollen Umgang mit desorientierten Menschen, Wien 2022

Nehls, Michael: Alzheimer ist heilbar, München 2015

Nehls, Michael: Die Alzheimer-Lüge – die Wahrheit über eine vermeidbare Krankheit, München 2014

Niessen, Andrea: Arbeitsentlastungen für MitarbeiterInnen im Altenheim – die Wirksamkeit protektiver Faktoren als gesundheitsfördernder Aspekt in der Integrativen Supervision, in: Supervision: Theorie – Praxis – Forschung, Ausgabe 09/2010

Niggemeier, Stefan: Darf man … Suizide überhöhen? In: Medium Magazin, 07/08 2011

Otterstedt, Carola (1): Der nonverbale Dialog mit Schwerkranken, Schlaganfall-, Komapatienten und Demenz-Betroffenen, Dortmund 2005

Otterstedt, Carola (2): Der verbale Dialog mit Schwerkranken, Schlaganfall-, Komapatienten und Demenz-Betroffenen, Dortmund 2005

Pape-Raschen, Katja: 100 Fragen zur Kommunikation mit Menschen mit Demenz, Hannover 2012

Pannhausen, Gesine: Die Zeichen der Angst, in: pflegen: Demenz, 20/2011

Perneczky, Robert/Schoenberg, Michael H.: Wege aus dem Demenz-Dilemma, München 2021

Petzold, Hilarion G.: Integrative Therapie, Bd. 1, Klinische Philosophie, Paderborn 1993

Philipp-Metzen, Heike Elisabeth: Soziale Arbeit mit Menschen mit Demenz, Stuttgart 2015

Platt/Ruch/Proyer: A lifetime of fear being laughed at – an aged perspective, in: Zeitschrift für Gerontologie und Geriatrie, 1/2010

Pollan, Sandra: Prävention von Demenz durch körperliche Aktivität – Auswirkungen auf das Gehirn, Grin 2020

Powell, Jennie: Hilfen zur Kommunikation bei Demenz. KDA-Schriftenreihe: Türen öffnen zum Menschen mit Demenz, 1. Kuratorium Deutsche Altershilfe, Köln 2002

Proyer/Ruch/Müller: Sense of humor among the elderly, in: Zeitschrift für Gerontologie und Geriatrie, 1/2010

Radebold, Hartmut (Hg.): Kindheiten im II. Weltkrieg und ihre Folgen, Gießen 2005

Radebold, Hartmut: Kriegsbeschädigte Kindheiten (1928-29 und 1945-48) – Kenntnis- und Forschungsstand, in: Radebold (Hg.) 2005

Rauhe, Hermann: Musik zum Helfen und Heilen, in: KDA (Hg.), Köln 2004

Reich, Brigitte: Der Wert der Erinnerung für die Kommunikation mit Menschen mit Demenz, in: KDA (Hg.), Köln 2004

Reulecke, Jürgen (Hg.): Generationalität und Lebensgeschichte im 20. Jahrhundert, München 2003

Riesner, Christine: Das Ende der Defizite, in: Altenpflege, 2/2009

Rohra, Helga: Aus dem Schatten treten, Frankfurt am Main 2011

Rösner, Monika: Humor trotz(t) Demenz – Humor in der Altenpflege, Kuratorium Deutsche Altershilfe, Köln 2007

Rösner, Monika: Der Gericlown – eine Vorstellung, in: Zeitschrift für Gerontologie und Geriatrie, 1/2010

Ruch, Willibald: Humor und Charakter, in: Wild (Hg.), 2012

Ruckgaber, Christel: Das Glück des Stolperns – professionelle Clowns in Kinderkliniken und Pflegeheimen, in: Wild (Hg.), 2012

Rüsing, Detlef: Angstfreie Pflege, in: pflegen: Demenz, 20/2011
Sachweh, Svenja: „Noch ein Löffelchen?" Effektive Kommunikation in der Altenpflege, Bern 2006
Sachweh, Svenja: Spurenlesen im Sprachdschungel – Kommunikation und Verständigung mit demenzkranken Menschen, Bern 2008
Sachweh, Svenja: Die besten Tipps für die nonverbale Kommunikation mit Menschen mit Demenz, Bonn 2011
Sachweh, Svenja: Spurenlesen im Sprachendschungel, 2. vollständig überarbeitete und ergänzte Auflage, Bern 2019
Sacks, Oliver: Der einarmige Pianist, Reinbek bei Hamburg, 2010
Schilder, Michael/Philipp-Metzen, Elisabeth: Menschen mit Demenz – ein interdisziplinäres Praxisbuch: Pflege, Betreuung, Anleitung von Angehörigen, Stuttgart 2022
Schilling, Johannes/Muderer, Corinna: Der Clown in der sozialen und pädagogischen Arbeit, München 2010
Schindler, Sepp: Entwicklung im Krieg, empirische Daten zu Einflüssen auf die Kindesentwicklung, in: Janus 2006
Schmidt, Dita: Humor als Heilmittel, in: Die Schwester Der Pfleger, 49. Jahrgang, 09/2010
Schmidt, Simone/Döbele, Martina (Hg.): Demenzbegleiter – Leitfaden für zusätzliche Betreuungskräfte in der Pflege, Berlin 2013
Schmidt-Hackenberg, Ute: Wahrnehmen und Motivieren – die 10-Minuten-Aktivierung für die Begleitung Hochbetagter, Hannover 1996
Schmieder, Michael/Entenmann, Uschi: Dement, aber nicht bescheuert – für einen neuen Umgang mit Demenzkranken, Berlin 2015
Schnabel, Manfred: Kritische Ontologie der Demenz, in: Boggatz/Brandenburg/Schnabel: Demenz, Stuttgart 2022
Schröder, Brigitta: Blickrichtungswechsel: Lernen mit und von Menschen mit Demenz, Stuttgart 2012
Schröder, Brigitta: Blickrichtungswechsel – Lernen mit und von Menschen mit Demenz, 3. Auflage, Stuttgart 2014
Schröder, Brigitta: Blickrichtungswechsel – Lernen mit und von Menschen mit Demenz, Stuttgart 2021
Schulz-Hageleit, Peter: Zur Problematik des „Durcharbeitens lebensgeschichtlicher Erfahrungen, in: Reulecke 2003
Schützendorf, Erich/Wallrafen-Dreisow, Helmut: In Ruhe verrückt werden dürfen, Frankfurt am Main 2000
Schützendorf, Erich: Vortrag – In Ruhe verrückt werden dürfen, Veranstaltung des Demenz-Service-Zentrums NRW, Region Dortmund in Hemer, 2011

Schützendorf, Erich/Datum, Jürgen: Anderland entdecken, erleben, begreifen, München 2019
Schuster, Gerd: Heim und Heimweh – zur Sehnsucht alter Menschen an einem befremdlichen Ort, Frankfurt am Main 2016
Schwikart, Georg: Über den Tod lachen – Der Witz als Schutz vor dem Unerträglichen, in: Kernberg (Hg.), 2011
Schwabe, Ulrich/Paffrath, Dieter (Hg.): Arzneiverordnungs-Report 2011, Heidelberg 2011
Schwarz, Günther: Menschen mit Demenz begleiten, Köln 2021
Schweizer, René: Vom Knaben zum Gagasophen. Oder: Was Dada mich „leerte", in: Korp/Müller/Titze, 2011
Seegers, Lu/Reulecke, Jürgen: Die Generation der Kriegskinder – Historische Hintergründe und Deutungen, Gießen 2009
Seegers, Lu: Vaterlosigkeit als kriegsbedingte Erfahrung des 20. Jahrhunderts in Deutschland, in: Seegers/Reulecke 2009
Sonntag, Jan: Demenz und Atmosphäre – Musiktherapie als ästhetische Arbeit, Frankfurt am Main 2013
Sottong, Ursula: Begleitung und Versorgung von Menschen mit Demenz nach Silviahemmet – wie ein Leben mit Demenz gelingen kann, Stuttgart 2022
Sowinski, Christine/Germund, Petra/Czerwinski, Martina: Freizeit- und Tagesgestaltung – Spiel, Bewegung, Haushalt, in: DVD des LVR Düsseldorf, 2010
Sowinski, Christine/Germund, Petra: Medizin und Wissenschaft, Ursachen, Behandlung, Perspektiven in: DVD des LVR Düsseldorf, 2010
Sowinski, Christine/Germund, Petra: Persönlichkeitsveränderungen – Sprache, Verhalten, Orientierungsverlust, in: DVD des LVR Düsseldorf, 2010
Sowinski, Christine: Menschen mit Demenz erreichen: die besondere Bedeutung der Kommunikation für das KDA-Türöffnungskonzept, in: KDA (Hg.), Köln 2004
Staack, Swen/Gust, Jochen: Leben statt therapeutischer Akrobatik. Nichtmedikamentöse Demenztherapien – wissen, was wirkt, Hannover 2015
Statistisches Bundesamt, diverse Tabellen, Wiesbaden 2011
Stambolis, Barbara: Im lebenslangen mentalen Gepäck. Zur Analyse ge- und ersungener Erfahrungsgeschichte, in: Seegers/Reulecke 2009
Stechl, Elisabeth/Knüvener, Catarina/Lämmler, Gernot/Steinhagen-Thiessen, Elisabeth/Brasse, Gabriele: Praxishandbuch Demenz, Erkennen – Verstehen – Behandeln, Frankfurt am Main 2012
Steen, Jan-Pieter van der: Demenz und Altersverwirrtheit – Hintergründe und Praxishilfen, Stuttgart 2012
Stolp, Hans: Demenz – wenn sich die Seele zurückzieht, Grafing 2015
Stolze, Cornelia: Vergiss Alzheimer! Die Wahrheit über eine Krankheit, die keine ist, Freiburg 2013

Süddeutsche online, 1. April 2008: Inge Jens über Walter Jens: „Er ist nicht mehr mein Mann."

Süddeutsche Zeitung: Demenz – Das Scheitern der Alzheimer-Forschung, sued deutsche.de, 24. Januar 2012

Tanner, Luke J.: Berührungen und Beziehungen bei Menschen mit Demenz, Bern 2018

Taki, Yasuyuaki: Wie sie ihr Gehirn ein Leben lang fit halten, Stuttgart 2020

Titze, Michael: Die heilende Kraft des Lachens, München 1995

Titze, Michael/Eschenröder, Christof: Therapeutischer Humor – Grundlagen und Anwendungen, Frankfurt am Main 1998

Titze, Michael/Kühn, Rolf: Lachen zwischen Freude und Scham, Würzburg 2010

Urselmann, Hans-Werner M./Georg, Jürgen: Schreien und Rufen, Bern 2021

Ustorf, Anne-Ev: Wir Kinder der Kriegskinder – die Generation im Schatten des Zweiten Weltkriegs, Freiburg 2010

Velten, Till (Hg.): Sprechen über Demenz – ein künstlerisches Forschungsprojekt des Theater Freiburg, Freiburg i. Br. 2015

Vosen-Pütz, Xenia: Bevor mir der Kragen platzt, in: Alzheimer Gesellschaft Baden-Württemberg: Begleiten ins Anderland, 2014

Wackerhage, Henning/Heiber, Marie: Starke Muskeln im Alter – wie Sie Sarkopenie vorbeugen, Stürze verhindern und lange mobil bleiben, München 2023

Walter, Marc et al.: Humor therapy in patients with late-life depression or Alzheimer's disease: a pilot study, in: International Journal of Geriatric Psychiatry 2006

Wancata, Johannes: Die Epidemiologie der Demenzen, Wiener Medizinische Wochenzeitschrift, Februar 2002

Whitehouse, Peter J./George, Daniel: Mythos Alzheimer – was Sie immer schon über Alzheimer wissen wollten, Ihnen aber nicht gesagt wurde, Bern 2009

Wickmann, Lutz: Schulmedizin und Clown-Projekt – Die moderne Klinikdimension, in: Meincke (Hg.) 2000

Wild/Wetzel/Gottwald/Buchkremer/Wormstall: Clowns in der Psychiatrie? – Ein Pilotprojekt, in: Der Nervenarzt, 5/2007

Wild, Barbara: Humor und Gehirn – neurobiologische Aspekte, in: Zeitschrift für Gerontologie und Geriatrie, 1/2010

Wild, Barbara: Humor in der Psychiatrie – neurobiologische und klinische Perspektiven, in: Kernberg (Hg.), 2011

Wild, Barbara (Hg.): Humor in Psychiatrie und Psychotherapie, Stuttgart 2012

Wild, Barbara: Vortrag „Humor und Gehirn" auf dem Humorkongress Basel 2014

Wißmann, Peter/Gronemeyer, Reimer: Demenz und Zivilgesellschaft – eine Streitschrift, Frankfurt am Main 2008

Wißmann, Peter: Nebelwelten – Abwege und Selbstbetrug in der Demenz-Szene, Frankfurt am Main 2015

Wojnar, Jan: Die Welt der Demenzkranken – Leben im Augenblick, Hannover 2007
Wolter-Henseler, Dirk: „Wo oben und unten ist“ in: Dr. med. Mabuse Nr. 141, Januar/Februar 2003
Yalom, Irvin D.: In die Sonne schauen – wie man die Angst vor dem Tod überwindet, München 2010, 7. Auflage
Zimmermann, Christian/Wißmann, Peter: Auf dem Weg mit Alzheimer, Frankfurt am Main 2011
Zinkl, Markus: Spaß trotz Demenz – der Demenz die Macht genommen, Norderstedt 2015 (elektr.)
Zürrer, Johannes/Holthuizen, Anouk: Humor in Momenten der Trauer, in: Leidfaden, Fachmagazin für Krisen, Leid, Trauer, Göttingen, Heft 4, 2013

Elektronische Medien

Arbeitsgemeinschaft der Wissenschaftlichen Medizinischen Fachgesellschaften e. V. (AWMF): S3-Leitlinie „Demenzen“, Langversion, Januar 2016, www.d.aerzteblatt.de/FG48
Bauer, Joachim: Die Alzheimer-Krankheit – erst die seelische Situation, dann eine neurobiologische Erkrankung, http://psychotherapie-prof-bauer.de/alzheimer.html, ohne Jahr (vermutlich 1999 oder später)
Bild der Wissenschaft online: Die Evolution der Witzigkeit, 7/2011, http:// www.bild-der-wissenschaft.de/bdw/bdwlive/heftarchiv/index2.php?object_id=32673464
Deutsche Alzheimer Gesellschaft, Internetseite 2012
Deutsche Alzheimer Gesellschaft: Alzheimer – Halbwahrheiten und Heilsversprechen helfen nicht weiter, 2016, https://www.deutsche-alzheimer.de/fileadmin/Alz/pdf/Stellungnahmen/Halbwahrheiten_und_Heilsversprechen_helfen_nicht_Internet.pdf, (ohne Seitenangaben)
Deutsche Alzheimer-Gesellschaft, Informationsblatt 1: Die Häufigkeit von Demenzerkrankungen, 2022, https://www.deutsche-alzheimer.de/fileadmin/Alz/pdf/factsheets/infoblatt1_haeufigkeit_demenzerkrankungen_dalzg.pdf
Glaeske, Gerd (Hg.): Demenzreport 2020, file:///C:/Users/Fey/Downloads/hkk_Demenzreport_2020_Web.pdf
Grohs, Susanne/Kospach, Julia/Pirker, Kathrin/Singe, Tamara: Humor und Belohnungszentrum des Gehirns, http://www.uni-graz.at/dips/fink/lehre/psychophysiology/Humor%20%20Belohnungszentrum.pdf, ohne Jahr
Hendriks, Ruud: Tackling indifference – clowning, dementia and the articulation of a sensitive body, Medical Anthropology: Cross-Cultural Studies in Health

and Illness, 2012/31, 459-476 (Übersetzung durch Ulrich Fey). http://dx.doi.org/10.1080/01459740.2012.674991

Hofmann, Jenny: Grundlagen der Humorforschung: Eine Positive Psychologie Perspektive, Vortrag auf der Fachtagung 2015 „Zuger Fachstelle punkto Jugend und Kind" am 27. Oktober 2015 https://www.punkto-zug.ch/img/uploadAdminDok/a2137_referat14pp_hofmann.pdf

Jacobs, Klaus/Kuhlmey, Adelheid/Greß, Stefan/Schwinger, Antje (Hg.): Pflege-Report 2015 [Elektronische Ressource], Schwerpunkt: Pflege zwischen Heim und Häuslichkeit, Stuttgart 2015

Licher, Silvian et al: Genetic predisposition, modifiable risk factor profile and long-term dementia risk in the general population, in: Nature Medicine 2019, 25/9, 1364–1369, doi:10.1038/s41591-019-0547-7.

Livingston, Gil et al: Dementia prevention, intervention, and care: 2020 report of the Lancet Commission, DOI: 10.1016/S0140-6736(20)30367-6

Neue Züricher Zeitung am Sonntag, 20. Oktober 2013, http://www.nzz.ch/ lebens art/auto-mobil/humor-im-altersheim-1.18170459 (letzter Abruf: Februar 2014)

Rockwood, Kenneth/Wallace, Lindsay/Davis, Daniel: Genetic predisposition and modifiable risks for late-life dementia., in: Nature Medicine 25/2019, 1331–1332, https://doi.org/10.1038/s41591-019-0575-3

Ruch, Willibald/Zweyer, Karen: Heiterkeit und Humor – Ergebnisse der Forschung. In: Hirsch, R. D. et al. (Hg.): Heiterkeit und Humor im Alter. Schriftenreihe der Deutschen Gesellschaft für Gerontopsychiatrie und -psychotherapie, Band 2, Bornheim-Sechtem 2001. https:// www.uzh.ch/cmsssl/psychologie/dam/jcr:00000000-38b5-2dd4-0000- 00000eaf0411/70_m_2001_Ruch_Zweyer.pdf

Sachweh, Svenja: „Bei uns geht's bunt zu, nich?" – Kommunikation in Demenz-Wohngemeinschaften, Open Access unter: http://verlag-gespraechsforschung.de/2023/sachweh.html

Süddeutsche Zeitung: Neues Buch über Humor – Stichwort Bananenschale, sueddeutsche.de, 23. April 2012, www.sueddeutsche.de/kultur/neues-buch-ueber-humor-stichwort-bananenschale-1.1339229

Süddeutsche Zeitung: Alzheimer-Todestag – noch immer kein Medikament in Sicht, sueddeutsche.de, 19. Dezember 2015

Statistisches Bundesamt, Destatis 2021/057, https://www.destatis.de/DE/Presse/Pressemitteilungen/2021/09/PD21_N057_12411.html

Statistisches Bundesamt, Destatis 2022/554, https://www.destatis.de/DE/Themen/Gesellschaft-Umwelt/Gesundheit/Pflege/_inhalt.html

Statistisches Bundesamt, Destatis 2023/124, https://www.destatis.de/DE/Presse/Pressemitteilungen/2023/03/PD23_124_12.html

Storck, Steffen E./Pietrzik, Claus U.: Die Blut-Hirn-Schranke und ihre Rolle in der Alzheimer-Krankheit, in: Neuroforum, 24/4, 2018, 287-296. https://doi.org/10.1515/nf-2018-0014

Vagnoli, Laura/Caprilli, Simona/Robiglio, Arianna/Messeri, Andrea: Clown Doctors as a Treatment for Preoperative Anxiety in Children: A Rando- mized, Prospective Study, in: Pediatrics, official Journal of the American Academy of Pediatrics, May 12, 2005, http://www.pediatricsdigest.mobi/content/116/4/e563.short (letzter Abruf: Februar 2014)

Wikipedia 2015, https://de.wikipedia.org/wiki/Arbeitsgemeinschaft_der_Wissen schaftlichen_Medizinischen_Fachgesellschaften

Musikliteratur

Deutsche Volkslieder – Texte und Melodien, Reclam Stuttgart, div. Auflagen

140 deutsche Schlager der 20er – 40er Jahre, Musikverlag Hildner, Burgkunstadt

Eiring, Ulrike: Aktivieren mit Sprichwörtern, Liedern und Musik. Praxismodelle für die Begleitung hochbetagter und demenzkranker Menschen, Ausgabe mit CD, Mainz 2013

Fortbildungen

Folgende Einrichtungen bieten Fortbildungen für Clowns an, die mit alten, dementen Menschen arbeiten (ohne Anspruch auf Vollständigkeit):

BuBuBü e. V., alle anderthalb Jahre findet ein Wochenende in Weimar statt mit Kursen und Gesprächsrunden – www.bububue.de

Clowns im Dienst, Tübingen – www.clowns-im-dienst.de

Clownschule Tamala, Konstanz – www.tamala-center.de

Institut für Clownpädagogik, Bad Kreuznach, unter TutoClown – www.clown paedagogik.de

Stiftung miMakkus, Niederlande, hier wird eine komplette Ausbildung angeboten – www.mimakkus.nl

Theater Transit – Schule für Clowns, Darmstadt – www.theatertransit.de

TuT – Schule für Tanz, Clown & Theater, Hannover – www.das-tut.de

Der Autor Ulrich Fey bietet ebenfalls Fortbildungen an für Clowns wie auch für alle hauptamtlich und ehrenamtlich Beschäftigten in Seniorenheim, Klinik und Hospiz. Ebenso hält er Vorträge zu dem Thema „Humor in Pflege und Betreuung“. – www.clownsundmehr.de

Bildnachweis

S. 20, 48, 122 – Rainer Wohlfahrt
S. 28 – Roland Holschneider
S. 96 – Marco Zanoni, www.marcozanoni.ch
S. 178 – Stiftung miMakkus
S. 142, 164, 190 – Privat
S. 2 – Mario Diener
S. 68, 152, 210, 228 – Wonge Bergmann

Alle abgebildeten Personen (oder ihre Vertretungen) haben ihr Einverständnis gegeben, in diesem Buch gedruckt zu erscheinen.